现代临床麻醉学精要及新进展

主编 陈洁等

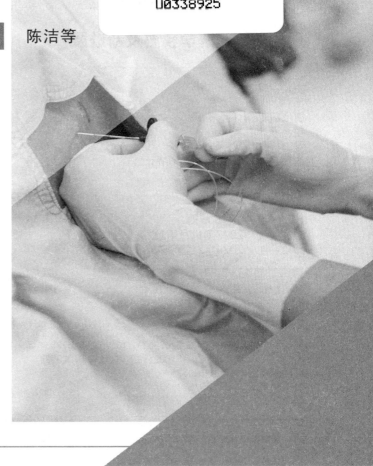

吉林科学技术出版社

图书在版编目（CIP）数据

现代临床麻醉学精要及新进展/陈洁等主编. —长
春：吉林科学技术出版社，2023.11
ISBN 978-7-5744-0519-6

Ⅰ.①现… Ⅱ.①陈… Ⅲ.①麻醉学 Ⅳ.①R614

中国国家版本馆CIP数据核字（2023）第103829号

现代临床麻醉学精要及新进展

主　　编　陈　洁等
出 版 人　宛　霞
责任编辑　许晶刚
封面设计　吴　迪
制　　版　吴　迪
幅面尺寸　185mm×260mm
开　　本　16
字　　数　370 千字
印　　张　14.75
印　　数　1–1500 册
版　　次　2023年11月第1版
印　　次　2024年2月第1次印刷

出　　版　吉林科学技术出版社
发　　行　吉林科学技术出版社
地　　址　长春市福祉大路5788号
邮　　编　130118
发行部电话/传真　0431-81629529 81629530 81629531
　　　　　　　　　 81629532 81629533 81629534
储运部电话　0431-86059116
编辑部电话　0431-81629518
印　　刷　三河市嵩川印刷有限公司

书　　号　ISBN 978-7-5744-0519-6
定　　价　104.00元

《现代临床麻醉学精要及新进展》编委会

主 编

陈　洁　　上海第九人民医院
骆常强　　甘肃省肿瘤医院
钱　斌　　盐城市第一人民医院
苏连芝　　广州市花都区人民医院
李　玮　　山西省儿童医院（山西省妇幼保健院）
成　颖　　临汾市人民医院

副主编

李　静　　临汾市人民医院
张仁斌　　常州市中医医院
王建永　　临汾市人民医院
李晓栋　　常熟第二人民医院
陈　涛　　桐乡市第一人民医院
吕江鸿　　无锡市第二人民医院
王双红　　大理州人民医院

编 委

朱　瑞　　深圳市第十人民医院

前　言

　　麻醉学是临床医学的重要组成部分,麻醉科是体现医院综合实力的重要临床专科。不仅对手术科室的发展起着促进和保障作用,更是医院良性运转和危重病人救治的重要学科,在医院工作中具有独特的地位。由于近年麻醉学科日新月异的发展,使麻醉学在临床麻醉、疼痛治疗、急救复苏等方面,都取得了巨大的进步,使手术适应证不断得以拓展。随着国民经济的不断发展,高龄患者选择手术治疗越来越多,麻醉风险也随之增加,加上医疗模式从经济落后时期最低限度的、最基本的医疗服务向以"关注患者及家属满意度的以人为本"的"舒适化医疗"转变,人们已不再仅仅满足于手术时无疼痛之苦,而是期盼从检查到治疗的整个医疗过程都能够在舒适中完成。为了适应现代麻醉医学的需要,提高麻醉处理和疼痛治疗水平,我们收集整理了国内外近年来麻醉学相关的文献资料,结合自身多年临床经验和体会,编撰了此书。

　　本书首先简要介绍了各项围麻醉期监测指标等基础内容,并针对超声引导在神经阻滞中的应用做了详细介绍,然后重点阐述了各种主要临床疾病和相关手术的麻醉,涵盖了神经外科手术麻醉、心血管外科手术麻醉、胸外科手术麻醉、普外科手术麻醉、妇产科手术麻醉、新生儿外科麻醉等具体内容。本书内容简明扼要、条理清楚,并且突出了理论与实践、基础与临床、临床麻醉与监测治疗的结合。本书可供临床一线的麻醉工作者和麻醉专业在校生阅读参考使用。我们真诚希望本书能对他们有所帮助,从而为减轻患者的疾病痛苦、促进患者恢复健康尽些绵薄之力。

　　因编写时间仓促,加之编者水平有限,本书在结构和内容方面难免存在不当或遗漏之处,恳请读者批评指正。

编　者

目 录

第一章　围术期监测指标及术中管理 ……………………………………… 1
　　第一节　围术期心电图监测 ……………………………………………… 1
　　第二节　围术期血流动力学监测及管理 ………………………………… 2
　　第三节　围术期麻醉深度的监测 ………………………………………… 9
第二章　超声引导在外周神经阻滞中的应用 …………………………… 13
　　第一节　超声引导下神经阻滞的原理及特点 …………………………… 13
　　第二节　超声引导下神经阻滞技术简介 ………………………………… 14
　　第三节　常用的超声引导下神经阻滞技术 ……………………………… 17
　　第四节　超声引导下的神经阻滞在小儿麻醉中的应用 ………………… 33
第三章　功能神经外科手术麻醉 ………………………………………… 38
　　第一节　癫痫手术麻醉 …………………………………………………… 38
　　第二节　迷走神经刺激器植入术的麻醉 ………………………………… 46
　　第三节　脑深部电极植入术麻醉 ………………………………………… 50
　　第四节　微血管减压术麻醉 ……………………………………………… 56
第四章　脑血管病手术麻醉 ……………………………………………… 63
　　第一节　颅内动脉瘤手术麻醉 …………………………………………… 63
　　第二节　颅内动静脉畸形手术 …………………………………………… 66
第五章　神经外科唤醒开颅手术麻醉 …………………………………… 76
　　第一节　神经外科唤醒开颅相关手术技术 ……………………………… 76
　　第二节　神经外科术中唤醒相关麻醉技术 ……………………………… 79
第六章　先天性心脏病手术麻醉 ………………………………………… 92
　　第一节　小儿先天性心脏病的病理生理 ………………………………… 92
　　第二节　非发绀型先天性心脏病手术的麻醉 …………………………… 95
　　第三节　发绀型先天性心脏病手术的麻醉 …………………………… 101
第七章　心血管手术麻醉 ………………………………………………… 108
　　第一节　心脏瓣膜置换术的麻醉 ……………………………………… 108
　　第二节　经导管主动脉瓣植入术的麻醉 ……………………………… 112
　　第三节　胸腹主动脉瘤手术的麻醉 …………………………………… 120
第八章　胸外科手术麻醉 ………………………………………………… 128
　　第一节　胸外科手术麻醉前评估 ……………………………………… 128

第二节 肺隔离和单肺通气技术 ·············· 139

第三节 胸腔镜手术的麻醉处理 ·············· 146

第九章 普外科手术麻醉 ·············· 148

第一节 胃肠手术的麻醉 ·············· 148

第二节 肝脏手术的麻醉 ·············· 156

第三节 胰腺手术的麻醉 ·············· 162

第十章 妇科手术麻醉 ·············· 172

第一节 宫颈癌手术的麻醉 ·············· 172

第二节 卵巢恶性肿瘤手术的麻醉 ·············· 177

第三节 宫腔镜手术的麻醉 ·············· 187

第十一章 产科手术麻醉 ·············· 194

第一节 剖宫产手术的麻醉 ·············· 194

第二节 妊娠期高血压患者的麻醉 ·············· 201

第十二章 新生儿外科麻醉 ·············· 212

第一节 术前准备 ·············· 212

第二节 麻醉方法 ·············· 213

第三节 特殊手术的麻醉管理 ·············· 222

第四节 新生儿胸腔镜手术麻醉 ·············· 224

参考文献 ·············· 228

第一章 围术期监测指标及术中管理

第一节 围术期心电图监测

心脏周期性电活动除极与未除极区间、复极与未复极区间产生的电位差,可由心脏传导到身体各部分,在体表检出的这种随心脏活动变化的电位差以时间为横坐标做出的图像称为心电图(electrocardiogram,ECG)。

心电图测量的是两电极之间的电位差,其幅度一般在 $5\mu V \sim 5mV$,频率分布范围 $0.05Hz \sim 1kHz$,心率可由 R-R 间期计算得到。

一、心电图的导联

人体表面任意两点放置电极,均可检测到心电信号,此两点即可构成一个导联。为便于比较,临床上一般采用 Einthoven 创立的国际通用导联体系,称为标准导联。

1.标准肢体导联　它假定左、右上肢及左下肢为等距离的三点,这三点与心脏的距离也相等,连接这三个点,构成等边三角形,也称为"艾氏三角"。具体连接方法如下。

(1)Ⅰ导联:左上肢(+),右上肢(-)。它反映左右上肢两点间的电位差,代表心脏高侧壁电位变化。

(2)Ⅱ导联:左下肢(+),右上肢(-),反映这两点间的电位差,是围术期最常用的监护导联。

(3)Ⅲ导联:左下肢(+),左上肢(-),反映这两点间的电位差。

2.加压单极肢体导联

(1)加压单极左上肢导联(aVL):探查电极置于左上肢,无效电极为右上肢及左下肢相连的中心电端,反映心脏高侧壁的电变化。

(2)加压单极右上肢导联(aVR):探查电极置于右上肢,无效电极为左上肢及左下肢相连的中心电端,反映心室腔内的电位变化。

(3)加压单极左下肢导联(aVF):探查电极置于左下肢,无效电极为左、右上肢相连的中心电端,反映心脏下壁的电变化。aVF 最容易反映左心室下壁的心肌缺血。

3.胸前导联　其探查电极置于胸前一定位置,无效电极为左、右上肢及左下肢所连成的中心电端。具体位置如下:V1:电极置于胸骨右缘第 4 肋间;V2:电极置于胸骨左缘第 4 肋间,V1、V2 一般反映右室壁的电位变化;V3:电极置于 V2 与 V4 导联连线的中点上,反映左右心室过渡区的电位变化;V4:电极置于第 5 肋间左锁骨中线,反映心尖部的电位变化;V5:电极置于 V4 导联同一水平左腋前线;V6:电极置于 V4 导联同一水平左腋中线;V4~V6:监测左前降支及回旋支支配区域心肌,围术期常用 V5 导联。综上,为了比较全面了解心电图就至少应描记出这 12 导联心电图。

二、心电图各个波形意义及正常值

1.P 波　P 波代表心房除极,时间应<0.11 秒,肢体导联<0.25mV,胸前导联<0.15mV。

2.P-R 间期　代表心房除极到心室除极所需的时间,正常值在 0.12~0.2 秒,>0.2 秒即可诊断房室传导阻滞。

3.QRS 波群　代表心室除极,在不同导联呈现多种形态,正常成人 QRS 波群时间为 0.06~0.10 秒。

4.S-T 段　反应心室除极完毕至复极过程,正常位于等电位水平线上,在缺血性心脏病患者可出现压低或抬高的现象。

5.T 波　代表心室复极,正常 T 波形态呈圆钝状。

6.Q-T 间期　代表心室除极与复极过程的总时程,正常值一般<0.40 秒。

三、心电轴

以 Ⅰ、Ⅲ导联 QRS 主波方向略估,如果两个主波方向相反,表示左偏;相对表示右偏,方向一致则电轴不偏。

1.电轴左偏　0°~+30°为轻度,0°~-30°为中度,-30°~-90°为显著左偏。可能原因有:①心脏位置、体形矮胖、腹腔积液及早期妊娠;②左心室肥厚;③左束支传导阻滞。

2.电轴右偏　+90°~+120°为轻中度,+120°~+180°为显著右偏。①婴儿、右位心、瘦长体型;②右心室肥厚;③右束支传导阻滞。

四、心电图分析

心电图分析应由以下几个方面构成:频率、节律、P 波形态、PR 间期、QRS 波群形态、ST 段形态、T 波形态、U 波形态及 Q-T 间期。但是手术室内的心电监护不能进行标准 12 导联监护,属于模拟导联,因此不能明确测量各波形时间和振幅。

1.围术期的心电监护　常采用五导联装置电极及三导联装置电极,具体如下。

(1)五导联装置电极:右上(RA):胸骨右缘锁骨中线第 1 肋间;右下(RL):右锁骨中线剑突水平处;中间(C):胸骨左缘第 4 肋间;左上(LA):胸骨左缘锁骨中线第 1 肋间;左下(LL):左锁骨中线剑突水平处。

(2)三导联装置电极:右臂(RA):锁骨下,靠右肩;左臂(LA):锁骨下,靠左肩;左腿(C):左下腹。

2.围术期心电图诊断　明确心律失常的性质及处理。①确定有无 P 波及 P 波的形态;②P-R 间期;③P 波与 QRS 波群的关系;④QRS 的形态及间期。

3.围术期常见心律失常　①窦性心律失常:窦性心动过速、窦性心动过缓、窦性心律不齐、窦性停搏;②异位心律失常:房性期前收缩、室性期前收缩、结性期前收缩;心房扑动、颤动;心室扑动、颤动。

第二节　围术期血流动力学监测及管理

围术期血流动力学监测是麻醉医师实施临床麻醉工作中的一项重要内容,贯穿于整个麻醉工作的始终。血流动力学监测是反映心脏、血管、血液、组织氧供及氧耗等方面的功能指标,为临床麻醉和临床治疗提供数字化依据。临床上主要使用的方法包括无创性及有创性监测方法。

一、动脉压力监测

动脉压(blood pressure,BP)是最基本的心血管监测项目。血压可以反映心排血量和外周血管总阻力,同时还与血容量、血管壁弹性及血液黏滞度等因素有关。心室收缩时,主动脉压急剧升高,在收缩中期达到最高值,此时的血压称为收缩压(SBP)。心室舒张时主动脉压下降,在舒张末期血压的最低值称为舒张压(DBP)。收缩压与舒张压的差值称为脉压。一个心动周期内每一时期动脉血压的平均值称为平均动脉压(MAP)。

1.无创测量法　无创测量法即袖带测量法,通过袖带充气方式不同分为手动测压法和自动测压法(NIBP),前者又分为搏动显示法、听诊法及触诊法;后者可分为自动间断测压和自动连续测压。

(1)听诊法:是临床上使用最普遍的方法。测压前患者应安静休息,脱去一侧上衣袖,将手臂及血压计置于右心房水平处(坐位时相当于第4肋软骨水平,仰卧位时相当于腋中线水平)外展约45°。将袖带展平,气囊中部对准肱动脉,缚于上臂,松紧适宜,袖带下缘应在肘窝上2~3cm。测量时先触诊肱动脉或桡动脉,手握橡皮球向袖带内打气,待动脉搏动消失后继续打气,使气压计汞柱再升高20~30mmHg,然后将听诊器胸件放在肱动脉上进行听诊。缓慢放气,使汞柱缓慢下降(速度约2mm/s),当袖带放气时首次听到"崩、崩"声时,血压计上所显示的压力即为收缩压。继续放气,直至声音突然转变为低沉,并很快消失,取动脉音消失时的压力值为舒张压,继续放气直到汞柱水银面下降至零点为止。重复测量2~3次,取最低值即作为测得的血压数值。

(2)自动间断测压法:上臂缚于普通袖带,与监护仪连接。监护仪内装有压力传感器、充气泵和微型计算机系统等,能够定时使袖带自动充气及排气,原理与手动测量法相同。

(3)无创方法的优点:无创伤,可重复,操作简便,易于掌握;适用范围广,包括各年龄段患者和拟行各类手术患者。

(4)无创血压测量的缺点:不能连续动态反映动脉压力的变化;不能精确地测量动脉压,尤其是当患者血压较低(如休克)的情况。

2.有创测量法　采用外周动脉内置管,使血管内压力通过导管内的液体被传递到外部的压力传感器上,从而获得血管内压力变化的动态波形,并获得收缩压、舒张压及平均动脉压。可根据手术部位、患者体位、局部动脉通畅情况及预留管时间等因素综合考虑选择适当的外周动脉。原则上选择即使由于置管引起局部动脉阻塞,其远端器官也不容易发生缺血性损伤的动脉。由于手部侧支循环比较丰富,故临床上首选桡动脉。此外依次可选择股动脉、腋动脉、尺动脉、足背动脉。需要注意的是肱动脉由于缺少侧支循环,一旦阻塞可导致前臂和手的缺血坏死,虽研究表明肱动脉穿刺测压发生栓塞的可能性很低,但仍存在风险。

(1)有创血压测量的适应证:各类危重患者,循环功能不全,体外循环下心内直视手术、大血管手术、气管移植等可能术中出现大失血的手术;预计患者术中可能会出现较大的血流动力学波动或需大量反复使用血管活性药物治疗时,如胸腹联合手术,嗜铬细胞瘤手术等;术中需要行控制性降压、低温麻醉、血压稀释等特殊操作;严重低血压、休克及其他血流动力学不稳定的患者,或者难以行无创血压监测的患者;严重高血压、创伤、心肌梗死、心力衰竭、MODS 等患者;术中需要多次检查血气的患者。

(2)有创血压测量的禁忌证:Allen 试验阴性禁忌行桡动脉穿刺置管测压;穿刺部位或者附近存在感染;凝血功能障碍,应为相对禁忌;有血管疾病,如脉管炎、雷诺征等;手术操作涉及同一部位。

(3)Allen 试验

1)Allen 试验:Allen 试验是由 Allen 医师在 1929 年首次提出,主要用于检查手部尺动脉代偿情况。具体步骤为检查者双手同时按压患者一侧桡动脉和尺动脉,嘱患者反复用力握拳和张开手指 5~7 次直至手掌变白。然后松开对尺动脉的压迫,继续保持压迫桡动脉,观察手掌颜色变化。如手指与手掌颜色在 5~15 秒内迅速变红或恢复正常说明尺动脉与桡动脉之间存在良好的侧支循环,则 Allen 试验阳性;相反,如超过 15 秒手掌颜色仍苍白则说明尺动脉侧支循环功能不良,则 Allen 试验阴性,提示不应选择该侧桡动脉行穿刺置管测压。

2)改良 Allen 试验:20 世纪 50 年代,Wright 在传统 Allen 试验的基础上提出了改良 Allen 试验。具体做法为同时压迫患者一侧桡动脉及尺动脉,举手高过心脏水平后,患者做深握拳至大鱼际肌红色消退,放开尺动脉压迫,观察手掌颜色由白变红的时间,恢复时间在 10 秒内,表明尺动脉通畅及掌弓循环良好,即改良 Allen 试验阳性;反之则表示尺动脉可能堵塞或掌弓循环欠佳,即改良 Allen 试验阴性。

3)氧饱和度法:利用监护仪屏幕上显示血的脉搏氧来判断。具体操作方法为将穿刺侧手举高,检查者双手同时按压桡动脉及尺动脉至脉搏氧显示直线和数值消失。放低手,松开尺动脉,脉搏氧出现波形及数字即正常,如脉搏氧不能重新出现则为异常。建议在桡动脉穿刺前行改良 Allen 试验或氧饱和度法评价尺动脉功能,但即使 Allen 阳性也不能高枕无忧,应在穿刺后定期检查穿刺侧手掌颜色或将氧饱和度探头夹在穿刺侧拇指上以观察血运情况。

(4)动脉穿刺术(以桡动脉穿刺为例)

1)经皮穿刺法:常选择左侧桡动脉,穿刺前常规检查同侧尺动脉代偿功能。患者仰卧位,左上肢外展于托手架上,腕部垫高使腕关节背伸,拇指外展,消毒铺巾。一般选择 20 号套管针,穿刺者右手持针,于腕横线桡骨茎突动脉搏动最清楚处进针,在左手示、中指触摸动脉搏动引导下继续进针。一般针干与皮肤呈 30°~45°夹角,针尖进入动脉后针芯内可见鲜红色血液,再进针 2mm,使套管也进入动脉内。此时一手固定内针,另一手捻转外套管,在无阻力的情况下将外套管送入动脉腔内。拔出内针,有搏动性血流自导管喷出,证实导管位置良好,可连接测压装置并妥善固定。若外套管推进时有阻力常表示导管未进入动脉腔;穿刺时有突破感,且有少量血液进入内针,但血流不畅表示此时穿刺针可能偏向一侧或穿透动脉壁。

2）直视穿刺插管：随着穿刺技术及设备的发展和提高，该方法目前较少应用于临床。但也可以在术野内选择合适的动脉由术者进行直视下穿刺插管测压。

（5）测压装置（压力传感器测压）：该方法是通过传感器将机械能转变成在数量上与其一致的电信号，经放大后即可显示在监护仪上。需连接连续冲洗装置，该装置可有效防止血液凝固堵塞导管或形成血栓。将肝素盐水（含肝素 $1 \sim 2U/mL$）加压至 300mmHg，再以 $1 \sim 3$ 滴/分（或 $1 \sim 3mL/h$）的速度连续冲洗管道。有研究发现，无肝素的冲洗液也不会增加凝血的发生率，反而长时间使用肝素冲洗液会增加血小板减少的风险，故也有专家主张采用无肝素的冲洗液。

（6）有创血压监测需要注意的问题

1）确定零点：传感器应固定在患者右心房水平，并应根据术中患者体位改变而适当调整零点水平。

2）不同动脉测压数值不同：患者仰卧位时，测定主动脉、大动脉及其分支和周围动脉压力，收缩压依次升高而舒张压逐渐降低，脉压相应增宽。平均动脉压从主动脉到小动脉逐渐降低。不同动脉测压不仅数值不同，动脉波形也不同，例如足背动脉收缩压较桡动脉高 10mmHg，而舒张压则低约 10mmHg。

（7）有创血压监测并发症及预防

1）血栓形成：与留置导管粗细及留置时间成正比。为了减少长时间留置导管后血栓形成，主张在拔除导管时可压迫近端动脉，用注射器连接测压导管边吸边拔，尽量吸出导管周围小的凝血块。拔管后局部加压包扎应注意松紧度，既要防止血肿形成，也要防止长时间过度压迫而促进血栓形成。

2）栓塞：一般来源于导管尖端的血块、气泡及混入系统的杂质，使用连接冲洗可减少血栓栓塞的可能性。

3）出血和血肿：拔除动脉留置导管后应局部压迫并高举上肢 10 分钟，然后加压包扎30 分钟后可放松加压包扎。

4）感染：导管留置时间越长则感染概率越大，故一般留置时间不宜超过 3 天。

二、中心静脉压监测

中心静脉压（central venous pressure，CVP）是指右心房及上下腔静脉内的压力，用以评价右心充盈情况及右心功能。正常值 $5 \sim 12cmH_2O$，监护仪上显示的中心静脉压数值单位通常为 mmHg，如需转换为 cmH_2O 应乘 1.36。临床上通过中心静脉穿刺置管来获得中心静脉压。

1.中心静脉穿刺置管

（1）中心静脉穿刺置管适应证：严重创伤、休克及循环功能衰竭等危重患者；需大量快速输血输液的患者；可能会引起血流动力学波动较大的手术，如嗜铬细胞瘤切除、动脉瘤切除及心内直视手术等；需长期输液、静脉高营养、接受化疗的患者；经导管安装心脏临时起搏器。

（2）中心静脉穿刺置管方法：可选择颈内静脉、锁骨下静脉、股静脉。但由于股静脉穿刺血栓形成及感染发生率高，故不首选股静脉。

1）颈内静脉：起始于颅底，在颈部由胸锁乳突肌覆盖。在胸锁关节处与锁骨下静脉汇合成无名静脉后入上腔静脉，颈内静脉较动脉靠外并表浅。右颈内静脉与右侧无名及上腔静脉几乎成一条直线，加之胸导管位于左侧，以及右侧胸膜顶低于左侧，故临床上常规选择右侧颈内静脉穿刺置管。穿刺入路可选择前、中、后三种，穿刺体位均为仰卧位头偏向左侧并可头低 15°（心功能不全患者可能不能平卧或头低）。

前路：胸锁乳突肌前缘中点，针尖指向同侧乳头方向，针干与皮肤呈 30°~45°夹角。此入路可避免发生气胸，但易误伤动脉。

中路：胸锁乳突肌胸骨头、锁骨头与锁骨上缘构成一个三角，称为胸锁乳突肌三角。从三角形顶端进针，针尖指向尾端（足）方向，针干与皮肤呈 30°夹角。

后路：胸锁乳突肌外侧缘中、下 1/3 处进针，针尖指向胸骨上窝，在胸锁乳突肌下方水平进针（图 1-1）。

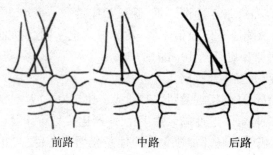

前路　　　　　中路　　　　　后路

图 1-1　颈内静脉穿刺入路

2）锁骨下静脉：是腋静脉的延续，起于第 1 肋骨的外侧缘，长 3~4cm。静脉的前面是锁骨的内侧缘，下面是第 1 肋的上表面，后面是前斜角肌。

锁骨下入路：患者仰卧，肩下垫薄枕，手臂并在体侧，使锁骨与第 1 肋间隙尽量打开方便进针。于锁骨中、外 1/3 交界处，锁骨下 1cm 处进针，针尖指向胸锁关节。进针过程中尽量使针体与胸壁水平，贴近锁骨后缘。进针过深越过第 1 肋或穿透了静脉前后壁可刺破胸膜及肺引起气胸。锁骨下穿刺有误伤动脉的可能，由于无法压迫止血，可出现范围较大的血肿。此入路的优点为锁骨下静脉位置固定，变异小，成功率高。

锁骨上入路：患者仰卧位，肩下垫薄枕，头偏向对侧显露锁骨上窝。在胸锁乳突肌锁骨头外侧缘、锁骨上 1cm 处进针，针尖指向胸锁关节，针干与锁骨成 45°，进针 1.5~2.0cm 即可进入静脉。

3）股静脉：在腹股沟韧带中点处可触及股动脉搏动，于搏动内侧 0.5~1.0cm 处进针可穿刺入股静脉。在不宜选用颈内静脉和锁骨下静脉或上腔静脉堵塞的患者可选择行股静脉穿刺。

4）超声引导下中心静脉穿刺置管：超声引导下中心静脉穿刺成功率高，并发症明显减少。

2.中心静脉测压方法

(1)传感器测压:传感器可连续记录静脉压并显示压力波形。中心静脉压波形由 a、c、v3 个正波和 x、y2 个负波组成。

a 波:右心房收缩;c 波:右心房等容收缩时三尖瓣关闭凸向心房内引起右心房压力瞬间升高;v 波:腔静脉血流充盈心房,三尖瓣仍关闭致右心房内压力升高;x 波:右心房舒张,压力下降至最低;v 波:三尖瓣开放,右心房血液流向心室使心房内压力下降。

(2)水压力测压:中心静脉是低压系统,可用水压直接测量。此方法简单且经济,但仅能得到压力数据。需要将患者中心静脉通过三通开关与输液系统及玻璃(或塑料)测压管相连接。

(3)中心静脉压测量影响因素

1)导管位置:测量中心静脉压力时,中心静脉导管的前端需位于右心房或上、下腔静脉内。据统计颈内静脉及锁骨下静脉不在上腔内的占4.5%,不在最佳位置的达到10%~40%。目前主张导管前端应位于上腔静脉心房入口上 2cm 较为适宜。成人推荐右侧颈内静脉置管时,导管置入长度为 8cm+穿刺点与锁骨上缘距离;左侧颈内静脉置管时,导管置入长度应再加 3cm(因为左头臂静脉比右头臂静脉长 2~3cm)。小儿颈内静脉置管深度可参考下表(表 1-1)。经右颈内静脉中心静脉导管的正确位置可按身高进行预测:身高<100cm 时置管深度(cm)= 身高(cm)/10-1;身高≥100cm 时置管深度(cm)= 身高(cm)/10-2。

表 1-1　小儿颈内静脉置管深度

患儿体重(kg)	置管深度(mm)
2~2.9	4
3~4.9	5
5~6.9	6
7~9.9	7
10~12.9	8
13~19.9	9
20~29.9	10
30~39.9	11
40~49.9	12

2)确定零点:以右心房中部水平作为标准零点,患者体位改变应随时调整零点。

3)胸膜腔内压:胸腔开放使胸内负压消失相当于心室外壁压力升高,从而使心室充盈压减低,心室有效充盈也随之降低,此时 CVP 会代偿性增高。机械通气可以升高胸膜腔内压影,向 CVP,如果患者状况允许可暂停控制呼吸准确测量 CVP。

4)测压系统的通畅性:保持测压系统的通畅才能提供正确的数据。

3.中心静脉测压并发症

(1)血肿:一旦误穿动脉应直接压迫止血。

（2）气胸：如患者在穿刺过程中出现咳嗽或穿刺后出现呼吸困难应考虑气胸的可能，一旦诊断应早期对症治疗。如气胸后行机械通气可发生张力性气胸，导致严重后果。

（3）血胸、水胸、乳糜胸：应谨慎操作避免周围组织血管损伤，同时明确导管位置。

（4）空气栓塞：正常情况下中心静脉压高于大气压，一般不会产生空气栓塞。但某些特殊患者静脉压低于大气压即可出现空气经导管进入循环系统，100~150mL 的空气足以致命。在穿刺操作过程中应注意对导管进行夹闭，减少气体栓塞的可能性。

（5）心包压塞：由于导管置入过深或导管材质较硬刺破心脏导致。

（6）感染：无菌操作不严格及反复穿刺均增加感染发生率。另外留置导管期间的护理也非常重要，每天局部消毒更换敷料可达到预防感染的目的。如临床上出现不能解释的发热、寒战、白细胞升高、局部红肿压痛等情况可考虑拔除导管并作细菌培养。

（7）血栓形成：导管源性血栓形成是中心静脉置管的严重并发症。所有穿刺途径中锁骨下静脉置管血栓发生率最低，血栓形成可导致静脉阻塞，血栓脱落可导致肺栓塞等严重并发症。因此如需长期留置中心静脉导管应警惕该并发症的发生。

三、围术期心排血量等其他血流动力学参数监测

1.FloTrac/Vigileo 系统　由 Vigileo 监护仪和 FloTrac 传感器组成，对患者进行有创动脉监测后，将传感器一端与动脉导管相连，另一端与 Vigileo 监护仪及麻醉监护仪相连。利用麻醉监护仪测量得到的创动脉压、中心静脉压数值，通过 Vigileo 监护仪监测心排血量（CO）、每搏输出量（SV）、心脏指数（CI）、每搏指数（SVI）、每搏量变异度（SVV）及外周血管阻力（SVR）等血流动力学指标。根据监测数值，了解患者循环容量及心功能情况，并指导术中用药及输液治疗。

每年全球约有 2.4 亿例麻醉手术，术后并发症极大地增加了手术的费用，其中大部分并发症都与围术期组织灌注不足有关。FloTrac/Vigileo 系统通过动态监测 SV、CO、CI、SVV、SVI、SVR 等指标变化进行容量预测，既可避免容量不足和组织低灌注，又可避免输液量过多和组织水肿。Vigileo 系统 ELCVP 更敏感，对于心脏病患者行非心脏手术麻醉的监测有着特殊的意义。

每搏输出量变异度（stroke volume variation，SVV）：在机械通气情况下，由于呼吸机作用引起肺血管内血容量发生规律性波动，导致左心室每搏量发生相应的波动。通气期间，最高的每搏输出量（SV_{max}）与最低的每搏输出量（SV_{min}）的差值与每搏输出量平均值（SV_{mean}）之比值。

SVV 的正常值为 10%~13%。SVV 和其类似的指标，比如脉压变异（PPV）是前负荷反应性的指标，虽然它们并不反映实际的前负荷值大小。相比于传统的容量状态指标（HR、MAP、CVP）和它们预测液体反应性的能力，SVV 具有很高的灵敏性和特异性。

2.SVV 使用的局限性

（1）需行控制呼吸，且潮气量需>8mL/kg。

（2）患者需心律齐整。

（3）开胸手术、腔镜手术使用 SVV 有一定的局限性。

3. Vigileo 系统提供的参数正常参考值

(1) CO(心排血量):4.8~8L/min。

(2) $ScvO_2$(中心静脉血氧饱和度):60%~80%。

(3) SvO_2(混合静脉血氧饱和度):60%~80%。

(4) CI(心指数):2.5~4.0L/min/m²。

(5) SV(每搏量):60~100mL/beat。

(6) SVI(每搏指数):33~47mL/beat/m²。

(7) SVV(每搏量变异度):<13%。

(8) SVR(全身血管阻力):800~1200dynes-see/cm⁵。

(9) SVRI(全身血管阻力指数):1970~2390dn-s/cm⁵。

第三节　围术期麻醉深度的监测

一、术中知晓

术中知晓是指全身麻醉后患者能回忆术中发生的事情,并能告知有无疼痛等情况,是全麻手术中患者意识存在的标志。可将麻醉深度较浅不适宜手术分为两个等级:回忆及觉醒状态。回忆或保持记忆是患者能回忆麻醉下发生的事情,知晓相当于记忆。术中知晓是一项非常严重的全身麻醉并发症,会给患者造成严重的心理和精神障碍。有的患者在术后会发展成一种如焦虑不安、失眠多梦、重复噩梦及濒死感等表现的创伤后应激紊乱综合征(Post-traumatic Stress Disorder,PTSD)。患者感到痛苦不堪,有的甚至因此发展成为犯罪分子威胁社会。麻醉中术中知晓一般表现为外显记忆和内隐记忆两种形式。内隐记忆的患者在清醒状态下不能回忆起术中发生的一些事情,往往需在心理学试验如催眠等诱导下让患者回忆起术中知觉;外显记忆的患者在清醒状态下能回忆起术中医护人员的对话或不愉快的体验,其对患者的不良影响及临床意义大。

1. 全身麻醉下记忆的分类　①有意识的知觉伴外显记忆(清醒);②有意识的知觉无外显记忆(对指令有反应,但无相应的回忆);③下意识的知觉伴内隐记忆(对指令无反应但对术中事件存在内隐记忆);④无知觉无内隐记忆(无知晓)。临床麻醉应达到足以完全抑制患者的认知功能的深度,即达到第4阶段。

2. 术中知晓的判定　如患者表现为外显记忆通常可能是由于发生了如下情况。①由于特殊原因,麻醉药量被有意识的限制,如创伤性低血压、剖宫产等;②麻醉机或微量注射泵故障导致麻醉药的剂量和浓度低于有效标准或人为疏忽导致静脉用药出错;③根据生命体征判断,至少从对心血管系统影响程度来看,麻醉剂量已足够,但患者出现麻醉中知晓。尚有少数患者抱怨发生了术中知晓,但进一步了解情况发现患者记忆的事情发生在术后即刻。

3. 影响发生术中知晓的因素　可能包括以下几个方面:①肌松药普遍应用及过度依赖而麻醉深度不够;②短效麻醉药的应用虽可使患者迅速苏醒但引起术中知晓的可能性

增加;③患者自己认为出现术中知晓的倾向性增强。

4.术中知晓的防治　以下措施有利于减少术中知晓的发生。

(1)筛选出术中知晓发生率较高的部分患者如严重创伤、剖宫产和心脏手术等,并在术前与这部分患者进行讨论,并告知有发生术中知晓的可能性。

(2)术前或术中应用具有遗忘作用的药物,如苯二氮䓬类药物及东莨菪碱,尤其是可以预测到可能处于浅麻醉状态的患者。

(3)所有的手术室人员避免不恰当的谈话、讨论其他患者或不相关的话题,不要议论患者,术中发现意外情况或对患者身体的评论。即使在足够的麻醉深度下患者听觉可能仍然存在,不良印象或伤害性评论可能被患者记住。如表现为外显记忆,患者可能诉讼引起医疗纠纷;如表现为内隐记忆,则可能导致心理创伤。

(4)困难插管时应适当追加镇静镇痛药物。

(5)合理使用肌松药,随时调节用量。

(6)可以给予 0.6~0.8 倍 MAC 的吸入麻醉药。

(7)术中定期检查麻醉机及微量输液泵工作情况并及时补充药物。

(8)对使用 α、β 受体阻滞剂、钙通道阻滞剂等可以掩盖浅麻醉状态所导致生理变化的药物应保持警惕。

(9)关注手术过程,当手术进入明显刺激阶段应保证麻醉深度。

(10)加强术中对麻醉深度的监测。

(11)加强术后随访,一旦发现术中知晓应向患者表示歉意并做好相关的解释及安慰工作。

二、围术期脑电双频指数监测

1.脑电双频指数(bispectral index,BIS)　是将脑电图的功率和频率经双频分析做出的混合信息拟合成一个最佳数字,用 0~100 分度表示。BIS 是对脑电图信号进行处理得到的结果。

2.BIS 监测的适应证

(1)评估使用肌松药行机械通气患者镇静深度,预防过度镇静。

(2)全身麻醉评估麻醉镇静深度。

(3)昏迷患者评估。

3.BIS 监测禁忌证　无明显不良反应,无明确禁忌。

4.BISIIN 床意义

(1)0~20 分:爆发性抑制。

(2)20~60 分:深度镇静,对声音刺激无反应,清醒可能性很小。

(3)60~80 分:中度镇静,高声命令或轻微刺激有反应。

(4)80~100 分:清醒,可回应正常声音。

5.镇静目标

(1)ICU 镇静:BIS 可维持在 60~80 分。

（2）全身麻醉术中镇静：BIS 可维持在 45～60 分。

6.BIS 监测注意事项

（1）BIS 具有个体差异性，术中镇静评估不能完全依靠 BIS，还需辅助其他临床体征综合判断。

（2）伪迹及很差的信号质量可能导致不准确的结果。

（3）对于明确神经系统障碍者、服用有精神作用药物的患者及<1 岁的婴儿均没有足够证据来支持其临床使用。

（4）低血压可使 BIS 下降，而应用麻黄碱等药物可使 BIS 升高。

（5）BIS 适用于监测静脉和吸入麻醉药与中小剂量阿片药合用的全身麻醉，而不能监测氧化亚氮和氯胺酮麻醉。

三、听觉诱发电位监测

1.听觉诱发电位（auditory evoked potentials，AEP）　是由听觉神经系统的刺激引起的中枢神经系统的生物电反应。在麻醉时听觉最后丧失且最早恢复，故 AEP 在麻醉镇静深度监测方面意义突出。

2.AEP 监测的优点

（1）AEP 是中枢神经系统对刺激反应的客观表现。

（2）AEP 有明确的解剖生理学意义，每个波峰与一个解剖结构密切相关。

3.AEP 分类

（1）脑干 AEP：刺激后 0～10ms 出现，对麻醉药不敏感，与意识水平无关。

（2）中潜伏期电位 AEP：刺激后 10～100ms 出现，清醒状态下个体差异很小，与大多数麻醉药呈剂量相关，适用于麻醉深度的判断。

（3）长潜伏期电位：刺激 100ms 后出现，与意识水平密切相关，但过于敏感，小剂量麻醉后消失。

4.听觉诱发电位指数（AEP index）　以往分析 AEP 主要是测量电位图形，无法连续、及时的反映变化，所以提出了 AEP index。通过数学方法将 AEP 波形指数化，反应 AEP 波形中与麻醉深度相关的特征。麻醉深度监护仪 A－line™ 采用无创手段利用外因输入自动回归模式（ARX）进行监测、获取中潜伏期 20～80ms 听觉诱发电位（MLAEP），并用指数 AAI（A－line™ ARX index）反映其对麻醉深度的监测结果。参考数据如下：①60～100，清醒；②40～60，睡眠状态；③30～40，浅麻醉；④30 以下，临床麻醉状态。

5.AEP 临床应用特点

（1）AEP index 在监测意识变化时比 BIS 监测更可靠。

（2）对伤害性刺激的体动反应优于 BIS 监测。

（3）AEP index 反映皮层及皮层下的脑电活动，能提供手术刺激、镇痛、镇静催眠等多方面测信息。

四、脑电熵指数监测

熵指数用非线性分析方法分析脑电图信号，量化麻醉深度，随着麻醉深度逐渐增加，熵值由高变低。根据计算原理不同,分为近似熵、频谱熵、希尔伯特黄熵等。大量熵和BIS 的对比研究表明两者之间具有良好的相关性。

1.频谱熵 是基于频域分析的一种计算方法,将原始脑电图数字化得到的功率谱,包括状态熵(SE)和反应熵(RE)。SE 经计算得出,主要反映脑皮层受抑制程度;RE 来自脑电图及额肌肌电图,反映脑电及额肌的共同作用。清醒时脑活动表现为不规律和复杂,熵指数高;麻醉时脑活动变得规律有序,熵指数低。SE 值范围 0~91,RE 值范围 0~100,指数为 one,表示脑电活动被完全抑制,为 91~100 时,表明患者完全清醒。麻醉状态下两值的范围为 40~60。

2.熵指数临床应用

(1)与 BIS 比较:与 BIS 监测具有良好的相关性,对镇静深度的判断更敏感。

(2)RE 与 SE 可以监测脑电爆发抑制,从而避免过深麻醉。在有效 RE 和 SE 的监测下调整麻醉用药量以达到个体化麻醉的目的。

(3)监测熵指数可以辅助判断麻醉插管与拔管的时机,并且在苏醒期反映患者意识情况的变化,提高患者苏醒期的安全性。

(4)熵指数可以预测切皮体动反应,反映麻醉镇痛深度。

3.熵指数监测的局限性

(1)对 N_2O 不敏感。

(2)不适用于氯胺酮全麻患者深度的监测,使用氯胺酮会使 RE 及 SE 的数值升高。

(3)不适宜应用于 1 岁以内的婴儿麻醉深度监测。

第二章　超声引导在外周神经阻滞中的应用

近年来,超声在区域阻滞中的应用日益广泛。传统的外周神经阻滞技术没有可视化引导,主要依赖体表解剖标志来定位神经,有可能针尖或注药位置不理想而导致阻滞失败;在解剖定位困难的患者,反复穿刺和操作时间的延长导致患者不必要的疼痛,并使操作者产生挫败感。在神经阻滞中使用超声引导,可清晰地看到神经结构及神经周围的血管、肌肉、骨骼及内脏结构;进针过程中可提供穿刺针行进的实时影像,以便在进针同时随时调整进针方向和进针深度,使穿刺针更快更好地接近目标结构;注药时可以看到药液扩散,有助于甄别无意识的血管内注射和无意识的神经内注射;与神经刺激器相比,使用超声引导可帮助识别解剖变异,提高穿刺和阻滞成功率,缩短感觉阻滞的起效时间,并可明显降低老人、儿童、肥胖患者及临产孕妇椎管内穿刺的难度。

第一节　超声引导下神经阻滞的原理及特点

超声引导下区域阻滞技术的基础是超声图像的获取和组织结构的辨识。在日常区域阻滞工作中熟练使用超声,操作者需掌握超声相关基础知识。

一、超声成像的基本原理

超声是超出人耳听阈范围的高频声波,具有方向性及声波的其他一切特性,在物体表面可能发生反射、折射、散射和绕射,在穿过物体时会发生吸收和衰减。探头既是超声波的发出装置,也是超声波的接收装置。探头内的压电晶体在电能作用下发出超声波,超声波碰到物体后发生反射,由探头接收并将反射回来的超声波转换成电压信号。人体不同组织具有其特定的声学特性,位于机体不同位置的不同组织对超声波的透声率和声阻抗不同,其反射的信号频率、强弱和时间均有差别,这些不同的信号经过计算处理后可在屏幕上形成不同的超声影像。这些不同强弱和频率的信号在 B 超上表现为不同的亮度,以正常肝脾组织信号作为参照,将正常肝脾组织反射的信号称为等回声,高于正常肝脾组织信号的称为高回声(如钙化针尖等)、强回声(如骨骼、结石等)或极强回声(通常为含气组织,如肺和胃肠道等),低于正常肝脾组织信号的称为低回声(如肌肉),完全没有反射信号的称为无回声(如积液、局部麻醉药等)。

二、常见组织的超声影像

由于不同组织的透声率、声阻抗等物理性质迥异,其超声影像各不相同。血管在超声下表现为低回声中空管样结构。动脉壁厚,呈圆形,伴搏动;静脉壁薄,卵圆形,探头加压易被压闭。骨骼在超声下表现为高回声线条伴下方骨声影。外周神经在超声下通常表现为圆形或卵圆形高回声蜂巢样或藕节样结构。神经和肌腱的超声影像在横断面和纵切面都很类似,可滑动探头追溯其走行,肌腱会变成肌肉或附着于骨骼/筋膜上;而神经形态不变,仅会有分支或汇聚。

三、常见超声伪像

伪像是在超声本身的物理特性、仪器性能和检查操作等多种因素综合作用下形成的、与人体不相符的、不能代表组织真实声学界面的图像。正确识别伪像有利于更好地实施超声引导神经阻滞。

1.混响声波　在界面之间来回反射形成的等距的、明亮的线形回声,如肺超 A 线。

2.声影和振铃效应　当超声撞击强反射界面,如气体或骨骼时,可能产生两种结果,一是所有的超声束均被反射,没有任何声束通过该区域,图像上在该强反射界面后方出现阴影,即声影,如骨声影、结石声影等;或是产生众多二次回响,在图像上形成一系列平行强回声线条,即振铃效应,也被称为彗星伪征,如针体和胸膜后方的彗星尾征等。

3.后方回声增强　当超声束穿过声衰减小的结构时,其后方回声强于同等深度的周围回声,称为后方回声增强。临床上行经腹子宫超声检查时,常鼓励患者憋尿以后再进行扫查,就是利用后方回声增强效应。行腋路或锁骨下臂丛神经阻滞时,也易把腋动脉后方的回声增强与桡神经或后束的影像混淆,操作时要注意鉴别。

4.部分容积效应　探头发出的超声波具有一定的厚度,超声图像代表声束容积内所有回声信号的叠加。部分容积效应的产生就是由于超声断层的切片厚度较宽,将邻近区域结构的回声一并显示在超声图像上。使用超声引导进行细小血管穿刺时,超声影像见到穿刺针进入血管腔而并未回血,有可能就是因为部分容积效应的干扰而造成的误判。

5.镜像伪像声束　遇到深部强反射界面时,发生完全反射而在该界面深部形成与界面浅层结构镜像对称的影像,称为镜像伪像。如锁骨上臂丛神经阻滞时,常在第一肋深面观察到锁骨下动静及臂丛神经的镜像伪像,应注意鉴别。

6.各向异性　当超声束与目标结构呈 45° 入射并形成全反射时,所有的反射声束都不能被探头接收到,该目标结构在图像上不能被显示;倾斜探头改变超声波入射角后可重新获得该目标结构影像,称为该目标结构的各向异性。最典型的例子是前臂中段的正中神经。

四、多普勒效应

1842 年,多普勒效应由奥地利物理学家 Christine Doppler 首先描述,可简单理解为当声源朝向观察者运动时,声音频率增加;当声源远离观察者运动时,声音频率降低。多普勒效应多被用于观察血流或其他液体的流动方向。在超声图上,用红色和蓝色分别表示目标结构相对探头的位移,通常,红色表示其运动迎向探头,蓝色表示其运动远离探头。

第二节　超声引导下神经阻滞技术简介

一、体位摆放和仪器准备

建议操作者位于患侧,超声仪置于对侧,超声屏幕尽量与操作者眼睛同高。此时,患者操作部位、超声屏幕和操作者视线位于一条直线上,操作者可同时观察超声影像、操作部位和患者一般情况。

二、探头选择

根据探头内压电晶体的排列方式,探头可分为线阵探头、凸阵探头、扇形探头等,线阵探头获取的超声影像为方形,而凸阵探头和扇形探头获取的超声影像为扇形。根据探头发出的超声波频率,可分为低频探头与高频探头,低频探头穿透性好,分辨率低,而高频探头穿透性差,但分辨率高。因此,目标结构较表浅应选择高频线阵探头,而目标结构位置较深时应选择低频凸阵探头。

三、扫描技术

扫描技术即探头的运动方式,可总结为英文单词"PART"。P:pressure 加压,利用不同组织结构在不同压力下的不同表现加以区别,如:静脉可被压闭而动脉不能。A:Alignment,沿皮肤表面滑动探头。一般用于追溯某结构的走行。R:Rotation,旋转探头,以获得目标结构的横断面或纵切面。T:Tilting,倾斜探头,改变探头与皮肤的夹角即改变超声的入射角度。超声束与目标结构呈 90°入射时,超声束可被完全反射并被探头接收,此时图像最清晰。

通过以上几种运动,使超声束尽可能与目标结构垂直,以获得最多的反射波和最好的图像质量。

四、图像调节

1.图像深度的调节　选择适宜的深度可更好地显示目标结构。适宜的深度是指将目标结构置于超声图像的正中或使深度比目标结构深 1cm。

2.增益的调节　即时间/距离补偿增益。超声在穿过组织时会发生衰减,调节增益补偿衰减,能够使组织结构内部与表面的回声一致。

3.焦点的调节　选择适宜的焦点数,并调节聚焦深度,使聚焦深度与目标结构深度一致。

4.合理使用多普勒功能　利用多普勒效应帮助鉴别血管及药物扩散方向。

五、进针技术

1.长轴与短轴　长轴与短轴描述的是扫描时目标结构与超声束平面的位置关系,当目标结构长轴与超声束平面平行即为长轴扫描,当目标结构长轴与超声束平面垂直即为短轴扫描(图 2-1)。这两种扫描方法各有优势,长轴扫描便于确定目标结构的走行方向和深浅,短轴扫描便于确定目标结构与周围结构的位置关系。

2.平面内与平面外　平面内和平面外描述的是穿刺针与超声束平面的位置关系,根据穿刺方向与探头长轴(即超声束平面)的关系分为平面内、平面外两种进针技术。平面内技术是指穿刺方向与探头长轴一致,在超声影像上可看到针的全长;平面外技术是指穿刺方向与探头长轴垂直,在超声影像上,穿刺针表现为一个高回声的点,但不能区分针尖与针体。

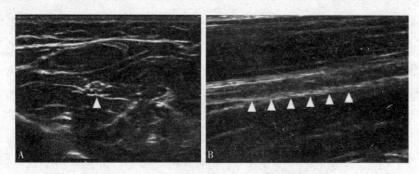

图 2-1　前臂正中神经的长轴和短轴超声影像

A.长轴;B.短轴,三角形所示为前臂正中神经

3.进针方法

(1)短轴平面内进针

1)此法的优点:短轴易确认靶神经位置,同时,超声下可显示针体及针尖,便于穿刺针准确定位神经。

2)此法的缺点:首先,始终保持针体在超声平面内有一定难度,当定位深部神经时,超声下针尖的辨认更为困难;另外,由于穿刺针垂直于神经,导管穿过针尖后,可能与神经交叉,造成置管成功率下降。因此,推荐置管长度为超出针尖2~3cm。

(2)短轴平面外进针:类似传统神经刺激器定位技术,理论上导管易于靠近神经,因此,导管通过针尖后可适当增加放置长度。推荐置管长度为超出针尖3~8cm。

此法缺点是无法观察前进的针尖,理论上可能增加意外碰触神经、血管、腹膜及胸膜等重要结构的概率。然而,由于穿刺针与神经平行,因此,穿刺到神经的可能性较小。实际操作中可联合观察组织运动及"水定位"技术确定针尖位置。

(3)长轴平面内进针:理论上,此技术结合了上述两种方法的优点,同时避免了缺点。超声下可视神经长轴、针体、针尖及导管。但操作存在相当难度,实际工作中难以做到持续保持神经、穿刺针及导管在同一超声平面内。

(4)长轴平面外进针:与短轴平面外类似,但显示的是目标长轴,对周围组织的显示有限。此穿刺方法不易观察针尖,且穿刺针与神经垂直,风险较高,故临床上较少选用。

穿刺时可根据个人习惯选择进针技术。对操作风险较高的部位如锁骨上臂丛神经阻滞,建议选择平面内技术,实时观察针尖位置,避免损伤邻近组织。

六、水定位和水分离技术

通过注射少量液体(0.5~1mL)、观察药液扩散来确定针尖位置,称为水定位技术;通过注射少量液体、利用药液扩散推开针尖周围组织结构,称为水分离技术。水定位技术可帮助确定针尖位置,水分离技术可减少进针时不必要的组织结构损伤。

七、无菌技术

穿刺部位常规消毒铺单。注意探头及其缆线均应保持无菌,尤其在进行椎管内阻滞和连续外周神经阻滞置管时,更应严格无菌。可选择无菌贴膜和无菌保护套。穿刺时要使用无菌耦合剂以避免穿刺部位感染。

八、超声引导神经阻滞的安全问题

尽管在超声引导下直视操作,但仍不能完全避免局部麻醉药全身毒性反应,以及神经、血管和重要脏器的损伤。超声引导神经阻滞应在监护、吸氧并准备好相关抢救药品和设备后进行,穿刺前需确认患者已开放有效的静脉通路,认真核对阻滞部位尤其是左右侧。对于初学者或无法清晰辨认神经的情况下易发生神经内注射,可联合使用神经刺激器定位;如神经周围存在小血管或血管丰富,建议使用彩色多普勒以区分血管及神经结构,注药时反复回抽,避免血管内注药;危险区域操作(如锁骨上臂丛神经阻滞)时采用平面内技术;使用局部麻醉药最小有效容量。

第三节　常用的超声引导下神经阻滞技术

一、颈丛阻滞

1.解剖　颈丛神经来源于 C_1 至 C_4,分为深丛、浅丛和中间丛。

颈深丛神经出椎间孔经横突结节间沟下行,向外分布于颈部肌肉及其他深部组织。膈神经是颈深丛最重要的分支,支配同侧半膈肌的运动。颈深丛位于颈筋膜深层(即椎前筋膜)深面。

颈丛神经经胸锁乳突肌深部由内侧向外侧走行,于 Erb's 点(胸锁乳突肌后缘中点)穿出颈深筋膜浅层(即封套筋膜)形成颈浅丛,分为升支(耳大神经和枕小神经)、横支(颈横神经)和降支(锁骨上神经),支配枕部、耳部、颈前区和肩部的皮肤及表浅组织。在颈筋膜浅层(即封套筋膜)与颈筋膜深层(即椎前筋膜)之间,颈深丛神经穿出椎前筋膜后在胸锁乳突肌和封套筋膜深面逐渐分支并向颈浅丛移行的区域,颈丛神经相对集中,称为颈神经通路(cervical nerves pathway,CNP),也叫颈中间丛。

2.适应证　同传统颈丛阻滞。

3.超声图像的获取　患者平卧,头转向对侧,选择高频线阵探头从颈根部向头侧进行横断面扫描。依次辨认 C_1、C_2、C_3、C_4 横突。在 C_4 横突水平辨识气管、甲状腺颈动脉及颈内静脉、胸锁乳突肌、头长肌、颈长肌、肩胛提肌。包绕胸锁乳突肌的筋膜即为颈深筋膜浅层,头长肌、颈长肌表面的筋膜即为颈深筋膜深层(图2-2)。辨识颈深丛、颈中间丛及颈浅丛所在的层次,根据临床需要进行阻滞。通常选择平面内或平面外穿刺进针。

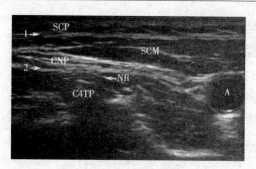

图 2-2 颈丛超声影像

1:颈深筋膜浅层(封套筋膜);2:颈深筋膜深层(椎前筋膜),A:颈动脉,C4TP:颈 4 横突, SCM:胸锁乳突肌,SCP:颈浅丛,CNP:颈神经通路(即颈中间丛),NR:颈脊神经前支(即颈深丛)

4.注意事项 几乎所有的颈深丛阻滞均伴有同侧膈神经麻痹,表现为膈肌运动幅度减退或膈肌麻痹。使用超声引导和减少注药剂量并不能完全避免膈神经阻滞的发生,因此进行颈丛阻滞需严密监护并备好气管插管。

颈神经通路阻滞也称为颈中间丛阻滞。颈神经通路阻滞由于定位的是封套筋膜与椎前筋膜这双层筋膜间的狭长潜在腔隙,故只能在超声引导下才能准确完成。进针时不宜过深,目标注药点以双侧筋膜间的胸锁乳突肌外侧缘深面为佳。进针太靠内侧或注药压力过大,药液易向颈动脉鞘扩散,阻滞迷走神经或喉返神经;进针过深,穿透椎前筋膜即为颈深丛,注药后会出现膈神经阻滞。

对于颈浅丛阻滞,盲法操作有可能穿透颈深筋膜浅层成为颈神经通路阻滞,甚至穿透椎前筋膜成为颈深丛阻滞。使用超声可以准确定位颈浅丛,使药物在颈深筋膜浅层扩散,避免了非预期的颈深丛阻滞。

5.局部麻醉药用法及用量 超声引导下颈深丛阻滞将局部麻醉药注射到 C_4 水平的颈神经根旁,常用药量为 2~5mL。

超声引导下颈浅丛阻滞可将局部麻醉药注射到 Erb′s 点处的颈深筋膜浅层(封套筋膜)表面,单侧用量为 3~5mL。

超声引导下颈神经通路法颈丛阻滞将药物注射到颈筋膜浅层(即封套筋膜)与颈筋膜深层(即椎前筋膜)之间的颈神经通路内,可阻滞走行在颈神经通路内的所有神经,单侧常用量为 7~15mL。

二、臂丛及其分支阻滞

1.肌间沟入路臂丛神经阻滞

(1)解剖:定位的是走行在前、中斜角肌之间,臂丛神经根和干的水平。

(2)适应证:肩部、锁骨远端及肱骨近端手术的术中麻醉及术后镇痛。

(3)超声图像的获取:患者平卧,头转向对侧,选择高频线阵探头从中线向外侧扫描颈根部横断面。依次辨识气管、甲状腺、颈动脉及颈内静脉、胸锁乳突肌、前斜角肌、中斜角肌,前、中斜角肌之间低回声的串珠样结构即为肌间沟臂丛神经(图 2-3)。通常选择神经短轴平面内或平面外穿刺进针。

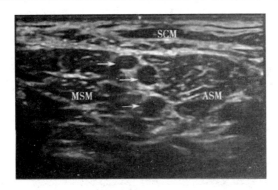

图 2-3　肌间沟臂丛神经的超声影像

SCM:胸锁乳突肌,ASM:前斜角肌,MCM:中斜角肌

箭头:肌间沟臂丛神经

(4)注意事项:目前循证医学结果显示,肌间沟臂丛神经阻滞时所需局部麻醉药的最小有效容量为 5.1mL,但即使此容量的局部麻醉药依旧可引起膈神经阻滞。对于正常肺功能的患者单侧膈神经阻滞不会造成显著危害,而对于肥胖、COPD、对侧膈神经麻痹患者,将会带来显著影响,可造成术后呼吸功能障碍。

(5)局部麻醉药用法及用量

1)单次技术:通常使用 0.3%~0.5%罗哌卡因 5~15mL。

2)导管技术:通常使用 0.15%~0.2%罗哌卡因,背景量 3~5mL/h,PCA 每次 3~5mL,锁定时间 30 分钟。

2.锁骨上入路臂丛神经阻滞

(1)解剖:锁骨上区域通常是臂丛神经的上、中、下三干及上干前、后股,超声下显示为低回声葡萄串样结构(见前)。

(2)适应证:肘关节、前臂和手部区域手术麻醉及术后镇痛。

(3)超声图像的获取:患者平卧,头转向对侧,选择高频线阵探头取横断面扫描颈根部并辨识肌间沟臂丛神经。沿肌间沟臂丛神经走行向远端追踪,并逐渐向尾侧偏转超声束,在锁骨上窝内、锁骨和第一肋夹角略偏外侧寻找第一肋、锁骨下动静脉及位于动脉外上方呈葡萄串珠样排列的锁骨上臂丛神经。调整探头角度尽可能使臂丛神经和锁骨下动静脉均位于第一肋上方(图 2-4)。建议选择神经短轴平面内穿刺进针。

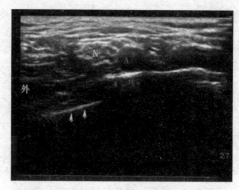

图 2-4 锁骨上臂丛神经的超声影像

A:锁骨下动脉;V:锁骨下静脉;N:臂丛神经;第一行箭头:胸膜;第二行箭头:第一肋

（4）注意事项

1）锁骨上臂丛神经与胸膜距离在 1~2cm,为避免发生气胸,建议采用平面内技术。

2）锁骨上区域常见肩胛上动脉和颈横动脉,建议使用彩色多普勒以鉴别低回声的血管和神经结构,避免发生血管内注药。

（5）局部麻醉药用法及用量:通常使用 0.4%~0.5%罗哌卡因 25~40mL。

3.锁骨下入路臂丛神经阻滞

（1）解剖:锁骨下区域通常是臂丛神经束的水平,超声下显示为围绕腋动脉排列的高回声蜂窝团块样结构。

（2）适应证

1）一般适应证:肘关节、前臂和手部区域手术麻醉及术后镇痛。

2）特殊适应证:①急性创伤前臂骨折:患者常因剧烈疼痛不能配合调整患肢体位,无法进行需外展患肢的其他臂丛入路,此时,如使用神经刺激仪定位,刺激电流引发患肢肌肉运动会加重其疼痛感,故推荐仅使用超声定位;②肘关节松解术:患者术后需及早开始关节屈伸功能锻炼,维持手术效果,优化预后。连续锁骨下臂丛神经周围置管,可有效减低术后运动 VAS 评分,改善功能锻炼依从性,提高患者满意度;③腕部骨折及内镜手术:手术时间较长,通常需要反复使用止血带,锁骨下臂丛神经阻滞可有效覆盖臂内侧皮神经及部分肋间神经,延长止血带使用时间,减少止血带反应。如配合连续置管技术,可提供良好术后镇痛效果。

（3）超声图像的获取:患者取平卧位,头转向对侧,上臂自然贴于胸壁或外展呈举手礼位。操作者可站于患者头侧,选择高频线阵探头以矢状位扫描锁骨下窝区域。由浅至深依次辨识胸大肌、胸小肌,位于二者深面的腋动静脉及围绕腋动脉排列、呈高回声蜂窝团块样的臂丛神经三束。通常,外侧束位于腋动脉头侧,后束位于腋动脉深面偏外侧,内侧束位于腋动脉深面偏内侧或腋动静脉之间(图 2-5)。通常选择神经短轴平面内穿刺,从头侧向尾侧穿刺。一些患者锁骨角度锐利,探头放置后,一端已紧贴锁骨,无法从头侧进针,可选择平面外进针。

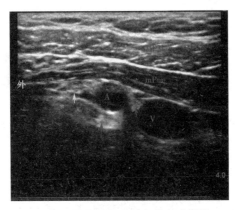

图 2-5 锁骨下臂丛神经的超声影像

A:腋动脉;V:腋静脉;MPM:胸大肌;mPm:胸小肌;左箭头:外侧束;中箭头:后束;右箭头:内侧束

（4）注意事项

1）单次技术:为避免意外血管损伤,穿刺过程中建议实时显示腋动脉和腋静脉,同时显示穿刺针针体和针尖。

观察局部麻醉药播散非常重要。如果其播散仅限于神经血管束浅层,阻滞成功率很低,此时需要重新调整进针角度,以保证动脉周围270°局部麻醉药的分布。

2）导管技术:目标位置为腋动脉后方6~7点,臂丛神经后束周围。

（5）局部麻醉药用法及用量

1）单次阻滞:0.4%~0.5%罗哌卡因25~35mL。

2）连续阻滞:负荷量:0.5%罗哌卡因20~30mL;术后镇痛:0.2%罗哌卡因,背景量3~5mL/h,PCA每次5~8mL,锁定时间30分钟。

4.腋入路臂丛神经阻滞

（1）解剖:腋路臂丛神经定位的是腋鞘内臂丛神经的五个主要分支。正中神经来自内侧束和外侧束,是终末神经中最粗大和浅表的一支,在上臂同腋动脉伴行。尺神经是内侧束的延续,它同前臂内侧皮神经一起走行于腋动脉内侧。桡神经是臂丛后束延续,走行于腋动脉后方。肌皮神经位于喙肱肌和肱二头筋膜之间。

（2）适应证

1）一般适应证:肘关节以下、前臂和手部区域手术,术后镇痛。

2）特殊适应证:①断指再植术:适宜连续腋路臂丛神经周围置管,手术时间长,可按需补充局部麻醉药;再植后手指需保证良好血运,疼痛或血管痉挛导致的血运障碍均会影响手术效果,持续输注局部麻醉药镇痛及扩张血管,尤为重要;②腕部骨折闭合复位术:此类患者多为饱胃,高龄且合并较多内科疾病,顺利进行复位术需完善阻断包括肌皮神经在内的全部4支臂丛神经终末支,超声引导下可精确定位,减少每支神经局部麻醉药用量,快速起效;③腋窝或前臂严重烧伤瘢痕:体表定位困难,使用超声可视血管及神经,可获确切阻滞效果;④已行多次腋路臂丛阻滞者:患者腋鞘内可能含有大量分隔间隙,体表定位及神经定位易导致组织效果不完善,超声可视药物扩散与神经位置关系,提高阻滞成功率。

(3)超声图像的获取:患者取平卧位,头转向对侧,上臂外展呈举手礼位。选择高频线阵探头,将探头置于第一腋横纹上,沿腋动脉横断面扫描腋窝区域。辨识腋动脉、腋静脉、肱二头肌、喙肱肌、肱三头肌及联合腱,在动脉周围寻找呈高回声蜂窝样结构的正中神经、尺神经、桡神经及前臂内侧皮神经,并在喙肱肌和肱二头肌区域寻找低回声的肌皮神经。通常选择神经短轴平面内穿刺,分别阻滞这几支神经。

(4)注意事项:尽量确认每支终末神经与动脉位置关系,根据解剖特点,设计进针路径,按需调整方向,使针尖接近每支神经并注药,确保其充分包绕神经扩散。腋鞘内血管丰富,需辨识其位置,探头施加压力,使静脉管腔闭合,减少血管损伤。注药时注意观察药液扩散,并反复回抽,尽可能避免无意识的血管内注射。

5)局部麻醉药用法及用量

单次技术:0.4%~0.5%罗哌卡因20~35mL;或每支神经5~10mL。

导管技术:通常使用0.15%~0.2%罗哌卡因,背景量3~5mL/h,PCA每次5~10mL,锁定时间30分钟。

5.前臂阻滞

(1)解剖:前臂阻滞通常指的是前臂中段正中神经、尺神经及桡神经浅支阻滞。在前臂中段,正中神经走行于深浅屈肌群之间,桡神经浅支和尺神经分别与同名动脉伴行,走行于前臂的两侧。

(2)适应证:手部手术的麻醉与镇痛,或用于其他入路臂丛神经阻滞不全时的补救。

(3)超声图像的获取:患者平卧,手臂外展置于桌上。选择高频线阵探头扫描前臂的横断面。辨识前臂正中、深浅肌群之间、呈高回声蜂窝样类圆形结构的正中神经,前臂内侧与尺动脉伴行的尺神经和前臂外侧与桡动脉伴行的桡神经浅支,可选择神经短轴平面内或平面外穿刺进针。

(4)注意事项:前臂正中神经各向异性表现明显,扫描时要注意超声束的入射角度。

(5)局部麻醉药用法及用量:可选择0.3%~0.5%罗哌卡因,每支神经3~5mL。

三、下肢神经阻滞

1.腰丛及其分支阻滞

(1)腰大肌间隙阻滞

1)解剖:腰神经丛起源于$L_{1~3}$脊神经前支及$T_{12}~L_4$的一部分,走行于腰大肌后1/3的间隙内。主要分支包括:股神经、股外侧皮神经、闭孔神经、髂腹下神经、髂腹股沟神经、生殖股神经。

2)适应证:①单独应用时适用于大腿前方手术及大腿和膝部手术的麻醉或者镇痛治疗。与坐骨神经阻滞联合应用时,可用于几乎整个下肢的麻醉;②连续腰丛阻滞常用于股骨或者膝、髋关节手术的术后镇痛。

3)超声图像的获取:患者侧卧位。

A.横断面入路:将低频超声探头放置于 L_4 水平,由背侧向腹侧扫描脊柱横截面,可见骨性结构: L_4 棘突、椎板、横突和椎体;肌肉结构:腰大肌,竖脊肌和腰方肌。将探头移动到横突消失可见腰丛神经位于腰大肌后 1/3。推荐平面内进针。

B.矢状面入路:将低频探头平行脊柱长轴放置于中线旁开 2cm 处,由背侧向腹侧扫描脊柱矢状面,可见骨性结构:横突;肌肉结构:腰大肌、竖脊肌。可见腰丛神经位于横突深方,腰大肌内。推荐平面内进针。

C."三叶草"入路:将低频探头置于腋中线处的髂嵴上缘,向中线方向扫描脊柱横断面,可见骨性结构: L_4 横突、椎体;肌肉结构:腰大肌、腰方肌、竖脊肌。腰丛神经位于腰大肌后1/3处(图 2-6)。周围可见腹主动脉、肾脏及肠管。将探头向头侧或尾侧稍移动使横突影消失,以便进针。推荐采用平面内方法由背侧向腹侧进针。

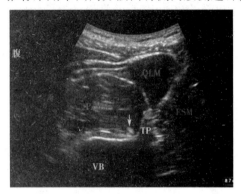

图 2-6 腰丛的超声影像(三叶草入路)

VB:椎体;TP:横突;ESM:竖棘肌;PSMM:腰大肌;QLM:腰方肌;箭头:腰丛

4)注意事项:与腹膜邻近避免进针过深损伤腹部脏器;部分患者肾下极位置较低,避免损伤;注意进针方向及深度避免椎间孔注射;局部麻醉药容量过大可造成硬膜外阻滞;腰大肌血管丰富,避免局部麻醉药血管内注射;腰丛位置深,定位相对困难,建议配合刺激器使用。

5)局部麻醉药用法及用量:0.5%罗哌卡因单次注射阻滞为 36mL,一般临床用量 20~30mL;连续阻滞通常使用 0.15%~0.2%罗哌卡因,背景量 5mL/h,PCA 每次 5~10mL,锁定时间 30 分钟。

(2)股神经阻滞

1)解剖:股神经起源于 $L_{2~4}$ 脊神经前支,于腹股沟部位走行于股动脉外侧,浅筋膜和髂肌之间。

2)适应证:单独应用时适用于大腿前方手术及大腿和膝部手术的麻醉或者镇痛治疗。连续股神经阻滞常用于股骨或者膝部手术的术后镇痛。

3)超声图像的获取:患者平卧位,患侧腿略外展。使用高频探头呈横断面扫描腹股沟区域,可见搏动的股动脉,和位于股动脉外侧、髂筋膜与髂腰肌之间、呈蜂窝状高回声的椭圆形结构,即股神经。股动脉内侧可见股静脉,髂筋膜浅层可见阔筋膜。可使用平面内或平面外进针。

4）注意事项：为避免神经损伤，建议由外侧进针。因神经横断面的外侧轮廓较内侧显影更清晰。进针位置靠近头端时避免损伤旋髂浅动脉或者旋髂深动脉。

5）局部麻醉药用法及用量：超声引导下股神经最小有效容量为 15mL。局部麻醉药通常用量为 0.3%～0.5% 罗哌卡因 15～30mL。导管技术：通常使用 0.15%～0.2% 罗哌卡因，背景量 5mL/h，PCA 每次 5～10mL，锁定时间 30 分钟。

（3）闭孔神经阻滞

1）解剖：闭孔神经起源于 L_{2-4} 脊神经前支，穿过闭孔分为前后两支，分别走行于长收肌和短收肌，以及短收肌和大收肌的肌间隙内。

2）适应证：闭孔神经常联合骶神经和股神经阻滞，以满足大部分下肢手术要求。此阻滞可用于改善患者对止血带的耐受程度，并且提高术后镇痛的质量。在膀胱电切手术中用以防止内收肌收缩。闭孔神经阻滞还可用来诊断及治疗髋关节的疼痛综合征，并缓解内收肌的痉挛。

3）超声图像的获取：患者平卧位，髋关节外旋外展位。

4）远端阻滞：将高频探头横向放置于腹股沟韧带下方、股骨内侧，股动静脉内侧为耻骨肌，耻骨肌内侧由浅到深依次为长收肌、短收肌、大收肌，三块收肌的肌肉间隙内可见低回声神经影像。可选择平面内或平面外进针。

5）近端阻滞：在远端阻滞位置将探头向头侧滑动，可见骨性结构：耻骨上支；肌肉结构：闭孔外肌、耻骨肌、短收肌。在耻骨肌和闭孔外肌之间可见蜂窝状回声的闭孔神经总干。推荐平面内进针。

6）注意事项："水定位"技术有助于确认针尖的位置，而"水分离"技术能够在注药前分开筋膜层，提高阻滞成功率。神经有时会进入肌肉内走行，造成阻滞不全。远端阻滞无法阻滞闭孔神经髋关节支，推荐近端阻滞。闭孔神经有血管伴行，避免损伤血管或局部麻醉药血管内注射。

7）局部麻醉药用法及用量：阻滞每支神经（闭孔神经前支和后支）各需 0.35%～0.5% 罗哌卡因 5～10mL。

（4）股外侧皮神经阻滞

1）解剖：股外侧皮神经起源于 L_{2-3} 脊神经前支。经腹股沟韧带下方或穿过韧带，在缝匠肌表面分为 2～5 支。

2）适应证：股骨外侧区域的手术麻醉及镇痛。联合股神经用于膝髋关节手术的术后镇痛。

3）超声图像的获取：患者平卧位，将高频探头横向置于腹股沟韧带外下方。可见肌肉结构：缝匠肌和阔筋膜张肌，在缝匠肌外侧缘和阔筋膜张肌内侧缘间、阔筋膜和髂筋膜间的脂肪垫内，可见一支或几支低回声神经结构，即股外侧皮神经（图 2-7）。

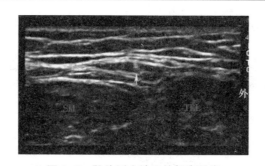

图 2-7　股外侧皮神经的超声影像

SM:缝匠肌;TFL:阔筋膜张肌;箭头:股外侧皮神经

4)注意事项:股外侧皮神经变异较多,感觉支配范围差异大。

5)局部麻醉药用法及用量:阻滞每个分支 0.3%~0.5%罗哌卡因 3~5mL。

(5)髂腹下-髂腹股沟神经阻滞

1)解剖:髂腹下神经来自于 T_{12} 及 L_1 脊神经的前支,在腰方肌表面向下走行,至髂嵴前上方穿出腹横肌,进入腹内斜肌及腹横肌之间的腹横筋膜平面。髂腹股沟神经来自于 L_1 脊神经前支,向外下斜行穿过腰方肌和髂肌,在髂嵴前部,髂腹下神经下方穿出腹横肌,进入腹横筋膜平面。两支神经间距离一般不超过 1cm。

2)适应证:可用于疝修补术、剖宫产术及开腹子宫切除术术中及术后镇痛,也可用于取髂骨植骨手术的镇痛。

3)超声图像的获取:患者平卧位,将高频探头紧贴髂前上棘内侧斜向放置于髂前上棘与脐连线上。可见骨性结构:髂前上棘;肌肉结构:腹外斜肌、腹内斜肌、腹横肌。在腹内斜肌和腹横肌之间可见两个低回声类圆形结构,有时可见伴行的旋髂深动脉(图 2-8)。推荐使用平面内进针。

4)注意事项:旋髂深动脉与髂腹股沟神经伴行,注药前应仔细回抽以防局部麻醉药入血;使用超声引导平面内技术进针实时观察针尖位置可很好地避免腹膜或腹膜内脏器穿刺发生;阻滞范围差异大。

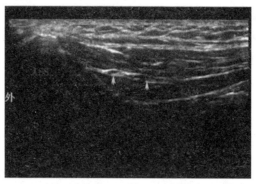

图 2-8　髂腹下-髂腹股沟神经的超声影像

ASS:髂前上棘;IO:腹内斜肌;TAM:腹横肌;箭头:神经

5)局部麻醉药用法及用量:单侧 0.3%~0.5%罗哌卡因 10~15mL。

(6)收肌管阻滞

1)解剖:收肌管位于股骨中 1/3 段前内侧,管状间隙。断面呈三角形,内含有:股动静脉,隐神经,股内侧皮神经。上口与股三角相通,下口为收肌腱裂孔,通腘窝上角。

2)适应证:①膝关节手术的术后镇痛;②与坐骨神经复合用于涉及内踝的足踝部手术的麻醉和镇痛。

3)超声图像的获取:患者平卧位,将高频探头横向放置于股骨内侧,髂前上棘和髌骨上缘连线中点附近,向远端扫描,确定收肌管入口和出口。骨性结构:股骨;肌肉结构:外侧为股内侧肌,内侧浅层为缝匠肌,深层为长收肌或者大收肌。在缝匠肌深方,长收肌和股内侧肌之间可见股动静脉及隐神经。推荐平面内进针。

4)注意事项:收肌管膜有时与股动脉紧密相连,穿刺时避免损伤股动脉;注意股静脉的穿支和股动脉的分支膝降动脉,避免损伤;大容量局部麻醉药的收肌管阻滞可以阻滞股神经的肌支;隐神经显影不佳时,可将局部麻醉药注射在股动脉外侧。

5)局部麻醉药用法及用量:0.5%罗哌卡因 ED_{95} 为 10.4mL,一般临床用量 10~20mL。连续阻滞通常使用 0.15%~0.2%罗哌卡因,背景量 5mL/h,PCA 每次 5~10mL,锁定时间 30 分钟。

2.骶丛及其分支阻滞

(1)骶丛:即骶旁坐骨神经阻滞。

1)解剖:骶丛起源于 L_4、L_5、$S_{1~3}$ 的脊神经前根,由坐骨大孔出盆腔,进入臀部,在梨状肌深面走行。

2)适应证:小腿、足踝部手术麻醉和镇痛;与腰丛神经阻滞可以完成全部下肢手术的麻醉和镇痛。

3)超声图像的获取:患者侧卧位或者俯卧位。将低频探头斜向放置于髂后上棘和股骨粗隆连线内侧 1/3,可见连续的高回声髂骨皮质,向尾侧滑动探头,看到连续的骨皮质消失即坐骨大孔,在坐骨大孔内穿出走行于臀大肌和梨状肌深方的高回声蜂窝状结构即为坐骨神经。推荐平面内进针。

4)注意事项:坐骨神经位置较深,必要时复合神经刺激器帮助定位。臀下动脉位于坐骨神经深方,穿刺时避免过深损伤臀下动脉。大剂量局部麻醉药可以阻滞闭孔神经。大剂量局部麻醉药可以扩散到骶前间隙,造成尿潴留。

5)局部麻醉药用法及用量:0.3%~0.5%罗哌卡因 15~25mL。

(2)臀下入路坐骨神经阻滞

1)解剖:坐骨神经从梨状肌下孔穿出后,向外下方走行,在坐骨结节和大转子水平,神经位于两者连线的中点的深部,稍偏内侧。

2)适应证:小腿、足踝部手术麻醉和镇痛;与腰丛神经阻滞联合可以完成膝关节以下的麻醉和镇痛。

3)超声图像的获取:患者侧卧位或者俯卧位。将低频探头横向放置于股骨粗隆和坐骨结节之间。可见骨性结构:外侧股骨粗隆,内侧坐骨结节;肌肉结构:臀大肌、股方肌。在两个骨性结构之间,臀大肌和股方肌之间的椭圆形高回声蜂窝状结构即坐骨神经(通常更接近坐骨结节)(图2-9)。可选择平面外或者平面内进针。

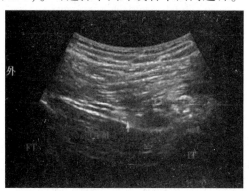

图2-9 臀下坐骨神经的超声影像

FT:股骨粗隆;IT:坐骨结节;GMM:臀大肌;QFM:股方肌;箭头:坐骨神经

4)注意事项:部分患者臀下区域坐骨神经扁而宽,短轴难以确认,采用长轴扫描有助于辨认神经,必要时联合神经刺激器定位。此处股后皮神经和半膜肌支,半腱肌支都有可能已经分出,阻滞有可能造成止血带镇痛不完善。

5)局部麻醉药用法及用量:单次阻滞常用0.5%罗哌卡因20~30mL。连续阻滞可选择0.15%~0.2%罗哌卡因,背景量5mL/h,PCA每次5~10mL,锁定时间30分钟。

(3)腘窝入路坐骨神经阻滞

1)解剖:腘窝的坐骨神经,外侧边界为股二头肌的长头,内侧为半膜肌和半腱肌。此处坐骨神经最为表浅,腘动脉和腘静脉位于坐骨神经深层。坐骨神经在腘窝区已分为外侧的腓总神经和内侧的胫神经。

2)适应证:膝关节以下坐骨神经支配区域手术操作;与隐神经阻滞联合可完成膝关节以下手术,术后镇痛。

3)超声图像的获取:患者通常侧卧位或者俯卧位,也可平卧、将患侧下肢垫高。将高频超声探头横向放置于腘窝三角内。可见骨性结构:股骨;肌肉结构:外侧为股二头肌,内侧为半膜肌半腱肌。在肌肉深方可见股动脉和股静脉,在肌肉和血管之间可见两个椭圆形高回声蜂窝状结构,外侧为腓总神经,内侧为胫神经。两个神经从腘窝顶端到腘窝皱褶逐渐分开。可选择平面内或平面外进针。

4)注意事项:如坐骨神经未能清晰显示,可调整探头角度使超声束朝向足部。在腘部远端,坐骨神经的走行更为表浅。将探头角度朝向足部可以使超声束与神经呈90°,从而使神经更易显影。如神经显影比较困难,可让患者跖屈或背屈足部。在足部的运动过程中,常可以观察到胫神经和腓神经上下移动的"跷跷板"征。胫神经和腓总神经分支的部位变异很大。

5)局部麻醉药用法及用量:通常用量为15~20mL。

3.踝部阻滞 主要包括五根神经:股神经的终末支隐神经、坐骨神经终末支胫后神经、腓深神经、腓浅神经、腓肠神经。

（1）胫后神经阻滞

1）解剖:支配后踝和足底,走行于跟腱和胫后动脉之间。

2）适应证:足底和跟骨手术镇痛。

3）超声图像的获取:患者仰卧位,踝关节垫高,将高频探头横向置于踝关节内侧。可见骨性结构:胫骨;肌肉结构:踇长屈肌肌腱、趾长屈肌肌腱。位于胫骨后侧,踇长屈肌肌腱、胫后动静脉与跟腱之间的蜂窝状高回声影像即胫后神经（图 2-10）。可使用平面内或者平面外进针。

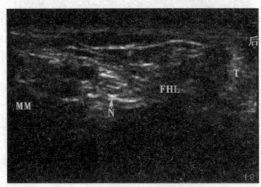

图 2-10 胫后神经的超声影像

MM:趾长屈肌;FHL:踇长屈肌;T:跟腱;A:胫后动脉;N:胫后神经

4）注意事项:肌腱和神经超声影像接近,注意区分。有时胫后动静脉显影不明显,避免损伤血管。

5）局部麻醉药用法及用量:0.3%~0.5%罗哌卡因 5~10mL。

（2）腓深神经阻滞

1）解剖:腓深神经在踝关节与胫前动脉在胫骨表面伴行。

2）适应证:腓深神经支配第一、第二趾间皮肤感觉,相应部位手术麻醉及镇痛。

3）超声图像的获取:患者仰卧位,将高频探头横向置于胫骨远端前方。可见骨性结构:胫骨;肌肉结构:趾长伸肌、踇长伸肌。在肌肉和胫骨之间可见胫前动脉,腓深神经由内而外跨过胫前动脉的高回声结构（图 2-11）。推荐使用平面内或者平面外进针。神经较细,超声下有时显影困难。

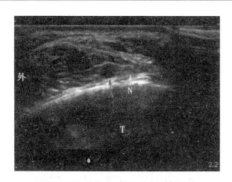

图 2-11　腓深神经的超声影像

T:胫骨；A:胫前动脉；N:腓深神经

4）注意事项:腓深神经纤细,超声下显影困难,可于胫前动脉周围注射局部麻醉药。

5）局部麻醉药用法及用量:0.3%~0.5%罗哌卡因 3~5mL。

（3）腓浅神经阻滞

1）解剖:腓浅神经在踝关节外上方,腓浅神经走行在腓骨肌和趾长伸肌之间。

2）适应证:足背部手术的麻醉或者镇痛。

3）超声图像的获取:患者仰卧位,踝关节垫高,将高频探头置于外踝前上方。可见骨性结构:腓骨;肌肉结构:腓骨肌和趾长伸肌。腓浅神经在腓骨肌和趾长伸肌的肌间隙内的高回声结构。可使用平面内或者平面外进针。神经较细,超声下有时显影困难。

4）注意事项:腓浅神经纤细,超声显影困难时,将局部麻醉药注射在肌肉间隙即可。

5）局部麻醉药用法及用量:0.35%~0.5%罗哌卡因 3~5mL。

（4）隐神经阻滞

1）解剖:隐神经为股神经的终末支,在小腿内侧与大隐静脉伴行。

2）适应证:涉及内踝及小腿内侧的手术麻醉及镇痛。

3）超声图像的获取:患者仰卧位,踝关节垫高,将高频探头置于内踝上方。可见骨性结构即胫骨。在胫骨浅层,软组织筋膜内可见大隐静脉及与其伴行呈高回声的隐神经。神经较细,超声下有时显影困难。可使用平面内或者平面外进针。

4）注意事项:隐神经为感觉神经,支配区域变异较大;且神经纤细,超声显影困难时将局部麻醉药注射在大隐静脉附近即可。当大隐静脉显像不佳时,可在近端使用止血带使其充盈。

5）局部麻醉药用法及用量:0.3%~0.5%罗哌卡因 3~5mL。

（5）腓肠神经阻滞

1）解剖:由胫神经和腓总神经的分支组成,与小隐静脉伴行。

2）适应证:涉及足和踝的外侧缘的手术麻醉及镇痛。

3）超声图像的获取:患者仰卧位,踝关节垫高,将高频探头置于外踝后上方。可见骨性结构:腓骨;肌肉结构:比目鱼肌。在比目鱼肌浅层,软组织筋膜内可见小隐静脉,腓肠神经为与其伴行的高回声结构。神经较细,超声下有时显影困难。可使用平面内或者平面外进针。

4)注意事项：①腓肠神经纤细,超声显影困难时将局部麻醉药注射在小隐静脉附近即可;②当小隐静脉显像不佳时,可在近端使用止血带使其充盈。

5)局部麻醉药用法及用量:0.3%~0.5%罗哌卡因3~5mL。

四、躯干神经阻滞

1.胸椎旁阻滞

(1)解剖:胸段椎旁间隙为肋骨头及肋骨颈之间的楔形区域,后壁为肋横突韧带,前外侧壁为胸膜及胸内筋膜,内侧壁为椎体、椎间孔及椎间盘。椎旁间隙向外于肋间隙相通,向内与椎管腔连接,并与上下相邻节段的椎旁间隙相通。椎旁间隙内走行了肋间神经、脊神经后支、肋间动静脉、交通支及交感链。

(2)适应证:乳腺手术、开胸手术、胆囊手术、肾及输尿管手术的术中及术后镇痛。

(3)超声图像的获取:患者侧卧位或者俯卧位。将高频或者低频探头放置于手术区域的肋间隙,棘突外侧,平行肋骨放置。看到高回声的横突和肋骨的结构后向头侧或者尾侧平行滑动探头,确认胸椎旁间隙,高回声的胸膜,胸膜具有特征性的胸膜滑动征及彗星尾征。滑过横突可见肋横突上韧带,肋横突上韧带,胸膜,椎体围成的三角形间隙即胸椎旁间隙。推荐平面内进针(图2-12)。将局部麻醉药注射到胸椎旁间隙内,注射局部麻醉药可见胸膜下陷。

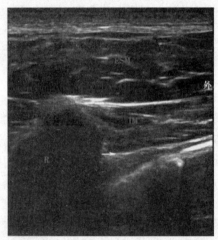

图2-12 胸椎旁间隙的超声影像

R:肋骨;ESM:竖棘肌;IM:肋间肌;上方箭头:肋横突韧带;下方箭头:胸膜

(4)注意事项

1)进针过程中注意明确针尖位置。穿刺后注意观察胸膜滑动征及彗星尾征是否存在,若存在则可基本排除气胸风险。

2)穿刺前应使用多普勒技术明确肋间血管位置,注意避免损伤肋间动脉。

3)有血气胸或者胸膜粘连的患者胸膜下陷可不典型。

(5)局部麻醉药用法及用量:由于肋间间隙存在神经的交叉支配,因此肋间神经阻滞需同时阻滞切口所在间隙及相邻上下两个间隙的肋间神经。一般选用0.3%~0.5%罗哌卡因,每个间隙注射 5~10mL 或者单个间隙 20mL。

2.肋间神经阻滞

(1)解剖:肋间神经走行于每条肋骨下缘的肋沟中,肋间神经与肋间血管伴行在肋间内肌和肋间最内肌之间,神经位于神经血管束的最下方。

(2)适应证:胸部手术的麻醉和镇痛。

(3)超声图像的获取:患者侧卧位,将高频探头纵向置于肩胛线与腋后线之间、拟阻滞间隙的肋间隙。可见骨性结构:肋骨;肌肉结构:肋间外肌、肋间内肌及肋间最内肌;以及高回声的胸膜。通常使用平面外进针,将局部麻醉药注射到肋间内肌和肋间最内肌之间。

(4)注意事项

1)由于肋间神经紧邻肋间动静脉,且需要多点阻滞,因而易发生中毒,因此注药前应仔细回抽并控制局部麻醉药总量。

2)穿刺前应使用多普勒技术明确肋间血管位置,注意避免损伤肋间动脉。

3)一个肋间隙除受同一肋间神经分支支配外,还有来自上一和下一节段的肋间神经分支支配,故要获得一个肋间隙的完善阻滞需同时阻断紧邻的三个肋间神经。

(5)局部麻醉药用法及用量:一般选用 0.3%~0.5% 罗哌卡因,每个间隙注射 5mL。

3.胸肌间隙阻滞(PECS 阻滞)

(1)解剖:臂丛神经的分支胸内侧神经和胸外侧神经走行于胸大肌和胸小肌之间。$T_{2~4}$肋间神经外侧皮支穿出肋间内肌、肋间外肌、前锯肌分为前后两支走行于前锯肌浅层。来源于肋间神经的肋间臂神经纤维和胸长神经也走行在前锯肌浅层。

(2)适应证:胸部、乳腺、腋窝手术的麻醉和术后镇痛。

(3)超声图像的获取

1)PECS1 阻滞:患者仰卧位,将高频探头放置于锁骨下腋前线 2~3 肋,可见骨性结构:第二、第三肋骨;肌肉结构:胸大肌、胸小肌、前锯肌。有时可见胸肩峰动脉胸肌支位于胸大肌和胸小肌之间的肌间隙内。推荐平面内进针,将局部麻醉药注射在胸大肌与胸小肌的肌间隙内。

2)PECS2 阻滞:患者仰卧位,将高频探头纵向放置于腋前线 3~4 肋,可见骨性结构:第三、第四肋骨;肌肉结构:胸大肌、胸小肌、前锯肌。推荐平面内进针,将局部麻醉药一部分注射在胸大肌和胸小肌之间,一部分局部麻醉药注射在前锯肌浅层或者深层。

3)前锯肌平面阻滞:患者仰卧位或者侧卧位,将高频探头纵向放置于腋中线第 5 肋,可见骨性结构:第四、第五肋骨;肌肉结构:背阔肌、前锯肌、大圆肌。推荐平面内进针,将局部麻醉药注射于前锯肌浅层或者深层。

(4)注意事项:注意区分肌肉的肌间隙,将局部麻醉药注射在间隙内。

(5)局部麻醉药用法及用量:胸大肌和胸小肌之间可选择 0.3%~0.5% 罗哌卡因 10mL,前锯肌浅层或者深层 20mL。

4.胸横肌平面阻滞

(1)解剖:肋间神经前皮支在胸骨侧缘处穿出肋间内肌和胸大肌至皮下。

（2）适应证：胸骨手术镇痛，复合胸肌间隙阻滞用于胸部手术镇痛。

（3）超声图像的获取：患者仰卧位，将高频探头纵向置于拟阻滞节段的胸骨旁。可见骨性结构：胸骨及肋软骨；肌肉结构：胸横肌、肋间内肌、胸大肌。推荐平面内或者平面外进针，将局部麻醉药注射到胸横肌和肋间内肌之间的肌间隙内，或者肋间内肌和胸大肌的肌间隙内。

（4）注意事项：胸廓内动脉位于胸横肌和肋间内肌之间，进针时避免损伤。

（5）局部麻醉药用法及用量：每侧 0.3% ~ 0.5% 罗哌卡因 10 ~ 15mL。

5.腹横肌平面阻滞

（1）解剖：支配前腹壁的神经来自于 T_6 ~ L_1 神经根，它们在分支进入前腹壁之前将穿过位于腹内斜肌和腹横肌之间的神经血管平面（TAP），此外，在这一平面内，T_6 ~ L_1 神经与相邻节段神经紧密联系并且广泛分支。将一定量局部麻醉药注射入这一平面可阻滞支配前腹壁皮肤及肌肉感觉的神经。

（2）适应证：经腹前列腺切除术、肠切除术、胆囊手术、剖宫产术、经腹子宫全切术、阑尾切除术，以及疝修补术的术中及术后镇痛。

（3）超声图像的获取：患者仰卧位，将超声探头横向置于肋缘和髂嵴之间的腋前线位置。可见肌肉结构：腹外斜肌、腹内斜肌和腹横肌，以及腹横肌深方高回声的腹膜（图 2-13）。推荐平面内进针。将局部麻醉药注射于腹内斜肌和腹横肌之间的筋膜间隙内。

（4）注意事项：由于脊神经的支配是双侧性的，因此阑尾、疝气及胆囊手术仅需行单侧 TAP 阻滞，而腹正中切口肠道手术、子宫手术及前列腺手术需行双侧 TAP 阻滞。

（5）局部麻醉药用法及用量：每侧注入 0.5% 罗哌卡因 20 ~ 25mL。

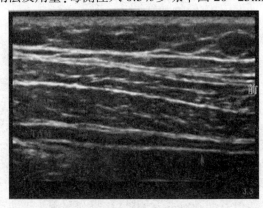

图 2-13　腹横肌平面的超声影像

EOM：腹外斜肌；IOM：腹内斜肌；TAM：腹横肌；箭头：腹膜。

6.腹直肌鞘阻滞

（1）解剖：腹外斜肌腹内斜肌、腹横肌的筋膜分成两层包绕腹直肌，形成前后鞘。弓状线以下水平，腹直肌仅有前鞘，没有后鞘。第 9 ~ 11 肋间神经走行于腹直肌和腹直肌后鞘之间，穿出腹直肌到皮下。

（2）适应证：脐疝等腹正中手术。

（3）超声图像的获取:患者仰卧位,将高频探头放置于脐的一侧。可见肌肉结构:腹直肌、腹外斜肌、腹内斜肌、腹横肌。推荐使用平面内进针,由外向内穿刺,将局部麻醉药注射于腹直肌和腹直肌后鞘之间。

（4）注意事项:腹壁有小动脉,注意避免损伤或者局部麻醉药血管内注射。

（5）局部麻醉药用法及用量:每侧注入 0.3%～0.5% 罗哌卡因 15～20mL。

7.竖脊肌平面阻滞

（1）解剖:胸神经的背支穿过竖脊肌菱形肌和斜方肌至皮下。竖脊肌深方的局部麻醉药可通过神经穿出的位置及韧带的间隙扩散到胸椎旁间隙内。

（2）适应证:上腹部、胸部、背部手术的麻醉和镇痛。

（3）超声图像的获取:患者侧卧位或者俯卧位,将高频探头放置于相应胸椎棘突旁的位置。可见骨性结构:胸椎棘突、横突;肌肉结构:竖脊肌、菱形肌、斜方肌等。推荐平面内进针,将局部麻醉药注射在竖脊肌深层。

（4）注意事项:竖脊肌阻滞操作简单,但是相对于胸椎旁阻滞,阻滞范围不确切,起效时间长。

（5）局部麻醉药用法及用量:0.3%～0.5% 罗哌卡因 20～30mL。

8.腰方肌阻滞

（1）解剖:T_{12}～L_1 脊神经的前支髂腹下,髂腹股沟神经走行于腰大肌和腰方肌之间。

（2）适应证:髂骨手术和下腹部手术的麻醉和镇痛。

（3）超声图像的获取:患者侧卧位,将低频探头放置于腋后线,髂嵴上方。可见骨性结构:$L_{2～4}$横突、椎体;肌肉结构:腰大肌、腰方肌、竖脊肌及腹壁三层肌肉(腹外斜肌、腹内斜肌、腹横肌)。推荐平面内进针。将局部麻醉药注射于腰方肌外侧与腹壁三层肌肉交界处(QLB1);腰方肌背侧(QLB2);腰方肌腹侧即腰大肌和腰方肌之间的筋膜间隙内(QLB3)。

（4）注意事项:①阻滞的要点是将局部麻醉药注射到腰大肌和腰方肌之间的筋膜间隙内,有时超声下肌肉间隙及筋膜界限不是很清晰;②大容量局部麻醉药可以沿筋膜间隙扩散到胸部。

（5）局部麻醉药用法及用量:0.5% 罗哌卡因 15～30mL。

第四节　超声引导下的神经阻滞在小儿麻醉中的应用

麻醉是通过药物或其他方法产生的一种中枢神经与(或者)周围神经系统的可逆性功能抑制,此类抑制的主要特点为感觉丧失,尤其是痛觉的丧失。因此,将麻醉药物应用于患者临床手术治疗过程中,可减轻患者的疼痛,提高患者对手术治疗的耐受程度。值得注意的是,小儿麻醉由于小儿的年龄、生理解剖均特殊,因此对于小儿麻醉专业人员来说,需对小儿解剖、生理、药理等特点加以了解,通过有针对性的麻醉方法及适合的监测,使患儿安全渡过手术麻醉关。此外,近年来国内外临床研究发现超声引导下的神经阻滞在小儿麻醉中的应用优势突出,效果显著,可使麻醉效果增强,并提高麻醉的安全性。

一、超声引导下神经阻滞在小儿的优势作用

首先,对于超声来说,主要对声波穿透性、分辨率加以应用,从而实现有效成像。其中,对于波长、频率特定波,均具备特有的穿透性及分辨率。其中,波的声波越长,则穿透性越好,穿透能力越理想。从现状来看,临床通常采取的超声波频率在 $2.0 \sim 50.0$MHz;在频率不断增加的条件下,声波分辨率不断升高,且图像清晰度提升,穿透性降低,换而言之即其穿透性和分辨率之间呈反比的关系。因超声波在遇到障碍的情况下,会呈现衰减的状态。因此,采取超声引导下降信息神经阻滞麻醉过程中,有必要以神经解剖结构为依据,对超声波频率进行合理选取,例如:对于浅表神经,通常选择频率偏高的超声波;而对于深处神经,则采取频率比较低的超声波。

对于小儿而言,因身体各器官处于发育时期,各类神经的走行与分布和成年人存在较大的差异。且表浅位置明显,如果采取常规的解剖标记方法与触摸血管定位方法,则会存在很大的误差,进而会引发安全隐患。对于超声技术而言,具备自身技术的鲜明特征,比如直观、安全、可靠等;基于超声引导下神经阻滞,能够基于可视条件下进行,清晰地分辨小儿的周围血管等结构;与此同时,基于麻醉药物注入过程中,能够看见局部麻醉药物的扩散情况。如此能够使盲探操作导致患儿局部结构损伤得到有效避免,并且可以使操作时间缩短,使局麻药物的用量减少,进一步增强麻醉阻滞效果。

值得注意的是,小儿麻醉,指的是对<14岁患儿的麻醉,由于小儿生理解剖特点与成年人存在差异,因此在麻醉处理方面需具备针对性及科学性。值得注意的是,对于<1岁,尤其是<4周的新生儿,麻醉方式需更加重视。而对于超声引导下神经阻滞麻醉来说,指的是基于超声引导下基于神经干、丛、节的周围注射局部麻药,阻滞其冲动传导,使所支配的区域产生麻醉作用。从我国来看,现状下在小儿神经阻滞过程中通常使用的麻醉药物主要有:罗哌卡因、丁哌卡因等;其中,罗哌卡因的浓度适宜控制在 $0.2\% \sim 0.5\%$,丁哌卡因的浓度适宜控制在 $0.25\% \sim 0.50\%$,且总容量不能>0.5mL/kg,以此确保小儿耐受。

超声引导下神经阻滞的优势作用突出,需根据小儿麻醉的具体特点要求,合理选择超声引导神经阻滞方式方法,以此确保小儿麻醉的疗效及安全性。

二、超声引导下的神经阻滞在小儿麻醉中的应用进展

根据最新研究进展,超声引导下的神经阻滞在小儿上肢、下肢、躯干等位置应用广泛,并且不同的位置其神经阻滞的方式方法不同,需合理科学掌握,以此提高小儿神经阻滞麻醉的效果及安全性。总结起来,超声引导下的神经阻滞在小儿麻醉中的具体应用进展如下。

1.小儿上肢神经阻滞麻醉方式方法 上肢神经麻醉,是小儿上肢手术过程中常用的麻醉方式之一,可以从腋路、锁骨下、锁骨上及肌间沟注入,且都可以获得较为理想的效果。但是,近年来,相关研究表明,和锁骨下入路比较,针对实施前臂手术的2例患儿,基于麻醉过程中采取超声引导下肋锁径路臂丛神经阻滞,在操作上更加简单,并且麻醉起效速度更快。值得注意的是,基于小儿上肢神经阻滞当中,臂丛神经应用广泛,主要的方法为:①腋路臂丛神经阻滞;②肌间沟入路臂丛神经阻滞;③锁骨上臂丛神经阻滞;④锁

骨下臂丛神经阻滞。在实施常规盲探或者神经刺激仪法过程中,考虑到胸膜避免受到穿破,进而避免气胸的发生,通常会选择腋路法。但是,基于超声引导条件下,上述神经阻滞方法均适用,且效果显著,能够降低相关并发症的发生。

(1)腋路臂丛神经阻滞:对于臂丛神经来说,基于腋顶位置较为表浅,其定位比较简单。常规模式下,仅依靠麻醉医师的临床麻醉经验则成功率不高,同时还容易使动脉受到损伤,或者引发神经内注药。通过超声辅助定位方法的应用,能够将腋部各结构清晰地分辨出来,并且能够对各分支进行有效阻滞。相关学者经研究表明:基于剂量相同局部麻醉药物的条件下,在小儿臂丛阻滞期间,单次阻滞与分支阻滞的效果一致,但是分支阻滞的起效速度更快。由此可见,分支阻滞方法值得借鉴及应用。

(2)肌间沟入路臂丛神经阻滞:基于肌间沟入路的臂丛神经阻滞过程中,需对小儿行半卧位,手臂维持自然下垂状态,头转向于对侧。因小儿的肺尖部位偏高,穿刺点处在喉返神经周边,因此常规穿刺容易合并气胸,或者导致喉返神经受到阻滞影响。而对于超声引导来说,能够将颈部大血管、深部前中斜角肌显示出来;基于此肌肉的肌间沟内部,能够看见若干个低回声神经根,这个位置便为注药的位置。相关学者表明,基于超声引导下对小儿实施肌间沟臂丛神经阻滞,其阻滞效果显著,且镇痛效果维持时间能够达到20小时左右。由此可见,肌间沟臂丛神经阻滞方法具备可行性及有效性。

(3)锁骨上臂丛神经阻滞:对于此类组织方法来说,对臂丛神经产生的阻滞效果最为显著,且起效快速、阻滞完善。其探头处在锁骨上贴第1肋内侧移动,能够将锁骨下动脉看见,由于其外上方成簇的低回声区,便是臂丛神经。此外,基于超声引导条件下,基于锁骨上区穿刺位置,可以将穿刺针的进针方向、位置清晰地显示出来,能够将肺尖避开,进而使气胸并发症的发生得到有效避免。

(4)锁骨下臂丛神经阻滞:通常情况下,锁骨下入路臂丛神经阻滞的作用和锁骨上入路较为相似。锁骨下入路的探头处在锁骨下喙突内侧,且呈现矢状位扫描;从浅至深能够将胸大肌、胸小肌及腋动脉依次显示出来。基于腋动脉附近,存在高回声三束椭圆结构,即为臂丛神经外侧束、内侧束及后束。相关临床研究显示,锁骨下入路起效时间比锁骨上入路更慢,但是在持续时间上比较长;在Horner综合征(因颈部交感神经受压迫导致的病症)发生率更低。所以,根据小儿的具体病情合理选择神经阻滞方式非常重要。

上述神经阻滞方式方法均具备一定的应用价值,需合理科学选择。此外,对于小儿的膈神经、喉返神经,其位置和肌间沟、锁骨上穿刺的位置,类似与成年人,因此容易出现意外阻滞的安全隐患问题;倘若出现相关安全隐患,则可能导致小儿发生呼吸抑制或者呼吸道阻力增加,所以膈神经、喉返神经阻滞应用比较少。

2.小儿下肢神经阻滞麻醉方式方法　对于小儿下肢神经阻滞来说,和上肢阻滞比较,其广泛程度更高,且能够降低对小儿生理的干扰,并使麻醉效果、镇痛效果增强。总结起来,具备坐骨神经、股神经阻滞两种方法,具体如下。

(1)坐骨神经阻滞:临床研究发现,基于超声引导下,可以将婴幼儿的坐骨神经清晰地分辨出来,这主要依赖以小儿周围肌肉组织比较薄弱。对于坐骨神经来说,为人体内的粗大神经之一,通常可以选择臀下、腘窝作为穿刺点。基于臀下阻滞过程中,需确保阻滞侧处于上方位置,并对小儿行侧卧位,维持屈膝屈髋状态,探头则处在坐骨结节、大转子的连线上,坐骨神经处在臀大肌、股二头肌的交界位置。此外,对于腘窝位置的坐骨神经,可区分成胫神经与腓总神经,探头基于腘窝位置,可以将腘动脉显现出来,且其外上方的内侧为胫神经,外侧则为腓总神经。

(2)股神经阻滞:对于腰丛而言,股神经属于其中最大的分支。基于超声引导条件下,股神经阻滞在小儿下肢,特别是股骨手术麻醉镇痛中非常适合应用。对于超声下股神经,是股动脉外侧的高回声,处于二者之间的高回声条纹隔膜,便是髂筋膜。将髂筋膜穿破之后,便可以基于股神经周围将麻醉药物注入,在此情况下,既能够对股神经起到阻滞作用,又能够对股外侧皮神经起到阻滞作用,此外闭孔神经也能够起到阻滞作用,主要是由于这三大神经均走行在髂筋膜下。

3.小儿躯干神经阻滞麻醉方式方法　对于躯干神经阻滞来说,能够使下腹部手术的镇痛需求得到有效满足。所以,从研究现状来看,超声引导条件下躯干神经阻滞大多数为复合全麻,需注意的是作为全麻的一类辅助麻醉方法,在手术后镇痛方面应用具备较好的效果。下面对小儿躯干神经阻滞麻醉方式方法进行分析,具体如下。

(1)髂腹下-髂腹股沟神经阻滞:对于髂腹下-髂腹股沟神经来说,由于参与支配髋关节、大腿上部部分皮肤感觉。因此,髂腹下-髂腹股沟神经阻滞对一些骨科手术,特别是先天性髋关节脱位手术患儿,其镇痛效果显著。与此同时,针对腹股沟区域手术,例如:斜疝修复手术、睾丸固定手术,其阻滞效果和骶管阻滞相似。值得注意的是,因基于超声引导条件下,二者分别阻滞存在一定的困难,所以临床一般对髂腹下、髂腹股沟神经进行同时阻滞。此外,基于超声引导条件下进行髂腹下-髂腹股沟神经阻滞,能够使以往盲探操作造成的股神经麻痹、结肠穿孔等并发症的发生得到有效避免。

(2)腰丛神经阻滞:对于腰丛神经来说,其解剖变异大,并且位置比较深,从而使患儿的配合度受到很大影响;同时,在穿刺不合理的情况下,容易导致麻药入血、血肿等问题。而超声引导下腰丛神经阻滞则为安全有效的麻醉方式之一,能够对小儿髋部手术患儿提供良好的镇痛效果,相关学者表示基于超声下实施连续腰丛神经阻滞麻醉方式,术后镇痛效果优良,且可以降低一系列并发症的发生,比如睡眠障碍、恶心呕吐等。

(3)腹横肌平面阻滞:对于此类阻滞方法来说,指基于腹横肌和腹内斜肌间的神经筋膜平面内将局部麻醉药物注入,从而使腹壁的传入神经受到有效阻滞。并且此类阻滞方法一般只是在术后镇痛应用,而现状下在小儿外科手术中获得应用。但需注意的是,腹横肌平面阻滞 7~12 对胸神经,后者对腹前外侧壁的肌群支配;当中,第10 对胸神经处在脐平面,因此对于大部分腹部手术患儿术后镇痛及复合麻醉患儿来说,腹横肌平面阻滞方式具备一定的科学性及有效性。此外,基于超声引导条件下腹横肌平面阻滞以期进针位置的不同为依据,可分成内路和外路。对于小儿的腹横肌平面阻滞来说,通常基于全麻之后实施,探头位置处于髂前上棘上方,和腹外斜肌、髂嵴、背阔肌前缘三者之间维持垂直关系。对于后路,则基于超声实时阴道条件下,在腹内斜肌与腹横肌间的筋膜内阻滞,如果穿刺针和髂前上棘紧贴,则为内路。从现状来看,腹横肌平面阻滞在新生儿麻醉阻滞中得到应用,所以也具备一定的应用价值。

　　综上所述,超声引导下神经阻滞在小儿麻醉中的应用效果显著,而根据小儿的具体病情及手术方式,合理选择神经阻滞方式方法非常重要。从研究现状来看,小儿上肢神经阻滞的腋路臂丛神经阻滞、肌间沟入路臂丛神经阻滞、锁骨上臂丛神经阻滞锁骨下臂丛神经阻滞,小儿下肢神经阻滞的坐骨神经阻滞、股神经阻滞,小儿躯干神经阻滞的髂腹下-髂腹股沟神经阻滞、腹横肌平面阻滞均具备一定的应用价值,需合理科学选择,从而达到最优化的麻醉效果及镇痛效果,进一步提高麻醉组织的疗效及安全性。

第三章 功能神经外科手术麻醉

第一节 癫痫手术麻醉

世界卫生组织(WHO)对癫痫的定义是:癫痫是多种病因导致的具有发作性症状的脑病。一般分为原发性癫痫和继发性癫痫。原发性癫痫是指无大脑结构或代谢异常,但有遗传因素的癫痫;继发性癫痫是由脑疾病或损伤,例如创伤肿瘤、脑炎、脑血管病或缺血缺氧等引起的以癫痫为主要症状的疾病。

药物治疗仍然是癫痫患者的主要治疗手段,只有在药物治疗无效或不能耐受药物不良反应的局限性病灶患者,才是神经外科手术治疗的适应证。癫痫的神经外科手术治疗主要分为三种:癫痫灶切除术、癫痫放电传导通路阻断术和提高癫痫放电阈值的手术。癫痫外科手术也可根据是否需要脑电图(Electroencephalogram,EEG)监测和电刺激分为需要 EEG 监测和电刺激、仅需要 EEG 监测和不需要 EEG 监测三种类型。手术中需要 EEG 监测和电刺激的手术主要是感觉、运动区的癫痫灶切除术和前颞叶切除术;手术中仅需要 EEG 监测的手术包括非功能区的单纯癫痫灶切除术、选择性海马杏仁核切除术、多处软脑膜下横切术;手术中不需要 EEG 监测的手术包括大脑半球切除术、胼胝体切开术、Forel 核毁损术和增强癫痫放电的手术(包括迷走神经刺激术、小脑刺激术、脑移植术等)。另外,为了配合癫痫的神经外科手术治疗,更加准确地定位癫痫灶,也常常在正式手术前 1~2 天进行相关皮质电极植入术,以进行 24 小时皮质视频脑电生理监测。

自 1886 年首次成功应用氯仿麻醉为 3 例癫痫患者实施局部皮质病灶切除术以来,随着麻醉药物、监测手段和生物医学工程技术的不断进展,癫痫手术患者的麻醉处理日臻完善,目前已能顺利完成几乎所有癫痫患者的麻醉。

癫痫手术一般是采用全身麻醉,其优点是患者舒适、不动,循环呼吸系统监测完善,可控制 ICP,并可同时应用诱发电位监测或者手术中唤醒麻醉技术,以观察和保护患者的感觉运动功能。另外,全身麻醉也适用于小儿癫痫患者。

只有颅内电极植入术、立体定向手术、迷走神经刺激术、小脑刺激术等创伤小、时间短的手术可采用局部麻醉技术,也称清醒镇静/神经安定镇痛麻醉。另外,切除功能区(尤其是语言功能区)占位病变引发的癫痫病灶,可采用手术中唤醒麻醉,又称为麻醉-清醒-麻醉技术。

一、癫痫患者抗癫痫药物的影响

目前,药物治疗是癫痫治疗的主要方法。临床上常用抗癫痫药物有丙戊酸钠、拉莫三嗪、奥卡西平、托吡酯、左乙拉西坦、加巴喷丁、噻加宾、氨己烯酸、唑尼沙胺、苯丙氨酯、托吡酯、普瑞巴林等 10 余种。了解患者术前服用抗癫痫药种类及其不良反应可以为此类患者的麻醉管理提供有益的参考。

抗癫痫药物通过诱导或抑制肝脏细胞色素 P450 同工酶影响药物的代谢。传统的抗癫痫药物如卡马西平、苯妥英钠、苯巴比妥及扑米酮具有酶诱导作用。这些药物会降低免疫抑制剂、抗生素类及心血管药物,特别是胺碘酮、β 受体阻滞剂(普萘洛尔、美托洛尔)、钙离子通道阻滞剂(硝苯地平、非洛地平、尼莫地平、和维拉帕米)等药物的血浆浓度。对于服用华法林的患者在调整酶诱导作用的抗癫痫药物时需严密监测国际标准化比值。奥卡西平肝酶诱导作用微弱,但临床效果显著。托吡酯呈剂量依赖性肝微粒体酶诱导作用。丙戊酸钠是肝微粒体酶抑制剂,可以减少并存用药的清除。加巴喷丁、拉莫三嗪、左乙拉西坦、噻加宾和氨己烯酸不影响肝微粒体酶。

丙戊酸钠是临床一线抗癫痫药物,该药物治疗时的不良反应较多,包括①镇静和认知损害,②甲状腺功能减退,③低肉碱血症导致能量代谢不足,表现为淡漠、注意力不集中、肌肉虚弱、肌张力低下,④肝损害,⑤高钙血症,⑥纤维蛋白原及血小板降低等。

拉莫三嗪是一种二氢叶酸还原酶抑制剂衍生物,通过抑制 Na^+ 通道,稳定膜电位及抑制谷氨酸的兴奋性而发挥抗癫痫作用。最常见的不良反应是嗜睡、眩晕、步态不稳和恶心,还有皮肤损害,无菌性脑膜炎,血液系统损害如:再生障碍性贫血、白细胞及血小板减少。

奥卡西平与卡马西平药理作用相同,不良反应更少。主要作用机理包括抑制钠通道,降低神经元高频率放电;降低谷氨酸释放等。主要不良反应表现为恶心、呕吐、头晕、视物模糊,奥卡西平不具有肝酶诱导作用,对麻醉药物影响小,但应注意低钠血症的发生。

左乙拉西坦通过与中枢神经突触囊泡蛋白 SV2A 结合来发挥抗癫痫作用。其体内代谢不依赖肝细胞色素 P450,主要经乙酰胺水解酶系水解为无活性的代谢产物,经肾脏排出,无肝脏毒性。主要不良反应有乏力、头晕、恶心、嗜睡、记忆力减退等。

托吡酯是一种由氨基磺酸酯代替单糖的新型广谱抗癫痫药物,主要机制为阻断电压依赖性钠通道,增加抑制性神经递质作用;抑制红细胞碳酸酶同工酶,避免神经受到损害。该药经肾脏清除,用药治疗过程中主要有食欲减低、嗜睡、头晕乏力、记忆力下降、体重下降、肾结石及皮疹等不良反应。

加巴喷丁是人工合成的氨基酸物质,主要用于难治性癫痫的辅助治疗。加巴喷丁是 GABA 类似物,主要机制为拮抗电压门控钙离子通道及阻断 NMDA 受体,常见的不良反应有疲劳、恶心、嗜睡、眩晕、言语不清及步态不稳。临床研究表明加巴喷丁术前应用可以减少雷米芬太尼使用后的急性疼痛或痛觉过敏。动物试验研究表明加巴喷丁能够增强丙泊酚、氯胺酮、依托咪酯和羟丁酸钠的镇静作用。

二、麻醉药物与癫痫患者的脑电活动

所有的全身麻醉药和部分局部麻醉药均可对脑电活动产生影响。随着浓度变化,大多数全身麻醉药均可诱发 EEG 频率、波幅和波形的改变。一般来讲,麻醉药物可产生一种可逆的与意识障碍病理状态极为相似的电生理学改变,不同麻醉药物所致的 EEG 改变特征不尽相同,而癫痫患者的发病机制在某种意义上也是基于神经结构的异常脑电信号改变。因此,探讨麻醉药物与癫痫患者 EEG 变化之间的关系是一件十分复杂的工作。

1.全身麻醉药对脑电图影响的规律性　全身麻醉药对 EEG 活动的影响各异,但是随着麻醉深度增强,EEG 的变化还是有其规律可循。一般来讲,随着麻醉深度增强,脑电活动呈慢波化,波幅加大。清醒时 EEG 是以 α 波为主,给药后迅速出现快波期(因目前大多采用多种药物联合快速麻醉诱导,此期持续时间短暂,常不易捕获),接着 EEG 振幅增加,节律明显变慢,α 波和 β 波频率减少,δ 波频率增加,θ 波变化不明显,此期为适合手术的临床麻醉期;随着麻醉加深,脑电活动可出现爆发性抑制,直至完全停止活动。

2.麻醉药物对脑电图影响的特异性　当癫痫手术中需要皮质脑电图(electrocorticography,ECoG)监测致痫灶时,需要考虑不同麻醉药物对 ECoG 的影响。大多数麻醉药物影响神经元的传导,并产生抑制或兴奋皮质脑电活动的效应,但具体的机制尚不明确。随着麻醉深度变化,高频 β 波近似癫痫样电活动,可以掩盖癫痫放电,爆发性抑制可以抑制癫痫发作间期放电,因此维持稳定的浅麻醉深度对于皮质脑电图描记至关重要。

(1)吸入麻醉药:呈剂量依赖性抑制脑电活动,临床少见低剂量兴奋期。异氟烷、地氟烷潜在致痫样放电能力较弱,推荐低浓度用于麻醉维持,氧化亚氮单独或联合应用均可抑制癫痫发作间期尖波样放电,目前尚不推荐用于麻醉维持。临床常见吸入性麻醉药对脑电活动的影响特点如下。

1)异氟烷:不诱发惊厥样棘波活动,是癫痫灶切除患者常用的麻醉维持用药。在低浓度异氟烷麻醉时可出现广泛的 β 波,1.5MAC 时产生突发性脑电活动抑制,超过 2MAC 时出现等电位 EEG。癫痫患者在异氟烷麻醉下,手术中皮质 EEG 棘波的频率明显低于手术前,但当手术中皮质 EEG 棘波的频率大于 1 次╱分时,仍可较好地反映清醒状态下皮质 EEG 棘波出现的频率。另外,据报道异氟烷可用于控制癫痫持续状态。在临床上,1.0~1.3MAC 的异氟烷可较好地用于癫痫患者的麻醉维持。

2)七氟烷:七氟烷适用于成年人和小儿麻醉诱导,可引起剂量依赖性非特异性尖波样电活动,但明显弱于安氟烷。

3)地氟烷:地氟烷无致癫痫作用,在浓度超过 1.25MAC 时可对 EEG 产生明显的抑制作用,并且地氟烷已成功用于癫痫持续状态的治疗。与七氟烷不同,快速增高地氟烷浓度并不导致癫痫样 EEG 改变

4)氧化亚氮:吸入 50%~70%氧化亚氮-氧不诱发 EEG 的明显改变,仅导致 α 波节律消除,出现以 β 波为主的快波脑电活动,伴随有 θ 波出现;吸入浓度达 80%时,出现高波幅慢波活动。将 50%的氧化亚氮与 1.5MAC 的七氟烷复合用于癫痫手术患者的麻醉时,癫痫患者 EEG 棘波的频率低于单纯应用 1.5MAC 的七氟烷时。目前无论是单独应用或与其他吸入麻醉药物合用均不推荐用于 ECoG 监测。

(2)静脉麻醉药

1)丙泊酚:丙泊酚麻醉诱导对 EEG 的影响存在剂量相关性,低浓度时 β 波增多,此后可出现低频率的 δ 波和爆发性抑制。一些个案报道丙泊酚可致强直阵挛发作,但多项研究表明镇静药量的丙泊酚对自发性的发作间期癫痫样放电作用轻微,支持丙泊酚用于

清醒开颅皮层脑电监测术中镇静。

2）依托咪酯：依托咪酯是一种超短效的咪唑酯类镇静药物，在癫痫患者可诱发癫痫样 EEG 改变和肌阵挛。对于有癫痫病史的患者，应用依托咪酯要谨慎。

3）苯二氮䓬类药物：苯二氮䓬类药物是用于抗癫痫活动的主要药物之一，地西泮能够抑制癫痫灶电位向皮质广泛扩散，咪达唑仑具有抗癫痫作用，持续静脉输注可有效应用于控制癫痫持续状态。此类药物在需要皮质脑电图定位癫痫灶的手术中避免应用。

4）阿片类药物：阿片类药物对 EEG 的影响呈剂量依赖性，大剂量可导致癫痫发作或 EEG 出现棘波。在应用阿片类药物进行麻醉诱导的患者，60% 可出现癫痫样 EEG 改变，其中 40% 有明显的 EEG 异常，深部脑电在给药后 2 分钟时最容易发生改变。所以，在癫痫患者用阿片类药物需要慎重。10μg/kg 的芬太尼和 50μg/kg 的阿芬太尼均能诱发明显的癫痫样脑电活动，尤其是海马部位。单次静脉注射瑞芬太尼 2.5μg/kg 也可诱发明显的 EEG 棘波活动，所以三种阿片类药物均可用于帮助手术中癫痫灶的定位。但是，目前尚不清楚阿片类药物致癫痫作用的机制，也不清楚所诱发的棘波是否代表癫痫灶活动。

5）氯胺酮：一般认为，氯胺酮作为非竞争性 NMDA 受体相关性通道阻滞剂，可激发癫痫波。氯胺酮具有一定的脑保护作用，能够减少癫痫发作相关的脑损害。但是，由于氯胺酮可使中枢神经系统兴奋，有时甚至可发生肢体阵发性强直性痉挛或全身惊厥，所以用于癫痫手术患者麻醉诱导时应伍用咪达唑仑，以避免出现癫痫大发作。氯胺酮本身具有明显的抗癫痫作用，可用于癫痫持续状态的治疗。

6）右美托咪定：右美托咪定是短效 α_2 受体激动剂，产生抗焦虑、镇痛、镇静作用，无呼吸抑制。多项研究表明右美托咪定不影响发作间期癫痫样放电。右美托咪定无运动刺激效应，对背景 ECoG 无抑制作用。在清醒开颅术中可以安全应用右美托咪定。

（3）局部麻醉药：局部麻醉药对 EEG 具有双向影响，血浆浓度低时利多卡因具有抗癫痫作用，但在高浓度时则有兴奋作用，甚至可诱发癫痫发作，但诱发癫痫常常是发生在超过中毒剂量时，而且首先出现抽搐等中枢神经兴奋症状。因此，手术中进行皮质脑电生理监测时应尽可能避免应用大剂量的局部麻醉药。

（4）肌松药：一般认为神经肌肉阻滞对癫痫活动无明显影响。手术中不应用电刺激的患者可持续应用肌松药，但需要电刺激的患者在癫痫灶切除或通路切断前最好是应用中、短效肌松药，保证需要刺激时患者拇内收肌肌力可迅速恢复到正常的 90%。大部分非去极化肌松药与抗癫痫药物之间具有拮抗作用，在长期接受药物治疗的癫痫患者中，非去极化肌松药的作用时间可缩短一半，这是因为大部分抗癫痫药物均是肝脏药酶诱导剂，从而加快非去极化肌松药的代谢。同时，癫痫手术中常用的皮质类固醇药物也可缩短肌松药的作用时间。

3.手术中癫痫灶定位　手术中癫痫灶定位需要将皮层电极直接放置在可能的癫痫灶及其邻近的皮层部位描记 EEG，还可将微电极插入皮质、海马或杏仁核描记深部脑组织的 EEG 确定癫痫灶的位置。如果皮层电极或深部电极脑电图描记不能记录到自发的癫痫放电，可应用药物诱发的方法，增加癫痫灶的异常放电。在实施药物诱发时应准备好抗癫痫药物及冰盐水，应对癫痫发作。

用药的基本原则是诱发易兴奋皮质的癫痫样放电,表现为尖波的频率增加和(或)尖波扩散范围的增加。阿片药物中,静脉给予阿芬太尼 $20 \sim 100\mu g/kg$ 可以诱发尖波放电,优于瑞芬太尼和芬太尼,苯二氮䓬类药物可以减弱阿片药物的致痫作用。镇静催眠药美索比妥是目前常用的诱发癫痫的药物,静脉给予 $25 \sim 100mg$ 增加癫痫样放电 $50\% \sim 85\%$。丙泊酚通常抑制脑电活动,但有研究表明在全身麻醉下使用 25mg 丙泊酚可以成功诱发颞叶癫痫灶放电。依托咪酯 0.2mg/kg 增加癫痫样放电率 $75\% \sim 95\%$,容易伴发肌阵挛,该药在全麻下诱发癫痫放电的研究较少,有待进一步评估。氯胺酮具有神经元兴奋作用,但是该药作用于全脑而不是增加特定区域癫痫样放电,不宜用于癫痫诱发。

三、麻醉前准备

(一)术前评估

1.癫痫患者需要常规进行全身各系统的评估,评价患者的 ASA 分级、MET 分级、是否有困难气道、既往手术史、药物过敏史等问题。明确手术的方式,是否需要皮质脑电图监测或者术中唤醒,小儿患者还需要评价发育情况、有无近期的气道高反应问题。

2.需要特殊注意的问题。

(1)明确癫痫的病因和发作类型特点。

(2)应用的抗癫痫药物类型、时间用量及相关不良反应情况。长期服用抗癫痫药物的患者可能有药物性肝脏损害、骨髓抑制(粒细胞减少或再生障碍性贫血)及皮疹、嗜睡等不良反应。控制癫痫的长效药物应在手术前一周开始逐渐减量或停药,此期间可选用短效抗癫痫药物(例如咪达唑仑、丙泊酚或硫喷妥钠等)预防或控制癫痫发作。应用药物控制癫痫应特别注意剂量,以癫痫控制而无明显呼吸抑制为准。长时间应用抗癫痫药物可能存在凝血功能异常,较多见的是应用丙戊酸钠可能存在纤维蛋白原降低。

(3)对手术中需要进行脑电生理监测的患者,除了个别癫痫发作十分频繁者,手术前一日应停用任何具有抗癫痫作用的长效镇静药物,至少于手术前 48 小时停用抗癫痫药物。

(4)除非抢救性急诊手术,对手术当日麻醉前癫痫发作的患者,应延期手术。

(5)癫痫患者的精神状态,例如焦虑等。

(6)明确患者脑电图监测的方式,皮质脑电图或深部电极脑电图。深部电极的放置包括机器人引导和立体定向引导两种方式,后者在术前需要在头部固定框架便于定位靶点,该头架会妨碍面罩通气,因此需要确定好气道解决方案。

(7)患者知情和配合,例如需要术中唤醒的患者,应交代手术中可能需要短时清醒并配合医务人员进行相关的操作,但是该过程短暂而无痛。

(二)手术前用药

1.一般不需要特殊手术前用药。

2.不宜应用大剂量的氯丙嗪或阿托品等,因为其可诱发异常 EEG。

3.推荐手术前应用糖皮质激素,例如地塞米松 10mg 或甲泼尼龙 80mg。

4.如果患者手术前出现癫痫发作,应保持呼吸道通畅维持氧供,静脉缓慢注射苯巴比妥130mg静脉注射(速度<100mg/min)丙泊酚50～100mg,或苯二氮䓬类如地西泮5～10mg咪达唑仑1～5mg。

(三)麻醉选择

癫痫手术的麻醉首选气管插管全身麻醉,喉罩全身麻醉已经成功用于术中唤醒的癫痫患者。因此应根据手术特点和患者的具体情况综合考虑,有反流误吸风险的患者禁用喉罩全麻。

(四)癫痫手术的麻醉

1.全身麻醉

(1)基本原则:根据手术特性、手术中是否应用脑电生理监测和诱发电位监测及患者的特点,可选用吸入麻醉、静脉麻醉和静吸复合麻醉,大多数麻醉药物具有抗惊厥的作用,但是一些麻醉药物仍具有双重效应,具体见表3-1。麻醉管理和监测的基本原则包括:①避免应用可诱发癫痫的药物;②适当增加麻醉药物用量;③长时间手术应考虑给予抗癫痫药物;④过度通气可诱发癫痫发作,除非手术需要,应尽量予以避免;⑤由于麻醉药物和手术中生理状态改变可影响抗惊厥药物的血浆浓度,手术后有发生癫痫的可能。

表 3-1　麻醉药物抗惊厥和促惊厥特点

麻醉药物	促惊厥作用	抗惊厥作用
氧化亚氮	+	−
异氟烷	++	+++
七氟烷	++	
地氟烷	−	
硫喷妥钠	++	+++
苯二氮䓬类		+++
氯胺酮	++	+
丙泊酚	++	++
阿片类	+++	

空格处表示该效应未知。

(2)全身麻醉的实施

1)麻醉诱导和气管插管:癫痫手术患者的麻醉诱导大多采用复合用药的方法,基本同普通神经外科手术患者,但应适量降低影响脑电生理监测药物的用量(例如苯二氮䓬类药物),常用的药物组合是镇静催眠药物、减轻气管插管心血管反应的药物和肌松药。气管插管操作应迅速轻柔,防止血压升高和心率增快。必要时可考虑应用纤维光导喉镜实施气管插管。较大手术应进行中心静脉置管和动脉置管监测;手术中出血较多者应充分备血和准备手术中自体血液回收装置。BIS可用于癫痫手术中麻醉深度的监测。

2)麻醉维持:传统抗癫痫药物如苯妥英、加巴喷丁、苯巴比妥等药物,可以抵抗非去极化肌松药的作用。抗癫痫药物抑制神经末梢乙酰胆碱的释放,初期服药的患者对肌松药物敏感性增加。但数周以后,随着乙酰胆碱释放减少,乙酰胆碱受体数目增加;再加上抗癫痫药物的酶诱导作用,以及一些急性反应蛋白的生成均可使机体抵抗肌松作用。因此麻醉维持过程中适量应用肌松药,以中短效非去极化肌松药为主,避免患者可能因不能耐受气管导管而出现肌肉紧张或呛咳,导致患者受到伤害。此外,服用抗癫痫药物的患者需要更高剂量的芬太尼维持足够的镇痛深度,其具体机制尚不清楚,可能的原因包括受体数量的改变和(或)药物代谢动力学的改变。已经证明,应用 0.7~1.3MAC 七氟烷,异氟烷实施吸入麻醉是安全的,并且对脑电生理监测影响较小;丙泊酚和瑞芬太尼/芬太尼,舒芬太尼组合的全凭静脉麻醉是安全有效的麻醉维持方法,瑞芬太尼 0.2~0.4μg/(kg·min)可以提供足够的镇痛深度并且对脑电生理监测的影响小;而静吸复合麻醉则可综合两者的优势。手术中进行硬脑膜外或皮质脑电(ECoG)监测时应适当降低麻醉药物浓度。

如果手术中需要进行诱发电位监测,要适当降低麻醉药物浓度,适时停用肌松药。在等待残余肌肉松弛作用恢复或应用肌松药拮抗药期间,需严密观察患者并适当增大阿片类药物用量。手术中 MRI 检查需要特殊仪器,应注意防护。

手术开始前,如果采用唤醒麻醉技术,可以进行耳颞神经、枕小神经、枕大神经、颞浅神经、眶上神经和滑车神经阻滞;手术切皮部位常规局部浸润阻滞;药物常用 0.5%~1% 罗哌卡因。另外,剪开硬脑膜前,对硬脑膜区实施局部麻醉也至关重要。

手术中皮质电刺激可能引起癫痫发作,应做好预防准备。手术台上应备有冰盐水,麻醉药品应备好咪达唑仑或丙泊酚静脉推注;手术后癫痫发作与血液中抗癫痫药物水平改变有关,据报道癫痫患者手术后的血浆药物浓度可明显降低,所以手术后立即应用抗癫痫药物并及时监测血浆药物浓度具有重要意义。应用药物控制癫痫发作时,如果发生呼吸抑制,应立即气管插管给氧和人工呼吸,出现循环功能抑制时应酌情应用血管活性药物。

3)麻醉苏醒:全凭静脉麻醉麻醉的苏醒快而平稳,有利于神经功能的观察,如果无特殊要求,可在手术室内拔管,指征同其他神经外科手术,但应注意避免过度呛咳和诱发癫痫发作。手术临近结束缝合硬脑膜时,可适当应用抗呕吐药物(例如昂丹司琼、托烷司琼),做好镇痛衔接,首选非甾体或乙酰苯胺类镇痛药物或非阿片类镇痛药(例如对乙酰氨基酚、氟比洛芬酯、帕瑞昔布钠或曲马朵等),以避免停用短效镇痛药物而引起的躁动。手术中应用肌松药的患者,手术结束时应给予适量的拮抗药,应避免为恢复自主呼吸而减少通气量,导致体内 CO_2 过度蓄积。手术后送患者入麻醉恢复室观察,强烈建议采用患者自控静脉镇痛方式进行手术后镇痛。

2.手术中唤醒麻醉　手术中唤醒麻醉又称麻醉-清醒-麻醉技术,是联合局部麻醉的全身麻醉,需要特殊注意的问题包括以下几点。

(1)手术前向患者充分告知手术中需要唤醒,让患者有良好的心理准备,并且手术医师、麻醉科医师和手术室护士均与患者进行良好的沟通。

（2）手术开始前进行耳颞神经、枕神经、颞浅神经、框上神经和滑车神经阻滞；麻醉诱导后手术切皮部位常规局部浸润阻滞；局部麻醉药常用 0.5%～1% 罗哌卡因。

（3）在开颅和关颅期间采用全身麻醉，喉罩通气道或气管插管控制气道，采用吸入麻醉或静脉麻醉。

（4）手术中神经功能监测时，患者完全清醒，语言区病灶需拔出气道辅助设备，检测患者语言功能是否受到影响；运动区病灶无须拔出气道辅助设备，患者遵嘱完成相关运动即可。清醒期静脉输注丙泊酚 25～50μg/（kg·min）和瑞芬太尼 0.01～0.02μg/（kg·min），使患者保持轻度镇静状态，右美托咪定对呼吸抑制较小，可以持续小剂量 0.1～0.4μg/（kg·h）泵入。

（5）癫痫病灶切除后，重新开始全身麻醉，置入气道辅助设备。如果患者的头部固定，将增加重新置入气道辅助设备的难度，如果喉罩通气不完善，可采用纤支镜进行引导调整或者更改为气管插管。

（6）术中需要严密监护患者的生命体征，BIS 等脑电来源的麻醉深度监测对唤醒麻醉可能有一定的帮助。

四、癫痫手术患者的围术期处理

1.围术期液体治疗

（1）维持有效循环血量和内环境稳态：癫痫手术患者一般无明显的血流动力学改变，其手术中特点与其他神经外科手术无异。但小儿大脑半球切除手术创面大、出血多，对容量管理要求高，手术中应维持一定的血细胞比容（30%～35%）。如果手术中出血较多，在监测血红蛋白浓度和血细胞比容的情况下可酌情考虑手术野血液回收、异体输血或其他血液保护措施。液体维持量采用目标导向液体治疗维持脉搏压力变异指数 PPV<10% 或每搏量变异指数 SVV<13%，手术中应维持一定的胶体渗透压，可在手术开始输入适量的人工胶体液，手术中根据纤维蛋白原含量和出血情况酌情补充新鲜冰冻血浆，同时给予氨甲环酸 1g 抗纤溶。

（2）手术中 ICP 控制：癫痫手术患者手术前一般无 ICP 增高，但是手术中输血、输液、麻醉药物、体位和手术操作等均可影响 ICP 在手术体位的摆放过程中避免头部的过度屈曲和旋转，减轻静脉回流阻力及咽喉部软组织压迫。虽然过度通气可有效降低 ICP，但也有诱发癫痫发作的可能，目前大多主张适度过度通气，保持 $P_{ET}CO_2$ 在 30～35mmHg 为宜。如果有明确的颅压增高征象，可通过加深麻醉控制血压、应用有降低 ICP 作用的麻醉药物（例如硫喷妥钠、丙泊酚、芬太尼），糖皮质激素或快速输注甘露醇等措施进行控制。如果上述措施不能有效控制 ICP，则可采用脑脊液引流或削除部分脑组织的方法。

2.围术期癫痫的处理

（1）手术前抗癫痫药物的应用：对于手术中不需要脑电生理监测或电刺激的癫痫患者，手术前（包括手术当日）可正常服用抗癫痫药物，并在手术前应用短效苯二氮䓬类药物或苯巴比妥类药物进行满意的镇静处理。对于手术中需要进行脑电生理监测的患者，除个别癫痫发作十分频繁者外，手术前 1 天应停用任何具有抗癫痫作用的长效镇静药物,至少在手术前48小时停用抗癫痫药物。除非抢救性急诊手术,对手术当日麻醉前癫痫发作的患者,应延期手术。

(2)癫痫发作的控制:由于患者在任何时候均可出现癫痫发作,特别是突然停药之后,因此手术前需要准备好抗癫痫药物。如果在麻醉诱导中出现强直-痉挛性癫痫发作,可静脉注射硫喷妥钠、丙泊酚或咪达唑仑,静脉注射困难时可肌内注射咪达唑仑。手术中癫痫大发作主要是与应用皮质电刺激有关,皮质电刺激前预防性应用小剂量巴比妥类药物(例如硫喷妥钠)、咪达唑仑或丙泊酚具有良好控制癫痫发作的效果,脑皮质表面冰盐水处理可以抑制异常放电。手术后癫痫发作通常是与血液中抗癫痫药物水平改变有关,据报道癫痫患者手术后的血浆药物浓度明显降低,所以手术后立即给患者应用抗癫痫药物并及时监测血浆药物浓度具有重要的意义。应用药物控制癫痫发作时,如果发生呼吸抑制,应立即控制气道,进行辅助通气,出现循环功能抑制时应酌情应用血管活性药物。

3.围术期镇痛处理　为了提高癫痫手术患者的舒适化,推荐采用多模式镇痛管理,即采用超前镇痛如术前局部麻醉,术中采用足量阿片类镇痛药。术后镇痛短期可应用小剂量阿片类镇痛药,如芬太尼、羟考酮,对乙酰氨基酚对术后镇痛安全有效,耐受性良好,但非甾体类镇痛药物的使用还有争议,应酌情使用。颅内压会随着恶心呕吐增高,因此术毕前应给予预防术后恶心呕吐药物如昂丹司琼或托烷司琼。

第二节　迷走神经刺激器植入术的麻醉

迷走神经刺激器(Vagus Nerve Stimulation,VNS)植入术是一种治疗病灶定位不明确的难治性癫痫患者的手术方案。随着迷走神经刺激器国产化,国内功能神经外科及神经内科医师对该项手术接受程度的增加,迷走神经刺激器植入术将逐渐在癫痫、抑郁、肥胖、阿尔茨海默病等治疗中发挥更大的作用。麻醉科医师应当掌握该类手术的手术步骤、作用机制、患者基础疾病与麻醉的相互影响、术前访视要点,以及可能发生的相关并发症的诊断和处理,确保手术顺利进行和患者安全。此外,随着迷走神经刺激器植入术在临床应用范围的增大,接受该手术的患者行其他手术和操作的概率增大,麻醉医师应了解长期接受迷走神经刺激的患者的生理改变及其对麻醉管理的影响,以及除颤、电复律、电凝等操作对VNS的影响。

一、迷走神经刺激器植入术的管理

VNS植入术的麻醉管理应遵循以下原则:尽可能控制癫痫发作;考虑长期使用抗癫痫药物对麻醉用药代谢的增强;避免使用降低癫痫发作阈值的药物;尽可能避免降低癫痫阈值的各种因素。

1.术前评估及准备

(1)基础疾病的治疗情况:了解基础疾病的病情程度、治疗用药及其与麻醉药物间的相互作用、治疗药物引起的不良反应,必要时与神经内科会诊,确定治疗用药的剂量及是否停药。拟行 VNS 治疗的癫痫患者往往服用多种抗癫痫药物治疗,且药物作用欠佳,常伴有癫痫的反复发作。术前应继续抗癫痫药物治疗直至手术当日,术后应尽早恢复抗癫痫药物的治疗。应监测血浆中抗癫痫药物的水平以确定其疗效。应重点了解癫痫发作的症状、频率、诱因和先兆症状。长期服用抗癫痫药物可能引起机体凝血功能等改变,术前访视时应关注。

(2)合并疾病及其治疗情况:高血压增加术中风险,所以应详细了解合并高血压患者的血压控制情况及治疗用药,手术当日可使用 β 受体阻滞剂等药物避免术中血压过高。但应注意术前长期服用抗癫痫药物可能影响某些心血管药物的血药浓度。

(3)呼吸功能的评估:研究表明,约 1/3 的癫痫患者术前常伴有呼吸睡眠暂停综合征、术中迷走神经刺激后可能引起咽喉部肌肉及颜面下部肌肉痉挛,引起呼吸系统异常。所以该类手术患者术中全麻时应采用气管插管。术前应重点评估患者的颈部活动度、张口度、Mallampati 分级等插管条件,必要时应做好困难插管的人员和工具的准备。

(4)心血管系统的评估:虽然术中手术操作或迷走神经刺激引起心动过缓甚至心脏停搏的概率很小,但仍有报道。故该类手术术前评估时应常规进行 EEC 检查;存在心脏传导功能异常的患者应请心内科医师会诊,必要时可行 Holter 检查。此外,因迷走神经位于颈动脉鞘内,术中手术操作可能损伤颈动脉或颈内静脉,引起大出血,所以术前应向血库申请备血。

(5)既往史:既往有起搏器、植入性心脏除颤器应关注其与植入电极和脉冲发生器的相互影响。

2.术中麻醉管理

(1)麻醉方法的选择:目前 VNS 植入术通常选用全身麻醉。为避免术中刺激迷走神经引起的咽喉部及颜面下部肌肉麻痹,以及降低术中癫痫发作时患者的气道风险,应选择气管内插管。

(2)麻醉药物的选择:麻醉医师应充分了解长期使用抗癫痫药物对麻醉药物代谢的影响,以及各种麻醉用药对癫痫阈值的影响,以便术中合理使用麻醉药物及其剂量。

1)长期服用抗癫痫药物对麻醉的影响:长期服用某些抗癫痫药物如苯妥英钠、卡马西平可能诱导肝脏细胞色素 P450 同工酶,增强经肝脏代谢的肌松药如维库溴铵、罗库溴铵、镇痛药和苯二氮草类药物的代谢,缩短它们的作用时间。顺式阿曲库铵主要依赖于 Hoffmann 征消除和血浆酯酶代谢,因而作用时间不受影响。此外,长期使用抗癫痫药物可引起神经肌肉接头处的胆碱能受体的上调,因而可引起神经肌肉阻滞剂的需求量增加。

2)麻醉药对癫痫发作阈值的影响:麻醉药物对癫痫发作阈值的影响不同,应避免使用降低癫痫阈值的药物。北京天坛医院目前多采用咪达唑仑、丙泊酚、舒芬太尼和肌松药诱导,持续泵注丙泊酚、瑞芬太尼,间断给予肌松药和舒芬太尼的麻醉方案。

(3)术中监测:应根据患者具体情况选择术中进行何种监测。除美国麻醉科医师协会(ASA)规定的常规监测外,可根据患者的心血管或呼吸系统等的具体情况选择更多的有创检测。为避免手术操作压迫颈动脉,影响同侧上肢血压数值的准确性,建议使用对侧上肢测压。基于 ASA 推荐,术中推荐使用 BIS 等镇静水平的监测。EEG 监测不作为必需。

(4)术中管理

1)呼吸管理:因为过度通气可能会诱发癫痫发作,所以 VNS 植入术中应维持正常的 $PaCO_2$ 避免发生低氧血症和低碳酸血症。

2)循环管理:应了解患者的基础血压和心率。因手术操作暴露迷走神经紧邻颈动脉和颈内静脉,血压过高容易出血,故术中应避免血压过高,并预先开放粗的静脉通路。因低血压可能诱发癫痫发作,故术中应维持循环平稳。手术暴露迷走神经可能引起心动过缓、完全性房室传导阻滞甚至心室停搏,所以应密切监测心电图(EEG),并做好心脏复苏的准备。

3)电解质平衡:低钠血症可能降低癫痫发作的阈值,所以应维持电解质平衡,避免血钠过低。

(5)并发症的处理:尽管 VNS 植入术术中发生并发症的概率很少,但仍有可能发生危及生命的情况。

1)心动过缓、完全性房室传导阻滞和心室停搏:研究显示:迷走神经刺激过强可能对心率产生影响。曾有报道,在 VNS 植入术中开始刺激左侧迷走神经时,患者出现心动过缓、完全性房室传导阻滞和心室停搏。心室停搏的时间为 10~45 秒。处理措施包括暂停手术静脉给予肾上腺素、阿托品和进行短暂心脏按压。多数情况下患者复苏成功后需取消手术。

2)癫痫发作:术后出现苏醒延迟或神志精神状态改变时应考虑痫样发作。处理:使用苯二氮䓬类药物等抗癫痫药物治疗并同时给予气管插管等措施保护气道。

3)气管周围血肿(颈动脉或颈内静脉损伤):术后出现呼吸窘迫或颈部肿胀时应考虑气管周围血肿的可能,治疗包括:紧急气管插管、伤口切开、血肿清除以解除对气管的压迫。

4)声带麻痹和声音嘶哑(损伤迷走神经及其分支、喉返神经和喉上神经左侧迷走神经损伤):可能引起单侧声音嘶哑和窒息。直接喉镜暴露或纤维气管镜能帮助诊断。

5)颜面下部肌肉麻痹和喉部功能障碍:大约 1% 的患者术后出现颜面下部肌肉麻痹,但全部自然恢复;大约 1%(3 名)的患者出现术后左侧声带麻痹,其中 2 名患者自然恢复。0.5% 的患者因刺激电极压迫迷走神经出现声音嘶哑,自然恢复。声带和喉部肌肉功能障碍可能增加误吸的风险,术后患者应加强监测。

二、VNS 植入患者行其他手术的麻醉管理

VNS 植入术后,长期刺激迷走神经使患者机体可能出现下列病理生理变化,进而影响该类患者行其他外科手术时的麻醉选择和管理。

1.VNS 植入术患者的病理生理改变

(1)呼吸功能:研究证实,虽然刺激迷走神经不影响患者清醒状态下的潮气量或呼吸频率,但可能造成睡眠状态下通气量和呼吸做功的持续减少。接近三分之一的难治性癫

病患者存在阻塞性呼吸睡眠暂停(Obstructive sleep apnea,OSA),而长期刺激迷走神经者在刺激间期可能加重OSA。尽管同时合并OSA和VNS植入的患者很少,但在各种麻醉药的影响下,患者极易发生气道梗阻,导致严重的术后并发症。尽管目前对于已经植入VNS的患者能否使用镇痛药物尚无定论,但研究显示OSA的患者发生呼吸暂停或呼吸功能不全的风险大大增加。

(2)咽喉部功能障碍:长期刺激迷走神经可能引起不同类型的咽喉部功能障碍,包括声音改变、咳嗽、咽炎、咽喉不适和呼吸困难。纤维喉镜检查发现VNS植入的患者在刺激迷走神经的间期可出现持续声带外展或者声带的不全麻痹,并伴有不同程度的声门梗阻和误吸。此外,目前也有研究发现VNS植入的患者在全麻喉罩通气时可出现周期性气道梗阻。其原因可能与刺激迷走神经有关。刺激迷走神经时,随着左侧杓状肌和杓状会厌皱襞被推过中线,可能出现完全的声门梗阻。在刺激间隔期,虽然梗阻能够减轻,但不能完全缓解。

(3)其他:植入VNS的患者可发生头痛、恶心、呕吐、消化不良和慢性腹泻,甚至出现明显的电解质紊乱,进而影响麻醉诱导及术中的电解质平衡。

(4)对其他电磁操作的影响:体外除颤、电转复、电凝、射频消融、体外超声碎石及磁共振(MRI)等操作可能损害VNS脉冲发生器和导线。脉冲发生器的参数设置容易受到磁场的影响。

2.麻醉选择和管理

(1)麻醉选择:根据拟行手术操作选择合适的麻醉方法。无论患者采用何种麻醉方式,均应关注以下的麻醉管理要点。

(2)麻醉管理:总的原则是维持呼吸、循环等功能的平稳;确保VNS系统的功能正常;避免使用降低癫痫发作阈值的药物;避免出现降低癫痫发作阈值的各种因素。

1)确认VNS系统功能正常:术前应确认VNS系统功能正常、癫痫的控制情况及用药情况。术后应确认VNS系统功能正常及参数设置正常。必要时请神经内科医师会诊。

2)呼吸管理:VNS植入的患者行其他外科手术期间需加强呼吸功能的监测,病情允许的情况下可在围术期把VNS调整到较低的刺激频率、减少刺激强度、延长刺激间隔或完全关闭刺激器,并在术前给予抗酸药物、实施快速序贯诱导和气管插管。术中可采用持续气道正压通气减少呼吸不良事件的发生。在术后恢复室应密切监测并给予吸氧,使用非甾体类镇痛药术后镇痛,以最大限度减少术后呼吸系统并发症的风险。一旦出现呼吸功能异常,应即刻给予持续气道正压或无创正压通气。VNS植入的患者行其他外科手术应维持正常的$PaCO_2$,避免发生低氧血症、低碳酸血症或呼吸性酸中毒,以减少癫痫发作。

3)水电酸碱平衡:VNS植入术患者行中心静脉穿刺置管时,应尽量避免在VNS系统植入侧进行穿刺;术中应密切监测,避免低钠血症、酸中毒等降低癫痫发作阈值的因素。

4)行其他电磁操作:VNS植入术患者需要使用电复律、体外除颤时应使用最低能量,并使得除颤电极板尽可能远离脉冲发生器和导线,并电流方向垂直于VNS系统。术中必须使用电凝时,应尽量选用双极、负极板的位置要尽可能远离VNS系统脉冲发生器。在磁共振操作期间,产生的热可能造成迷走神经及其临近组织的热损伤;产生的磁场可能引起 VNS 功能或设置参数的改变。如果必须进行 MRI 检查,应该查阅并咨询 VNS 的操作手册以便正确使用。体外超声碎石术中的超声波可能会损害脉冲发生器。如果必须进行超声碎石,应避免把埋置脉冲发生器的部位浸在水中,并极可能减少超声治疗的时间。VNS 的脉冲发生器可能会损害其他植入性装置的手术,包括心脏起搏器和植入性心脏除颤器。VNS 可能会干扰 ECG,从而影响以上装置的正常工作。虽然目前尚无相关报道,但患者接受上述治疗后,均应检查并确认 VNS 的功能是否正常。

第三节　脑深部电极植入术麻醉

近 30 年来,功能性立体定向神经外科迅速发展,脑深部刺激器植入术因其微创、可逆和调节性在临床上的应用日益广泛,目前已经替代毁损术,成为治疗功能性神经疾病如帕金森病、特发性震颤、肌张力障碍、癫痫、慢性疼痛、阿尔茨海默病、多发性硬化症和某些精神疾病如强迫症、抑郁症等的一种治疗手段,大大改善了该类患者的生活质量。1998 年至今,北京天坛医院共完成 DBS 植入术 2000 余例,且呈逐年增加的趋势(2015 年完成该类手术 300 余例)。未来随着 DBSI 数量的增加、手术水平的提高和影像学的发展,这一微创手术将会得到更为广泛的应用。麻醉科医师应当掌握 DBS 植入术麻醉管理的特殊需求、麻醉药和麻醉方法对手术的影响,以及可能发生的相关并发症的诊断和处理,确保手术顺利进行和患者安全。如前述章节所述,DBS 系统包括 3 部分:颅内的植入电极,连接延长线和植入的脉冲发生器(电刺激器)。将电极植入颅内目标神经组织(靶点核团),通过延长线与脉冲发生器相连。后者是电池供电的神经刺激器,一般埋置在锁骨下或腹部的皮下,调节至最佳频率改善患者症状,并控制相关不良反应。DBS 植入术主要包括以下两个步骤:第一步,安装调试头架,进行头部 MRI 扫描,并调试埋置植入电极;第二步,埋置脉冲发生器。第一步中安装调试头架可在病房和磁共振室完成,而调试埋置植入电极和第二步需在手术室进行。两个步骤可同一天完成,也可在完成第一步后间隔 3~14 日再进行。有学者回顾了埋置电极当天或 7~10 日后埋置脉冲发生器的患者术中的循环管理情况,发现虽然两组患者术中因低血压使用血管活性药(麻黄碱或去氧肾上腺素)的用量及用药次数没有明显差异,但同一天完成两个步骤的患者术中平均动脉压(MAP)的最低值更低。目前尚无充足证据显示何时进行第二部手术更好,北京天坛医院目前多选择在同一天完成。

一、麻醉药对 DBS 植入术中微电极记录和试验性刺激测试的影响

精确的颅内靶点核团定位是 DBS 植入术成功的关键。因为颅内靶点核团一般深在且较小,所以在电极植入过程中常采取一些措施来提高定位的准确性,例如术前使用头架固定患者头部进行立体成像显示大脑结构;术中用微电极记录(microelectrode recordings,MERs)进行电生理引导,定位刺激目标区域;对清醒患者做试验性刺激测试,验证此处电极刺激可以改善症状且不引起不良反应,进一步确认靶点位置。麻醉医师应关注麻

醉药物对以上措施的影响,以免影响定位的准确性。

1.麻醉药对微电极记录的影响　因为在 DBS 植入术中在使用测试电极通过 MERs 进行靶点核团定位后,需要更改为刺激电极进行试验性刺激测试,来进一步验证靶点核团的位置,所以目前关于麻醉药对 MERs 影响的研究多局限于回顾性的研究或小样本的前瞻性观察性研究,尚无前瞻性随机双盲试验比较不同麻醉药对 MERs 的影响。

(1)苯二氮䓬类药物:咪达唑仑等苯二氮䓬类药物,可激动 GABA 受体,明显抑制 MERs。

(2)阿片类药物:目前研究显示阿片类药物对 MERs 影响较小。清醒镇静或全身麻醉下行 DBS 植入术时,可复合使用芬太尼、舒芬太尼和瑞芬太尼等阿片类药物。

(3)静脉麻醉药:丙泊酚因其起效快、麻醉平稳、持续输注半衰期短等优势成为 DBS 植入术常用的镇静药物,可用于清醒镇静或全身麻醉。目前关于该药物对 MERs 的影响尚存争议。有研究显示丙泊酚麻醉下可描记出丘脑底核(subthalamice nuclei,STN),苍白球内侧核(globus pallidus pars internal,CPi)和下丘脑腹侧中间核(ventralisintermedius nucleus of the thalamus,Vim)的微电极记录,因而认为该药物对 MERs 的影响较小,且神经元自发放电的差异更大程度上取决于疾病的严重程度而非全麻。但也有研究持不同观点——首先不同核团神经元的组成不同,自发放电和诱发放电的特点不同,丙泊酚对不同核团的微电极记录影响不同。丙泊酚通过延长抑制性突触后电位,选择性增强 GABA 抑制性神经元的活动,而 GPi 的神经元主要接受苍白球外侧核及其外部 CABA 能神经通路的传入,因此该核团的微电位记录比 STN(GABA 能神经通路传入较少)更易受到丙泊酚的影响。此外,研究发现丙泊酚对不同疾病患者同一核团的微电极记录影响不同,如帕金森病患者的 CPi 微电极记录比肌张力障碍患者更易受到麻醉药的影响。最后,苍白球内侧核神经元的放电被丙泊酚抑制,且抑制程度与使用的丙泊酚有关。高浓度的丙泊酚[>6mg/(kg・h)]引起神经元的自发或诱发电位消失或明显减少,而小剂量丙泊酚[<4.5mg/(kg・h)]复合 0.2~0.4MAC 吸入麻醉药对神经元放电的影响很小。

(4)吸入麻醉药:研究显示 0.2~0.4MAC 七氟烷、地氟烷对 MERs 的影响较小。

(5)右美托咪定:右美托咪定是一种高选择性的 α_2-肾上腺素受体激动剂,能产生剂量依赖性的镇痛、镇静、抗焦虑及类似自然睡眠的作用,不良反应较少且较轻,目前可用于 DBS 植入术的清醒镇静和全身麻醉。研究发现,在 DBS 植入术中给予负荷剂量 0.5~1μg/kg 右美托咪定 10 分钟,随后持续泵入 0.1~0.5μg/(kg・h)复合小剂量瑞芬太尼,维持脑电双频指数(BIS<80),在颅骨钻孔完成置入测试电极前停止给药,虽然可引起 GPi 和 STN 的自发放电和神经元峰电位的降低及神经元放电模式的改变,但并不影响靶点核团定位的准确率和临床疗效。

2.麻醉药对试验性刺激测试的影响　DBS 植入术中通过试验性刺激测试来进一步确认靶点核团位置。此测试过程要求患者清醒、合作。如患者过度紧张不能配合,则可使用镇静药物,但应尽可能选用短效、可逆的药物,并避免在测试时用药。全身麻醉可以缓解患者的震颤、僵直等临床症状而影响试验性刺激测试时临床症状的评估,同时患者不能主诉靶点核团周围组织刺激产生的感觉、运动异常等不良反应而影响测试,所以在电极植入期间应尽量避免使用。

二、DBS 围术期管理

1.术前评估和准备

（1）DBS 植入术的特殊性：①患者术前有神经功能障碍，且多合并心血管及呼吸系统疾病，需常规使用药物控制症状或治疗；②部分手术操作时患者需使用头架固定头部且清醒合作以观察临床症状的改善及不良反应的发生；③术中需通过 MRI 成像、微电极记录和试验性刺激测试等手段来提高靶点核团定位的准确性。如患者清醒不能合作需镇静或麻醉时，麻醉药物可能影响气道、MERs 和刺激测试。

因此，麻醉医师应对患者进行术前访视，必要时请神经内科、神经电生理、药剂科及精神心理科医师会诊，评估患者的身体、认知和精神心理状态，以制订最佳麻醉方案。

（2）DBS 术前访视要点：DBS 植入术术前访视和准备除常规项目外，应重点关注以下方面。

1）基础疾病治疗情况基础疾病（帕金森病、肌张力障碍、癫痫、慢性疼痛等）的病情程度、治疗用药及其与麻醉药物间的相互作用、停药后可能发生的情况，必要时与神经内科会诊，确定治疗用药的剂量及是否停药。例如，有研究表明，术前当晚停用抗帕金森病药有利于术中准确神经测试，但中断药物治疗可能导致患者症状恶化或出现抗精神病药物恶性综合征，临床表现为高热、运动不能、意识障碍、肌肉强直及自主神经功能紊乱。此时，就可请神经内科医师会诊，使用低于常规剂量的治疗用药。

2）并发症及其治疗情况高血压增加术中颅内出血的风险，所以应详细了解合并高血压患者的血压控制情况及治疗用药，手术当日可使用 β 受体阻滞剂等药物避免术中血压过高。术前和术后应尽可能停止抗血小板治疗。慢性抗凝治疗不应作为手术禁忌，但须在关注凝血状态。严重的帕金森病患者可能出现严重但无症状的吞咽困难，容易发生误吸，可使用抗酸药和促进胃动力药，但此类患者避免使用甲氧氯普胺等多巴胺受体拮抗剂，应尽量选用西沙比利、多潘立酮等对中枢多巴胺能系统无影响的促胃动力药。

3）呼吸道评估因为部分手术操作时，患者需使用头架固定头部，麻醉医师难以进行气道操作，所以即使在清醒状态下也应仔细全面的评估气道，制订气道管理的方案和计划。对术前合并阻塞性睡眠呼吸暂停的患者更应重视。

4）精神心理状态的评估及准备术前应评估患者的精神心理状态，幽闭恐惧症患者难以进行 MRI 定位及清醒状态下完成 MERs 和刺激试验。此外应与患者和家属充分沟通，使其了解手术步骤、可能发生的情况及需要合作的方面，尽可能缓解患者的紧张焦虑情绪。

5）认知功能的评估术前确认患者的认知状态，不影响其术中合作及不良反应的主诉。

6）既往史既往有起搏器、植入性心脏除颤器、动脉瘤夹闭术等磁性装置植入手术史者，不能进行 MRI 立体成像；有起搏器、植入性心脏除颤器者应关注其与植入电极和脉冲发生器的相互影响。

（3）不同基础疾病的术前访视要点：不同基础疾病，术前访视的关注点不同，见表 3-2。

表 3-2 不同疾病的术前访视要点

帕金森病	血流动力学不稳定(低血容量、直立性低血压、自主调节功能失常)
	咽喉肌肉障碍(误吸性肺炎和喉痉挛)
	呼吸肌障碍(限制性通气功能障碍、咳嗽无力)
帕金森病	吞咽困难(营养不良、贫血、白蛋白低)
	抑郁、痴呆(不合作,术后加重)
	治疗用药和麻醉药的相互作用
	术中或术后出现停药后的症状加重
肌张力障碍	血流动力学不稳定(低血容量)
	喉痉挛
	痉挛性发音障碍(不能交流)
	营养不良
特发性震颤	心动过速和心律失常(β 受体阻滞剂)
	发育延迟
癫痫	癫痫发作
	治疗用药对药代动力学的影响和与麻醉用药的相互作用

2.长期使用抗帕金森药物对麻醉管理的影响 帕金森病是以黑质纹状体通路为主的神经变性疾病。正常情况下,抑制性神经递质——多巴胺和兴奋性神经递质——乙酰胆碱在纹状体中起主导作用并处于动态平衡。帕金森氏病患者由于多巴胺递质的丧失,导致乙酰胆碱兴奋性相对增强。目前帕金森氏病的药物治疗原则是补偿脑内减少的多巴胺或给予抗乙酰胆碱药物,恢复二者平衡。由于多巴胺不能通过血脑屏障,故临床上选用可通过血脑屏障的多巴胺前体——左旋多巴。后者在脑内经多巴脱羧酶的作用转换为多巴胺而发挥作用。有研究认为左旋多巴只有 1%进入中枢发挥治疗作用,其余在外周变成多巴胺,引起心脏应激性增高周围血管阻力改变、血容量减少、排钠增多,故患者术前容易发生直立性低血压和心律失常;术中对麻醉药物的敏感性增加,更易发生低血压和心律失常。同时由于长期多巴胺作用于外周多巴胺能受体、抑制去甲肾上腺素的释放,导致后者在囊泡中的大量蓄积。当麻醉手术中发生低血压时,如果使用麻黄碱提升血压,会导致囊泡中蓄积的去甲肾上腺素的大量释放,诱发严重的高血压。故该类患者术中发生低血压时,应避免使用麻黄碱,而应选用纯 α-肾上腺素能受体激动剂,如去氧肾上腺素提升血压。

此外,由于该类患者容易出现直立性低血压,所以改变体位时要缓慢,避免长时间站立。症状严重者,术前应减少可能导致直立性低血压的药物,如利尿药、扩血管药、抗高血压药、三环类抗抑郁药和多巴胺受体激动剂等。

3.麻醉方法的选择 DBS 植入术分步进行。不同手术步骤对麻醉的要求不同。一般说来,第一步均可在局麻监测或神经阻滞或清醒镇静下完成,第二步常需全身麻醉。不论选用何种麻醉方法,DBS植入术的麻醉管理应达到以下目的:①提供良好手术条件,充分镇痛,维持体温,使患者舒适;②协助术中的神经监测,如微电极记录或试验性刺激测试来确认靶点位置;③能及时发现并快速诊治相关并发症。

(1)局部麻醉和镇静处理:DBS植入术的第一步即安装调试头架,并进行头部MRI扫描和调试埋置植入电极通常可在局部麻醉监测或/和神经阻滞(眶上神经和枕大神经阻滞)下完成。局麻药物可使用1%或2%的利多卡因,也可使用0.67%~1%利多卡因+0.33%~0.5%罗哌卡因混合液,以发挥利多卡因起效迅速、罗哌卡因作用时间长的特点。此过程中应密切观察患者生命体征,在保证患者舒适的基础上使之配合完成各种测试,并及时发现和治疗局麻药中毒反应等各种并发症。术中患者应采取合适的体位,寰枕关节伸展以利于气道通畅;下肢弯曲,在头颈抬起至坐位的时候仍保持稳定性。密切监测血压,避免低血容量和血压过高,必要时可使用血管活性药维持血压稳定。可以通过鼻导管或面罩吸氧(面罩需要在安装头架前放置),有阻塞性睡眠呼吸暂停的患者可采用术中持续正压通气。

如患者过度紧张,可给予适当镇静,但应选择短效、停药后作用迅速消失、对MERs影响小的药物,并避免在MERs和刺激测试时停止使用。目前常用药物有丙泊酚[50μg/(kg·min)]、阿片类药物[芬太尼50~80μg、舒芬太尼2.5~5μg、瑞芬太尼0.03~0.05μg/(kg·min)]和右美托咪定[0.3~0.6μg/(kg·h)]。由于大剂量镇静药和镇痛药可能造成呼吸和循环抑制,而术中头架限制了麻醉医师对患者气道的管理;同时电极刺激效果的判断要求患者处于清醒、依从和配合状态;加之有研究发现患者术中谵妄的发生率与镇静药和镇痛药的用量有关,所以应避免中、重度镇静。

(2)全身麻醉:如患者恐惧清醒手术、慢性疼痛综合征、癫痫、严重的停药后震颤、严重肌张力障碍或颈部肌肉如膈肌、声带的严重肌张力障碍及儿童,则需要全身麻醉。应选择对MERs和刺激测试影响小的药物。此外,手术第二步,即植入脉冲发生器,更换起搏器电池及将DBS与植入起搏器连接过程,需要在头皮下及颈部打通皮下隧道,手术刺激较大,通常需要全麻下完成。麻醉诱导:丙泊酚1~2mg/kg或依托咪酯0.3~0.4mg/kg+芬太尼2~5μg/kg或舒芬太尼0.3~0.5μg/kg+维库溴铵0.08~0.1mg/kg或罗库溴铵0.6~0.9mg/kg均可满足喉罩置入或气管插管。麻醉维持:丙泊酚复合瑞芬太尼全凭静脉麻醉(TIVA)或靶控输注(TCI)或复合使用0.2~0.4MAC的七氟烷或地氟烷。需要注意的是:DBS植入术手术患者的基础疾病及治疗用药可能影响患者的血流动力学状态和麻醉药物的药代动力学,所以在全麻时应加强监测及用药个体化。

4.并发症的预防和处理　DBS植入术中并发症的发生率为12%~16%。麻醉医师应加强生命体征的监测,及时发现并发症并迅速治疗。

(1)心血管系统并发症

1)高血压:术前高血压控制不良、术中焦虑等均可引起围术期血压增高。因高血压可引起颅内出血的风险增加,所以在电极植入前必须控制。可继续术前降压药治疗、适当镇静,必要时使用血管活性药,控制收缩压<140mmHg,或不高于平时血压的20%。

2)静脉气体栓塞(venous air embolism,VAE)和低血容量:VAE与手术部位高于右心房、术野静脉开放、低血容量、空气被负压吸进血管内有关,临床指征包括突发剧烈咳嗽、$P_{ET}CO_2$迅速降低及无法解释的低氧血症和低血压。咳嗽和深呼吸会加重 VAE,造成 ICP升高。预防措施包括降低头部升高幅度,适当补液。若发生 VAE,应迅速将患者置于头低脚高体位、止血、盐水冲洗术野、在暴露颅骨边缘应用骨蜡阻止气体进一步进入,以及连接中心静脉导管抽出气体,同时应快速静脉补液并使用血管活性药维持组织灌注。

3)直立性低血压:多由抗帕金森药物引起,也可因麻醉药的扩血管作用、低血容量及自主神经功能紊乱而加重。处理措施:维持适当的麻醉深度,避免麻醉过深;补充容量,维持有效循环血量;使用血管活性药等。

4)心动过缓和心脏停搏:虽然发生率极少,但有病例报道。被认为与 Bezold-Jarish反射(Bezold-Jarish Reflex,BJR)有关。BJR 是容量减少引起的血管-迷走反射。在左心室壁,存在压力感受器,当左心室内容量降低时兴奋,通过 Bezold-Jarish 反射,使心率减慢,以增加左室充盈时间,增加心搏量。DBS 植入术患者常因为高消耗体质较为瘦弱,对血容量减少较为敏感;DBS 植入术中常使用沙滩椅样体位,容易造成回心血量减少;术中局麻药中常加入肾上腺素,引起心率加快、心肌收缩力增加及外周血管强烈收缩,兴奋心室壁的压力感受器等因素均增加了术中引起 Bezold-Jarish 反射的可能。临床表现包括血压下降、心动过缓甚至心脏停搏,常伴有迷走神经兴奋的表现,如恶心等。高危患者可通过术前给予抗迷走药物,如阿托品、格隆溴铵和预防性补充容量等加以预防。若发生BJR,应在补充容量的同时,给予血管活性药,必要时可行胸外心脏按压等复苏治疗。

DBS 植入术中发生低血压及心动过缓的原因见表3-3。

表 3-3　DBS 植入术中发生低血压及心动过缓原因的比较

	静脉气体栓塞(VAE)	容量-心脏反射(BJR)
发生率	≤4.5%	仅有一例报道
原因	颅骨钻孔	低血容量
发生机制	气体进入静脉	传入通路:通过无髓鞘 C 类迷走神经纤维刺激心脏感受器;传出通路:心肌内的神经纤维可增加迷走神经张力
临床表现	ST-T 改变、右心衰竭、低氧血症、$ETCO_2$降低、咳嗽、呼吸困难、胸痛、意识消失等	心动过缓、低血压
诱发因素	坐位或半坐位	神经血管性昏厥史;低血容量;用药(局麻药中加肾上腺素);坐位;前负荷降低;静脉血淤滞
治疗措施	快速静脉补液;血管活性药维持组织灌注;头低脚高体位;中心静脉导管抽出气体	即刻容量复苏,抗迷走功能(阿托品、格隆溴铵);恩丹司琼;肾上腺素

（2）呼吸系统并发症：过度镇静、体位不当、颅内出血导致的意识障碍均可引起上呼吸道梗阻。此外患者基础疾病尤其是帕金森病，可引起呼吸肌功能不良造成限制性通气功能障碍、上呼吸道梗阻、构音障碍及阻塞性睡眠呼吸暂停。术中应密切观察患者的血氧饱和度，必要时调整体位或置入喉罩进行气道管理。全麻患者术前可使用抗胆碱药物减少呼吸道分泌物，诱导期应严密监测，插管动作轻柔，避免发生喉痉挛。术后应彻底吸除口腔分泌物，并且在自主呼吸恢复好的情况下深麻醉拔管以避免喉痉挛。

（3）神经系统并发症：表现为意识或言语障碍，包括疲劳、药物戒断、震颤、颅内出血或气颅。局灶性抽搐可以初始使用小剂量咪达唑仑和（或）丙泊酚，等症状控制后再手术。颅内出血是严重的并发症，会导致永久性神经功能损伤，需迅速处理和进一步治疗。

（4）术中不适、应激和震颤：清醒患者由于在陌生环境里长时间保持不动，并且要配合手术，会有身体不适和心理压力。术中理疗、局部按摩和呼吸练习可减轻疼痛和紧张。鞘内注射吗啡可以减轻术中腰痛。

（5）长期并发症：包括感染、电极移位、电极断裂、皮肤糜烂。认知方面的不良反应包括情绪改变、抑郁、记忆力下降、冲动、幻觉，尤其是术前即有长期抑郁症状的患者，应术前评估和术后密切随访，及时治疗。

第四节　微血管减压术麻醉

一、麻醉前评估

MVD 属于颅后窝手术，因颅后窝包含有重要的控制呼吸和循环系统的结构，因此颅后窝手术的麻醉对麻醉科医师是个挑战，需要了解相关的解剖和病理生理学改变。围术期处理包括术前评估（特别是脑干和出现小脑和颅神经功能障碍时）、谨慎地安置患者体位和术中监测。

1.全身一般状态评估

（1）全面进行生命体征的记录、体格检查，常规进行血、尿常规和出凝血时间、心电图、胸部 X 线片、电解质、肝肾功能等各项检查。

（2）了解患者卧床时间、进食情况、脱水治疗情况、补液情况、营养状况、近期是否有体重下降等。

（3）详细询问患者相关病史，了解患者治疗用药情况，注意麻醉中药物之间的相互作用。

2.神经功能评估　手术前要充分了解和评估患者各方面与麻醉有关的临床资料，从病史、疾病过程特点，结合相关影像学资料做出疾病诊断，依据发病急缓神经系统定位症状和 ICP 增高情况意识状态及相应的临床症状和生命体征进行神经功能评分。

3.心血管系统评估

（1）心脏功能分级及其临床意义。

（2）了解患者有无心血管方面的疾病，如先天性心脏病、心脏瓣膜病、缺血性心脏病、高血压、心律失常、心肌病、大血管病等。必要时需要心脏专科医师共同评定患者对麻醉及手术的耐受力,对于不能耐受手术或心脏并发症严重的患者需要推迟择期手术。

(3)患者术前长期进食困难、恶心呕吐、利尿脱水治疗等均可造成体内容量不足及电解质紊乱;脑干受压可引起室性或室上性心律失常;三叉神经、面神经等颅神经受刺激可引起血压升高、心率增快;脑桥或髓质受压可导致低血压;ICP升高可引起血压升高和心动过缓。

4.呼吸功能评估

(1)呼吸道疾病史:患者两周内有呼吸道感染病史,即使麻醉前无任何症状和体征,围麻醉期呼吸系统并发症仍高于正常人数倍。浅麻醉下的任何刺激都有可能激发气道痉挛,大大增加麻醉风险。所以择期手术需推迟到呼吸道疾病临床痊愈后1~2周进行。

(2)相关高危因素评估:①吸烟,每日吸烟20支及以上,烟龄10年以上者,常伴有慢性支气管炎,麻醉后呼吸系统并发症发生率增高;②哮喘,提示小气道阻塞,肺通气功能减弱,气道易激惹痉挛,哮喘患者呼吸系统并发症是正常人的4倍;③慢性咳嗽多痰,手术后极易并发弥散性肺泡通气不足或肺不张,手术前应及时控制感染;④肥胖,体重超过标准体重30%以上的过度肥胖者,多伴有鼾症及肺功能减退,术后易发生低氧血症;⑤高龄,高龄患者多合并慢性阻塞性肺疾病,并易继发肺动脉高压和肺心病,增加了麻醉风险。

(3)肺功能评估:①屏气试验:正常人可以持续屏气30秒以上,能持续屏气20~30秒者麻醉危险性较小,屏气时间小于10秒者,提示患者肺储备功能差,手术麻醉风险很高;②吹火柴试验:深吸气后快速吹气,能将15cm外的火柴吹灭者,提示肺功能储备尚可;③测量胸围:深吸气与深呼气胸围差大于4cm者,提示没有肺功能不全;④必要时手术前测定肺功能,以评估患者对手术的耐受性及术后肺部并发症的危险性。

二、麻醉管理原则

麻醉管理的重点是在保障患者安全的前提下,切开脑硬膜前要有效控制ICP,使大脑松弛,为手术者提供适度的空间以分离和减轻受压迫神经的压力是重要的。

1.气道管理　为了更好地暴露手术野,MVD手术时患者的体位呈侧卧位,头高30°,易使气管导管发生位移或局部弯曲、打折。因此一定要在固定体位好后再次确认气管导管位置及其是否通畅,使用钢丝加强型气管导管可有效避免气管导管打折。

2.呼吸管理　呼吸频率和潮气量的变化对于脑干部位的操作比血流动力学更敏感。随着显微外科的发展、操作技术的改进和神经生理监测水平的提高,目前认为MVD手术麻醉中以控制呼吸的模式更为安全,术中保持气道通畅极为重要。手术中为了降低ICP,常采用适当的过度通气,使$PaCO_2$维持在25~30mmHg。

3.循环管理　心率及心律的变化在排除体温升高、缺氧、CO_2蓄积及容量不足等因素之外,常见的原因是由于手术操作对脑干造成的牵拉反应,这种变化一般不需要使用药物纠正,多在外科操作停止时恢复正常,必要时可使用血管活性药物对症处理。手术中出现难以解释的高血压通常见于外科操作对颅神经的刺激,一般刺激取消时血压可恢复正常。手术中可适时采取控制性降压,以减少手术野出血。在血管减压完毕后,可适当升高血压至术前水平或正常高值,观察血管有无出血,以便关颅。

4.ICP 管理 切开硬脑膜前应保证适当的脑松弛,降低 ICP,以提供最佳的外科手术条件,一般包括以下几点:保证充分的氧供;摆头高位;保证静脉回流通畅;可行麻醉深度监测,维持适当的麻醉深度;减少吸入麻醉药物的使用、使用静脉麻醉药物;过度通气使 $PaCO_2$ 维持在 25~30mmHg,由于 $PaCO_2$ 对 ICP 的调节需要一定起效时间,所以应在硬脑膜切开前提前设置好呼吸机参数;必要时可在开颅前半小时静脉滴注甘露醇 1~2g/kg,达到预先降低 ICP 的效果;释放或引流脑脊液。

5.麻醉深度管理 可行麻醉深度监测,维持适当的麻醉深度,如使用 BIS 监测,可维持 BIS 值在 40~55。当术者进行显微镜下 MVD 操作时必须维持一定的麻醉深度,因对后组颅神经、三叉神经等的刺激可能导致异常强烈的反应。麻醉者应密切关注手术进展,当术者进行舌咽神经、三叉神经等周围操作时应关注心率与血压。

6.神经电生理监测时的麻醉管理 MVD 往往需要行 BAEPs 及面神经肌电图监测,因此需要选择合适的麻醉药物,应避免使用长效肌松药,以达到最低程度的干扰。

7.容量管理 目标是维持正常的血容量和血管张力;输液种类首选平衡盐溶液,按 $10mL/(kg \cdot h)$ 的速率,维持尿量 $2mL/(kg \cdot h)$ 的水平。也可按 1:2 的比例输入胶体及晶体,但忌用葡萄糖溶液,以免透过血脑屏障使 ICP 增高。对于出血多的患者,应及时补充血容量,积极预防和治疗凝血功能障碍。在外科医师开颅前,可适当使用甘露醇脱水治疗,以降低脑容积和 ICP,利于术中肿瘤的暴露。

8.苏醒期管理 麻醉苏醒的目的在于使患者早期清醒从而进行神经功能的评估。术前的神经功能状态、手术的部位和程度、气道的情况和是否有舌水肿都是在拔管前要考虑的因素。有些麻醉科医师选用在气管导管周围将套囊放气进行"漏气"试验。延迟拔管可以让组织水肿逐渐消退,因此也是一个选择 另外拔管时留置换管器也是一种不错的考虑。

拔管前评估的要点包括:意识状态、气道和吞咽反射、面部和舌水肿、气道水肿、规律的呼吸类型、生命体征平稳。在可能的前提下尽量缩短拔管时间,在手术结束时用局麻药进行头皮阻滞或手术切口局部浸润或二者同时进行可以减少术后阿片类药物的应用。术后早期应该避免高血压、严重的术后疼痛、严重呕吐、咳嗽以免加重脑水肿和增加术后颅内出血的危险性

三、术中监测

1.麻醉监测

(1)心血管系统:监测心电图、有创动脉压、氧饱和度(SpO_2),必要时监测中心静脉压、心排血量及每搏心排血量。

(2)呼吸系统:吸入氧浓度(FiO_2)呼出气 CO_2、血气分析等。有助于术中对患者呼吸功能全面连贯的综合观察。

(3)麻醉深度监测:吸入全身麻醉时,监测吸入麻醉药物的呼气末浓度和 MAC。BIS

监测在神经电生理检测时尤为重要,既可避免由麻醉过浅所导致的术中知晓,又可避免麻醉过深或麻醉药物对于监测有效性的影响。

(4)颅内环境和脑功能监测:颈内静脉血氧饱和度监测可了解脑氧供;诱发电位有利于监测特定中枢神经系统传导通路的完整性;脑组织氧分压监测可了解脑缺血高危区域局部组织氧供是否充分。

2.电生理监测 在过去的几十年间,脑和脊髓的术中神经电生理监测(intraoperative monitoring,IOM)已然成为在脑、脑干、脊髓和外周神经系统手术中评估神经功能的标准技术,是在手术室里提供外科手术决策和改善患者预后常用的监测手段。

常用的 IOM 模式有体感诱发电位(somatosensory evoked potentials,SSEP)、运动诱发电位(motor evoked potential,MEP)、肌电图(electromyography,EMG)、脑电图(electro-encephalography,EEG)和脑干听觉诱发电位(brain stem auditory evoked potential,BAEPs)MVD IOM 最常用的是上述中的 BAEPs,用来监测听觉传导通路的完整性和功能;另外还包括在 HFS 手术中应用的异常肌反应(abnormal muscle response,AMR)监测及在 MVD 治疗耳鸣手术中应用的蜗神经复合动作电位(cochlear compound action potentials,CCAPs)监测。

解释手术中 BAEPs 有以下几点不同于临床实验室中监测的报告:①解释变化的结果必须在记录当时完成;②要综合考虑麻醉因素(静脉药物、吸入剂、镇痛剂等)、生理因素(体温、血压、氧含量、血液稀释等)、技术因素(来自于电、声音等)和手术因素(直接的手术操作造成神经结构的损伤或是继发于手术操作造成的神经结构的缺血)的影响;③没有统一的波形数据标准,每个患者以本入麻醉后的 BAEPs 测量数据为对照依据,这也说明手术中建立基线的重要性;④任何不同基线的变化,特别是在手术的关键步骤时,都应及时报告给手术医师,如变化持续存在或加重,则有可能造成不可逆神经结构的损伤;⑤绝对的 BAEPs 的标准是不存在的;⑥有文献报道可恢复性的 BAEPs 改变与神经功能完全恢复有直接关系;多数情况下,持续的 BAEPs 消失通常伴随持久性的神经功能损害。

许多神经外科医师普遍采用术中电生理监测以协助或指导他们术中决策,降低并发症发生率和死亡率。执行这些监测依赖于麻醉科医师提供患者舒适和可控的麻醉计划。当有异常情况发生时,麻醉科医师调控患者生理状态的知识和能力就成为决策的组成部分:麻醉科医师对神经解剖、生理功能的熟悉及麻醉用药的良好理解能使 IOM 更加有效。在 IOM 发生变化时,需要协同神经外科医师一起来进行良好的团队决策,以使患者获得最优化的临床预后结果。

四、麻醉诱导

理想的诱导应具备如下条件:麻醉诱导迅速,给药后 1~2 分钟神志消失,患者对气管插管反应过程无记忆;对心血管功能抑制较轻;下颌松弛满意,声门完全开放,为气管插管创造有利的条件;气管插管反应(血压升高、心率增快、心律失常、心肌缺血、ICP 升高、呛咳反应明显等)轻微。目前,临床上常规采用联合用药的方法,常常联合应用阿片类药物、镇静催眠药物、肌松药物进行快速诱导,能够有效控制患者的插管反应,保持血流动力学的稳定。

常用的药物组合是芬太尼或舒芬太尼、依托咪酯或丙泊酚、维库溴铵或罗库溴铵,也可采用丙泊酚和瑞芬太尼 TCI 泵注加非去极化肌松药的组合进行诱导。待肌肉完全松弛后可实施气管插管,气管插管操作尽量轻柔并在 20 秒内完成,以降低心血管系统的不良反应。必要时可静脉注射利多卡因 1~1.5mg/kg,或联合艾司洛尔、尼卡地平等血管活性药物控制气管插管反应。对于麻醉诱导期间出现的严重低血压,应及时使用血管活性药物进行纠正,保证诱导过程中的充分氧供。

五、麻醉维持

麻醉维持期应注意以下几点:维持血流动力学和 CPP 稳定,避免 ICP 的升高;通过降低 CMRO,和 CBF 来降低脑部张力,将颅内环境维持在理想状态,达到神经保护的目的;避免中枢神经系统觉醒,维持足够的麻醉深度;配合神经电生理检测,避免麻醉过深或麻醉药物影响监测的效果;维持正常体温,避免低温带来的寒战、感染、心肌受损等不良反应。

常采用吸入(静脉)全身麻醉+肌松药物+麻醉性镇痛药物的组合方式,术中按需酌情追加肌松药物及镇痛药。对于术中使用神经电生理检测的患者,术中应避免追加肌松药物,适当加深麻醉及镇痛深度,以抑制术中患者体动反应。除了脑干听觉诱发电位不受吸入麻醉药物的影响外,多数诱发电位的抑制对于吸入性麻醉药物呈剂量依赖性。在外科医师切开硬脑膜后,可适当减少用药量。长效麻醉性镇痛药物应在手术结束前 1~2 小时停止使用,以利于术后快速苏醒。

吸入全身麻醉操作简单,适用范围广泛,成功率高,可控性强,苏醒快速。手术中根据患者的情况吸入 1~1.3MAC 的异氟烷、七氟烷等。N$_2$O 应有增加 CMRO 和 CBF、扩张脑血管、增加 ICP 等不良反应,不适用于神经外科手术。低浓度(0.5~0.8MAC)吸入麻醉药与静脉应用小剂量镇静镇痛药物复合,可取长补短,是一种常用的麻醉维持方案。在进行神经电生理检测时,吸入麻醉药物的浓度不宜过高,吸入七氟烷小于 0.5MAC 时,对皮质体感诱发电位监测的影响轻微。因此,在需要监测皮质体感诱发电位的情况下,可进行静脉麻醉复合少量的吸入麻醉药。

全凭静脉麻醉可控性强、麻醉维持平稳、能够降低 CMRO,和 CBF、降低 ICP 及减轻脑水肿,故其应用范围广泛。临床工作中常采用靶控输注的方法,药物选择以超短效药物(丙泊酚、瑞芬太尼)为主。但静脉麻醉也有其不足的一面:操作复杂、患者个体差异大、代谢缓慢、可控性差,对于手术中需要神经电生理检测的手术,与吸入全身麻醉复合应用效果佳。

六、手术后管理及并发症

1.手术后管理

(1)对症治疗:由于术中长时间暴露手术部位,释放大量 CSF 造成低颅压,加上麻醉药的刺激及术后颅内渗血,可致术后头痛、头晕等反应。手术切口、术中切断皮神经也会导致头痛。MVD 后应嘱患者严格卧床 2~3 日。头痛影响休息可以给予索米痛片口服、局部理疗等对症处理。头晕严重时可选用强力定眩片、甲磺酸倍他司汀、盐酸氟桂利嗪等药物。

严重的头痛、头晕、呕吐、谵妄、躁动的患者应及时行头颅 CT 扫描以排除颅内出血可能,然后再行对症治疗。临床实践中因颅内积气、麻醉药物反应等造成的患者谵妄、躁动并不少见,一般会在术后 3 日内自行好转。

排除感染因素后,MVD 后发热的原因一般为无菌性脑膜炎,可在术后 7 日内发生,一般不需特殊处理。若体温超过 38.5℃ 时可给予对症处理,如给予非甾体解热镇痛药、物理降温、鼓励多饮水等。严重的无菌性脑膜炎往往需行腰椎穿刺,一方面与颅内感染鉴别,另一方面可释放血性或含有白细胞的 CSF,个别患者需腰大池引流。

术后常见的胃肠道反应为恶心、呕吐,多与麻醉和(或)术后低颅压有关,一般不需要特殊处理。术前存在消化系统疾病的患者术后往往恶心、呕吐更加频繁,可给予胃黏膜保护剂、抑酸剂、止吐药等。术后应鼓励患者早期进食。

(2)抗菌治疗:MVD 虽然是颅后窝微创开颅手术,但术中需要置入人工材料,所以合理应用抗生素是避免颅内感染发生的重要措施,目前主张在 MVD 预防性应用抗菌药物。抗菌药物应采用静脉给药,首剂给药在手术正式开始前,术后追加 1~2 次即可,一般应在术后 24 小时内停用。预防性用药以第一、第二代头孢类为主。

(3)脱水治疗:在 MVD 中为了充分暴露手术野需释放大量的 CSF,易造成患者发生暂时性低颅压,所以术后一般不使用脱水药物,以免进一步降低 ICP,甚至导致颅内出血。而当证实术后存在颅内血肿急性梗阻性脑积水脑水肿等 ICP 增高时,应及时使用脱水药物。首选的脱水药物是甘露醇。ICP 进行性的增高、与占位有关的临床症状加重可以使用 0.25~0.5g/kg,每 4~6 小时使用一次。单个剂量的甘露醇一般要求在 30 分钟内滴完。甘露醇滴速越快,脱水疗效会越好。有心功能不全、冠心病、肾功能不全倾向的要慎用,可根据不同情况适当加用呋塞米、肾上腺皮质激素和(或)白蛋白。如果患者有明显的心肾疾病应优选呋塞米。

(4)糖皮质激素的使用:地塞米松降低 ICP 的作用主要在于防治脑水肿,临床上常预防性给药。但地塞米松可引起血糖升高,加重缺血脑组织损伤,并有可能带来感染、伤口不愈合、应激性溃疡等不良反应。在 MVD 围术期不主张常规应用激素。但使用小剂量地塞米松有助于减轻术后无菌性脑膜炎反应,缓解术后头痛、呕吐等症状。应用时间不宜过长,一般 2~3 日为宜,用药期间需监测血糖、观察伤口、应用制酸剂。

2.术后并发症 复视是 MVD 后较为常见的并发症。术后出现复视后一般不需要特殊治疗,症状多在 3 个月内自行缓解。

MVD 后患侧面部感觉异常以面部麻木最为常见,多见于 TN 手术。术后出现相应症状者可给予扩血管营养神经等治疗,可使神经功能障碍得到一定程度的恢复。

与 MVD 相关的面瘫全部表现为术后患侧周围性面瘫。常用的治疗药物有类固醇激素、抗病毒药物、血管扩张药物、改善微循环药物、神经营养药等,同时积极改善患者一般状况,增强机体抵抗力。另外可配合针灸、理疗、高压氧等治疗。

术后手术侧听力障碍为 MVD 后最常见的严重并发症,主要原因有手术中的机械损伤、血管痉挛所致听神经供血障碍、术中乳突开放等。MVD后患者全麻清醒后应立即对患者进行听力检查,对于可疑患者行PTA检查,同时尽早给予营养神经、防治脑血管痉挛及改善微循环等药物,并尽早进行高压氧治疗。

平衡障碍、眩晕为MVD后常见的并发症,发生率约为7%,多为一过性。针对术后平衡障碍、眩晕患者应给予早期的扩血管药物及高压氧治疗,多可在3个月内恢复

TN MVD后角膜感觉障碍:术后一旦发生角膜反射消失或已发现有角膜炎征象时,应立即通,过滴眼药水、涂眼药膏、戴眼罩或防风眼镜、湿敷封盖患眼等措施给予角膜保护。

3.脑损伤并发症　MVD后小脑半球挫裂伤多由手术操作不当引起,可分为小脑皮质和皮质下脑挫裂伤,是MVD最为严重的术后并发症之一,也是手术患者死亡的主要原因。早期发现颅内出血是救治成功的关键。术后应密切观察患者各项生命体征,当发现有异常征象时立即复查头颅CT,使用甘露醇降低ICP,必要时行急诊手术。

(1)颅内出血:颅内出血是MVD后最严重的并发症,是患者死亡或致残的主要原因。其发生既与患者本身基础疾患、手术难度有关,也与术者的经验密切相关。手术操作过程中的血管损伤MVD后颅内出血、形成血肿可在术后数小时、数日,甚至数周后发生苏醒延迟的患者,术后不宜过早拔管。拔管前要充分评估患者状态,包括:手术前神经功能评估、术前气管插管顺利与否、术中是否发生不良事件、后组颅神经是否受损等。若患者术后自主呼吸恢复良好,咳嗽及吞咽反射恢复,SpO_2大于97%,生命体征稳定可考虑拔出气管导管。

(2)术后高血压及低血压:是全麻术后常见的并发症。术后高血压除了原发性高血压的因素外,主要由于术后疼痛恶心呕吐、导尿管刺激等因素引起,因对症使用降压药物,以防术后出血。术后低血压的原因较多,一般由于术中限制性补液、利尿脱水造成的容量不足引起,给予扩容升压等对症处理后多可缓解。若血压持续性波动,引流管出血量大,则应考虑颅内出血的可能。

(3)术后恶心呕吐:一旦发生应积极干预,避免由此引起的血流动力学波动及ICP的升高。尤其对于有高危因素及既往发生过术后恶心呕吐的患者,更应加强术前、术中的药物预防和麻醉管理。

(4)其他:对于术后疼痛、寒战、烦躁谵妄等麻醉相关并发症,均应积极对症处理,排除疼痛、寒冷、导管刺激等因素,加速围麻醉期的快速康复。

第四章　脑血管病手术麻醉

第一节　颅内动脉瘤手术麻醉

颅内动脉瘤(intracranial aneurysm,ICA)患者麻醉管理的目标是控制动脉瘤的跨壁压力(transmural pressure,TMP)、保证满意的脑灌注及氧供、避免 ICP(intracranial pressure, ICP)急剧变化。另外还应保证术野暴露充分,使脑松弛。动脉瘤跨壁压力差(TMP)等于瘤内动脉压(mean arterial pressure,MAP)减去瘤外周压(ICP),其实就等于脑灌注压(cerebral perfusion pressure,CPP)。这是一对矛盾,因此,我们需要找到平衡点,在保证足够 CPP 的情况下降低围术期动脉瘤破裂的风险。

一、术前准备

颅内动脉瘤的内科治疗包括控制继续出血、防治脑血管痉挛等。治疗方案要根据患者的临床状态而定。包括降低 ICP,控制高血压,预防治疗癫痫,镇静、止吐,控制精神症状。

颅内动脉瘤破裂的患者应绝对卧床休息、镇静、尽量减少不良的声光刺激,便秘的患者给予缓泻剂。应用降压药物满意控制血压直至手术当天,以减轻围术期血压波动。合并脑血管痉挛的患者应用钙离子拮抗剂等进行扩血管治疗。为了预防颅内动脉瘤破口处凝血块溶解再次出血,可采用较大剂量的抗纤维蛋白溶解剂,例如氨基己酸,以抑制纤溶酶原的形成,但肾功能障碍者慎用,并且注意引起血栓的可能。蛛网膜下隙出血患者可出现水及电解质紊乱,心律失常,血容量不足等,术前应予纠正。

除完成相关的脑部影像学检查,术前准备需要完善的检查包括血常规、心电图、胸部X 线片、凝血功能、血电解质、肝肾功能、血糖等。完成交叉配血试验,对于手术难度大或巨大动脉瘤,应准备足够的血源,并备自体血回收装置。一些患者 ECG 会显示心肌缺血的表现,高度怀疑心肌损害的患者可以行血清心肌酶、肌球蛋白、肌钙蛋白和超声心动图检查,必要时请相关科室会诊。

如果手术前患者 ICP 较高,采用降低 ICP 的措施时要注意防止动脉瘤壁透壁压(MAP-ICP)梯度快速增大,从而导致进一步出血。因此,必须在 ICP 监护下缓慢调节,也可在调节 ICP 前先施行脑室穿刺缓慢引流脑脊液(cerebrospinal fluid,CSF)。

心房利钠肽可引起脑耗盐综合征(cerebral salt wasting syndrome,CSWS),并伴有细胞外液量减少,需要补充生理盐水及一些高渗液。蛛网膜下隙出血时最好是保持较高的血管内容量,因此常常静脉输注含盐溶液。

二、麻醉前用药

适当应用镇静药物有助于稳定血压,预防颅内动脉瘤再次发生破裂,但应结合患者的具体情况而定,尤其是存在有呼吸系统并发症的患者,应在进入手术室后开放静脉、监测血压和SpO_2的情况下应用镇静药物。手术前呼吸道干燥剂的选择要根据患者的心率等情况,除非患者心动过缓,一般不选择阿托品,因其可导致心率增快和心脏负担加重。

三、麻醉监测

常规监测通常包括心电图、直接动脉压、SpO_2、$P_{ET}CO_2$、体温和尿量等。对于临床分级差的患者,最好在麻醉诱导前进行直接动脉压监测,明显的心脏病需要监测中心静脉压。出血较多者,进行红细胞压积、电解质、血气分析的检查,指导输血、治疗。手术中监测 EEG、体感或运动诱发电位有助于识别手术中脑缺血。

四、麻醉诱导

虽然麻醉诱导期间颅内动脉瘤破裂的发生率仅为 1%~2%,但是患者的死亡率却高达75%。麻醉诱导期间,任何导致 MAP 升高的情况(例如麻醉浅、呛咳、手术应激)和使 ICP 降低的因素(例如脑脊液引流、过度通气、脑过度回缩等),均可升高 TMP,并增加颅内动脉瘤破裂的危险。因此,麻醉诱导应力求平稳,避免高血压、呛咳和屏气。阿片类药物、β肾上腺素能受体阻滞剂和利多卡因等对抑制气管插管心血管反应效果明显,但同时需要注意避免低血压,以保证满意的 CPP,尤其是 ICP 升高的患者。

喉镜显露、气管插管、摆放体位和上头架等操作的刺激非常强,可使交感神经兴奋性增强,引起血压剧烈升高,增加颅内动脉瘤破裂的危险。因此,在这些操作前应保证有足够的麻醉深度、良好的肌肉松弛,并将血压控制在合理的范围。

异丙酚具有诱导迅速平稳、降低 CBF、ICP 和 $CMRO_2$ 需要、不干扰脑血管自主性调节和 CO_2 反应性等特点,因此具有脑保护及维持心血管状态稳定的效应,是目前诱导用药的首选。异丙酚的注射速度不宜太快,否则引起血压下降。选择起效较快的非去极化肌松药,如罗库溴铵可以迅速完成气管插管。对于老年患者或体质较差者可以选择依托咪酯,为防止出现肌阵挛,可预先静脉注射小剂量咪达唑仑或阿片类药物。另外,在上头钉的部位行局部浸润麻醉是一种简单有效地减轻血流动力学波动的方法。若 ICP 明显升高或监测体感诱发电位时最好选用全凭静脉麻醉。

五、麻醉维持

实施颅内动脉瘤夹闭术的患者,围术期的最大危险就是动脉瘤破裂出血,死亡率可高达 4.5%~20.8%。因此,麻醉中自始至终均应将预防颅内动脉瘤破裂放在首位。颅内动脉瘤的跨壁压(TMP)= MAP-ICP。因此,MAP 过高或 ICP 过低均可增加 TMP,从而增加颅内动脉瘤破裂的危险,但是 MAP 过低可影响脑灌注,有导致脑缺血的可能。因此,麻醉中既要保证适当的 CPP,又要降低颅内动脉瘤的跨壁压。另外,还应注意积极防治脑血管痉挛、提供满意的脑松弛,同时兼顾神经电生理监测的需要。

为了使手术野显露更满意,通常是在手术前实施蛛网膜下隙穿刺置管,以便于手术中 CSF,手术中应与神经外科医师保持良好沟通,观察 CSF 引流量,及时打开或停止引流。为了避免脑移位和血流动力学改变,CSF 引流应缓慢,并需控制引流量。维持 $PaCO_2$

30~35mmHg 有利于防止脑肿胀。也可以通过静脉注射甘露醇 0.5~1mg/kg 或合用呋塞米(10~20mg,静脉注射)使脑容积减小。甘露醇的作用高峰在静脉注射后 20~30 分钟,判断其效果的标准是脑松弛度而非尿量。甘露醇增加 CBF,降低脑组织含水量。

在处理巨大颅内动脉瘤或复杂颅内动脉瘤时,为了减少出血和便于分离瘤体,常常采用包括对载瘤动脉近端夹闭在内的临时阻断技术,为改善其供血区的侧支循环,可静脉注射去氧肾上腺素升高血压,以最大限度地保证脑供血。手术中补液应根据失血量、尿量和 CVP 进行。手术中动脉瘤破裂可导致急性大量失血和血压急剧降低,此时可适当减浅麻醉,并快速补液,输血应首选手术野回收的红细胞及新鲜血浆,其次可适当补充异体红细胞。如果血压过低,可应用血管收缩手术野回收的红细胞及新鲜血浆,其次可适当补充异体红细胞。如果血压过低,可应用血管收缩药物维持血压。手术中必须准确估计失血量,可通过输入全血、血制品或胶体液快速补充血容量。颅内动脉瘤夹闭成功后,可适度升高血压和维持液体正平衡,以预防手术后脑血管痉挛。

六、麻醉恢复和苏醒

在无拔管禁忌的患者,手术后早期苏醒有利于进行神经系统评估,便于进一步的诊断治疗。苏醒期轻度高血压可改善脑灌注,还有利于预防脑血管痉挛。然而过度的血压升高会增加颅内出血的风险,特别是对于有高血压病史的患者,苏醒和拔管期间可应用心血管活性药物控制血压和心率,避免血压过高引起心脑血管并发症。术中使用短效阿片类镇痛药维持麻醉者,应在停药后及时追加镇痛药,可以选择曲马朵或小剂量芬太尼、舒芬太尼等,同时应注意药物对呼吸的抑制。预防性应用适宜的止吐药也可避免手术结束后患者出现恶心呕吐,引起高血压。对手术前 Hunt-Hess 分级为Ⅲ级、Ⅳ级或在手术中出现并发症的患者,手术后不宜早期拔管,应保留气管插管回 ICU 并行机械通气进行观察治疗。

七、颅内动脉瘤麻醉的特殊问题

1.诱发电位监测 大脑皮质体感诱发电位及脑干听觉诱发电位可用来监测大脑功能。通过诱发电位监测脑缺血可以指导外科操作及循环管理。进行神经生理监测时,首选全凭静脉麻醉,因为其对诱发电位描记的干扰较吸入麻醉小。诱发电位监测要求不使用肌松药,目前多联合应用异丙酚和瑞芬太尼静脉麻醉,既能满足监测需要,也能很好抑制呼吸以维持机械通气。

2.脑电图监测 一些动脉瘤患者会伴有癫痫症状,术中需要监测脑电图,脑电图对麻醉的要求相对不高,每次监测要保持相对稳定的麻醉深度,便于夹闭前后对比。

3.术中造影 为提高手术质量,确保动脉瘤夹闭的彻底,术中造影是最有效的方法。动脉置管术中造影需在手术开始前放置导管,使手术时间延长,对患者创伤较大。术中吲哚菁绿(Indocyanine green,ICG)荧光血管造影使显微手术操作和荧光血管造影可以同时进行。该技术一经出现,即在神经外科领域得到迅速推广。能在术中判断动脉瘤是否完全夹闭,载瘤动脉及其分支血管是否通畅等,通常术者在造影后 1 分钟以内即能做出判断。在荧光剂注射后会出现几秒钟的脉搏血氧饱和度降低。少数患者可能出现对 ICG

的过敏反应,应予以注意。

4.临时阻断术　在处理巨大动脉瘤或复杂动脉瘤时,为减少出血,便于分离瘤体,常会使用包括对载瘤动脉近端夹闭在内的临时阻断技术,阻断前应保持患者血压不低于基础值水平,以最大限度保证脑侧支循环的有效建立和脑供血。

5.控制性降压　降低动脉瘤供血动脉的灌注压可以减小动脉瘤壁的压力并使手术时夹闭动脉瘤更易操作。另外,一旦动脉瘤破裂会更易止血。但是目前,随着神经外医师技术的提高,以往常用的控制性降压技术目前不再常规使用。低血压虽然有助于夹闭动脉瘤,但可能破坏脑灌注,尤其是在容量不足情况下,使预后不良和脑血管痉挛发生率增加。大多数神经外科医师通过暂时夹闭动脉瘤邻近的供血动脉的方法达到"局部降低血压"的效果。有些是3~5分钟短期多次夹闭,但另外一些医师发现多次夹闭可能会损伤血管而采用5~10分钟的时间段。血压应保持在正常范围或稍高于正常水平以增大其他部位的血流量。但应避免暂时夹闭后尚未处理的动脉瘤直接处于血压过高的状态。

6.围术期动脉瘤破裂　由于很难判断患者的动脉瘤到底属于哪一种生长模式,故要根据患者情况个体化综合性选择治疗方案,加强围术期同手术医师、神经电生理医师等的密切配合,尽量避免那些容易诱发其破裂的危险因素,设定临床路径管理规范化的诊疗措施,更有效地改善患者的预后。麻醉过程应尽量保持血流动力学平稳,避免诱导插管等操作刺激引发血压波动,减小动脉瘤破裂和再出血的风险。术中应密切关注手术进程,一旦发生动脉瘤破裂,必须迅速补充血容量,可采用短暂控制性降压,以减少出血。如短时间内大量出血,会使血压急剧下降,此时可适当减浅麻醉,快速补液,输血首先选择术野回收的红细胞,其次可以适当补充异体红细胞,大量出血同时需补充血浆。如血压过低时可以使用血管收缩药维持血压。出血汹涌时可以采用两个负压吸引器同时血液回收,注意肝素的滴速,避免回收血凝固,回收的红细胞可加压输注。已有的大量病例证实,术野自体血液回收是挽救大出血患者生命的有力措施,术前应做好充分准备。

7.低温　低温麻醉会使麻醉药代谢降低、苏醒延迟,增加术后心肌缺血、伤口感染及寒战发生率。在研究中采用低温麻醉实施动脉瘤夹闭术并未发现有益。

第二节　颅内动静脉畸形手术

一、麻醉术前评估

1.一般情况评估　所有麻醉药物和麻醉方法都可影响患者生理状态的稳定性;手术创伤和出血可使患者生理功能处于应激状态;外科疾病与并存的内科疾病又会导致各自的病理生理改变。为减轻这种负担和提高手术麻醉的安全性,应在手术麻醉前对患者的全身情况和重要器官的生理功能做出充分的评估,并尽可能加以维护和改善。

一般情况评估包括对患者意识水平、精神状态的评估;患者的体格、营养状况;记录患者的主要生命体征。其中,对患者的气道进行评估是麻醉相关体格检查中最重要的一个方面。

2.颅内血管畸形评估 颅内血管畸形是一种先天性脑血管发育异常,分为脑动静脉畸形(AVM)、海绵状血管瘤、静脉畸形、毛细血管扩张症及混合型,其中以脑 AVM 为最多见。混合型包括 AVM 和海绵状血管瘤、AVM 和毛细血管扩张症、AVM 和静脉畸形、静脉畸形和海绵状血管瘤存在于同一病灶。

动静脉畸形由一团畸形血管(血管巢)组成,内含直接相通的动脉和静脉,二者之间无毛细血管;多见于皮质和白质交界处,呈锥形,基底部面向脑皮质,尖端指向白质深部或直达侧脑室壁;有一支或多支增粗的供血动脉,引流静脉多扩张、扭曲、含鲜红的动脉血;畸形血管团之间杂有变性的脑组织(病理特征),邻近脑实质常有脑萎缩甚至缺血性坏死。

(1)出血多发生于年龄较小者,可表现为蛛网膜下隙出血、脑内出血或硬膜下出血,常于体力活动或情绪波动后突然出现剧烈头痛、呕吐、意识丧失、颈项强直和 Kernig 征阳性。

(2)癫痫可见于 40%~50% 的患者,约半数为首发症状,多见于较大的、有大量"脑窃血"的动静脉畸形者,以部分性发作为主,可呈继发性全身扩散型,具有 Jackson 癫痫的典型特征。

(3)头痛 60% 的患者有长期头痛史,多局限于一侧,出血时头痛的性质发生改变。

(4)进行性神经功能障碍主要表现为运动或感觉性瘫痪(见于 40% 的患者,10% 为首发症状),常发生于较大的 AVM 主要原因为"脑窃血"引起的短暂性脑缺血发作、较大的动静脉畸形引起的脑水肿或脑萎缩及出血引起的脑损害或压迫。

(5)智力减退巨大型动静脉畸形尤其是涉及双侧额叶的 AVM 可因严重的"脑窃血"引起的弥漫性缺血和脑发育障碍而伴有智力减退,也可因反复癫痫发作和长期服用抗癫痫药引起。

3.治疗 由于颅内 AVMs 复杂多样,并且致死致残率高,一直是神经外科的棘手问题。近几年神经显微外科、神经放射学、立体定向显微技术和显微镜导航技术及神经外科麻醉技术的迅速发展,使一些过去认为难以手术的颅内 AVMs 病例得以治疗。颅内 AVMs 的治疗方法主要包括:显微 AVM 病灶手术切除、血管内介入栓塞治疗和立体定向放射外科治疗,对于一些复杂的颅内 AVMs 病例常常需要显微手术切除、血管内栓塞与立体定向放射相互结合的综合治疗手段。

最初,介入下血管内栓塞治疗的目标是致力于完全根除畸形血管团。但单纯栓塞治愈颅内 AVMs 的比例较低,而且颅内 AVMs 的复杂性又使这一目标徒增了不少的并发症。然而,栓塞治疗可使较大的畸形血管团体积缩小,减轻颅内 AVMs 患者顽固性症状如癫痫、头痛等。栓塞治疗还可闭塞与畸形血管团有关的动脉瘤及畸形血管团内大的动静脉瘘,也可作为手术和放射治疗的前期治疗措施。

二、麻醉监测

1.ECG 通过 ECG 监护,发现并及时处理心律失常和心肌缺血。

2.直接动脉压 对于预计手术中有较大循环波动或手术中需要实施控制性低血压、

控制性高血压的患者,应监测直接动脉压。如果动脉穿刺困难,可从股动脉导管鞘的侧腔监测有创动脉压。但是,对于手术后阶段需要持续监测有创动脉压的患者,则应实施桡动脉穿刺置管。另外,使用共轴或三轴导管系统,可监测颈动脉、椎动脉和大脑末梢循环的情况。

3.血氧饱和度(SpO_2)

4.气体监测 血液中二氧化碳是血管扩张的最主要的因素。过度通气降低二氧化碳分压(低碳酸血症)可导致脑血容量(CBV)和 CBF 下降。手术中维持轻微呼吸碱中毒($PaCO_2$ 30~35mmHg,$P_{ET}CO_2$ 25~30mmHg)有助于降低 ICP,同时过度通气还可通过收缩脑血管使注入动脉的造影剂流入动脉边缘而提高血管造影的质量。在局部脑缺血的情况下,高 $PaCO_2$ 可引起脑内窃血,而适当采取过度通气可促进血液从正常脑区向将实施栓塞的缺损区域分流。另外,$PaCO_2$ 增高还可增加交感神经活性和心律失常的发生率,在合并冠心病的患者可导致心肌氧供需失衡,所以手术中应避免 $PaCO_2$ 增高。

5.体温 患者在神经介入治疗中可出现低温,应监测并保证核心温度接近正常。目前尚无证据表明轻度低温在神经介入治疗过程中有益,对于破裂或未破裂的颅内动脉瘤患者,笔者的目标是维持核心温度在 36~37℃。

6.中心静脉压(CVP) 对于心肺功能差、手术中循环功能极不平稳和需要应用药物控制血压的患者,应监测 CVP。可通过颈内静脉或锁骨下静脉穿刺置管。但要注意在颅内顺应性下降的患者,头低位行穿刺和置管时,可导致 ICP 突然增高。

7.尿量 手术中应用的造影剂、冲洗液及可能的利尿剂(例如甘露醇、呋塞米)均具有利尿作用。所以,围术期应监测患者的尿量,并严格管理液体,以防止肾功能损害的发生。

8.神经生理监测 手术中除密切观察患者的意识状态、语言功能、运动功能和瞳孔变化之外,还可根据需要监测脑电图、体感诱发电位运动诱发电位或进行经颅多普勒超声检查,协助了解患者的神经功能和脑血流状态。对于伴有蛛网膜下隙出血并行脑室切开引流术的患者,条件允许时可监测 ICP。

9.其他 后颅窝手术坐位手术时,用多普勒超声心前区听诊来监测气栓。

三、全身麻醉

1.麻醉前准备 术前 1~2 日给予类固醇激素。所有幕上动静脉畸形,常规用抗癫痫药。同时液体限制在 1L/24h。

2.麻醉诱导 麻醉诱导中,MAP 应维持在接近患者手术前原有的正常基础血压。应提前预见并预防能够导致高血压的各种刺激因素,尤其是喉镜显露、气管插管或插入喉罩通气道时。上头架时,可辅助应用局部麻醉及静脉注射 β 肾上腺素能受体阻滞剂、短效阿片类药物和静脉麻醉药等。分级很差的患者伴 ICP 增高,轻度高血压可能对患者有益。

3.麻醉维持吸入麻醉和全凭静脉麻醉均适用于颅内 AVMs 手术的麻醉。短效静脉麻醉药物,例如丙泊酚、芬太尼瑞芬太尼、舒芬太尼等,均已被广泛地应用于全凭静脉麻醉。

吸入麻醉药可在轻度过度通气下应用,以防止脑血管扩张。应用胶体液、不含糖的晶体液或两者来维持正常或略高的血容量。颅内 AVMs 手术中,可发生严重出血并可导致恶性脑水肿,应谨防静脉压升高。

四、血管内介入栓塞治疗的麻醉

1.麻醉科医师的职责　主要在神经介入治疗过程中是:①手术前全面、认真的评估,综合分析患者的全身状况,疾病病理生理和手术要求,制订最适宜的麻醉方案;②手术中合理监测、维持最适合的生理状态,提供最佳麻醉,同时注意避免体动;③熟练掌握对全身及局部循环的控制、对围术期凝血功能的管理、在防止血栓栓子形成的同时避免出血并发症的发生,并能处理手术中各种紧急事件;④手术后保证快速而平稳的麻醉恢复,以利于及时进行神经功能评估;⑤在行紧急影像学检查及手术后转运过程中,负责监护和管理患者,以策安全。

2.麻醉管理　监护麻醉和全身麻醉是目前神经介入治疗中应用较多的麻醉方法,具体的选择有赖于患者的全身状况、手术需要、麻醉科医师的习惯等因素。

(1)监护麻醉:由于神经介入手术具有微创、刺激较小的特点,监护麻醉曾被广泛使用。大多数患者可在轻、中度镇静或镇痛下完成手术,合作的患者甚至可在无镇静处理或轻度镇静处理下完成手术;有时合作的患者也可因焦虑或幽闭恐惧而不合作,需要进行镇静处理;精神迟钝的患者或小儿需要满意的镇静、镇痛处理。但是,对于手术前已丧失合作能力的患者,特别是已存在神经系统损伤的患者,则不宜选择监护麻醉。

监护麻醉的优点包括:①手术中可全面、有效地监测患者的神经功能状态;②对生命体征影响小,避免了麻醉诱导、气管插管和拔管所致的循环功能波动,尤其适用于伴有严重全身疾病而不能承受全身麻醉的患者;③使患者处于轻度镇静状态,减少紧张、焦虑,减轻应激反应。

监护麻醉的缺点包括:①缺乏气道保护,不恰当使用有发生手术中误吸、缺氧和高碳酸血症的潜在危险;②长时间手术可使患者紧张不适;③无法避免突然的体动;一般不适用于小儿和丧失合作能力的患者;④可延迟手术中紧急情况的处理。因此,对于应用监护麻醉的患者应注意:①对于手术中可能发生脑血管破裂、血栓形成、血管阻塞和心律失常(包括房性或室性期前收缩、室性心动过速甚至心室纤颤等)等紧急情况的患者,应随时做好建立人工气道和循环功能支持的准备;②手术中合理应用口咽或鼻咽通气道、密切观察、防止呼吸抑制或呼吸道梗阻;③手术中监测应如同全身麻醉;④股动脉穿刺置管及可解离式弹簧圈解离时均可引起一定程度的疼痛、发热等不适感;⑤应常规导尿,以防止膀胱充盈而影响镇静效果。

采用监护麻醉时,应选择短效麻醉药物,例如瑞芬太尼、咪达唑仑和丙泊酚,使麻醉深度易于掌控,有利于手术中评估患者的神经功能状况。这些药物可单独应用或联合应用,单次静脉注射或持续静脉输注。临床上有几种常用的联合给药方式,包括:瑞芬太尼复合丙泊酚等。如果应用阿片类药物的患者出现恶心、呕吐,应给予抗呕吐药物。手术中保持婴儿和小儿较长时间不动十分困难,对于健康小儿可给予口服水合氯醛(4个月以下婴儿应用 25~50mg/kg,年龄稍小儿应用 50mg/kg)镇静。

（2）全身麻醉

1）气管插管全身麻醉的优点：①手术中可保证气道安全和进行控制通气,因而能够加强对 $PaCO_2$ 和 ICP 的控制,并改善氧合,提高患者的安全;②在全身麻醉状态下有利于对患者进行循环控制（包括控制性低血压、控制性升高血压）和脑保护;③发生严重并发症时,已建立的安全气道能为抢救患者和及时处理赢得更多主动,因而提高治疗效果;④肌松药的使用能够保证手术中患者无体动,提高了重要操作步骤的安全性;⑤特别适用于时间长、操作困难的神经介入治疗手术及小儿和不能合作的患者;⑥在影像学检查时,为了避免面骨的干扰,神经介入治疗医师有时要求患者处于下颌蜷缩体位并保证不动,有时则需要控制运动甚至暂时停止呼吸;全身麻醉和控制呼吸能够满足这些要求,为获得更优质的图像资料创造条件。

鉴于上述众多优点,使用肌松药的全身麻醉目前越来越多地受到麻醉科医师和神经介入治疗医师的推崇,在神经介入治疗中逐渐占据主导地位。

2）全身麻醉、气管插管的缺点：气管插管、拔管过程中容易引起循环功能波动,从而导致心肌耗氧量增加,有造成心肌缺氧的危险。高血压、呛咳、屏气等可升高 ICP,并随之带来一系列不良影响。手术中神经介入治疗医师不能随时对患者的神经功能状态进行评估。

3）麻醉药物选择的原则：应选择起效快、麻醉诱导迅速、半衰期短、无残余作用、停药后能快速苏醒、无兴奋和手术后神经症状、不增加 ICP 和脑代谢、无神经毒性作用、不影响血脑屏障功能、不影响 CBF 及其对 CO_2 反应的药物。

4）具体麻醉药物的选择：①目前应用的大多数麻醉药物包括丙泊酚、七氟烷、地氟烷等,均为短效药物,麻醉诱导和恢复均非常迅速,在快速麻醉诱导过程中仅产生很小的血流动力学变化,并能快速、平稳地调整麻醉深度;②全凭静脉麻醉或辅以低浓度的吸入麻醉均可取得很好的麻醉效果。高浓度吸入麻醉药可导致脑血管扩张,应避免;③据文献报道,目前国内应用较多的是手术前药物是咪达唑仑 0.05~0.1mg/kg;静脉注射芬太尼 2~4μg/kg、丙泊酚 1~2mg/kg 或依托咪酯 0.3mg/kg、维库溴铵 0.08~0.1mg/kg 实施麻醉诱导;手术中静脉维持采用丙泊酚 5~10mg/(kg·h)[或依托咪酯 0.6~0.9mg/(kg·h)] 复合瑞芬太尼 0.05~0.2μg/(kg·min)（或依需要间断静脉注射芬太尼,每次 0.05~0.1mg）,并间断静脉注射维库溴铵 0.02~0.05mg/kg（或每次 2mg）。如果手术中采用吸入麻醉药维持,一般应用较低浓度,例如 1%~1.5%异氟烷。手术结束后,根据具体情况决定是否拮抗残余肌肉松弛作用;④氧化亚氮可使注射造影剂和冲洗液体时的微小气泡增大,并在脑循环中形成空气栓子,所以应避免使用。

5）目前推崇的麻醉药物和方法：虽然全身麻醉气管插管有利于手术中呼吸管理,但是气管插管和拔管操作可造成声带、气管损伤,并能引起明显的应激反应,主要表现在心血管系统方面,包括心率加快、血压升高甚至严重心律失常以和心搏停止。

与气管插管相比,喉罩通气道仅放置于咽喉部,通气罩位于喉部上方,不进入声门和气管,放置时不需要喉镜显露。从而应用喉罩通气道维持呼吸道可避免喉镜对会厌感受器、舌根颈部肌肉深部感受器及气管导管对气管黏膜的机械刺激,因而消除了气管插管所引起的声门、气管黏膜损伤,手术后较少发生咽喉痛。应用喉罩通气道能明显减少呛咳、心血管系统反应和心肌耗氧量,同时降低颅内动脉瘤破裂的发生率。另外,由于神经介入手术本身刺激较小,而喉罩通气道对咽喉部的刺激明显小于气管插管,所以可减少手术中麻醉药物的用量,缩短手术后拔除喉罩通气道和患者的苏醒时间,有利于手术后早期进行神经功能评估。

然而,应用喉罩通气道时应注意以下问题:①使用喉罩通气道患者的体重指数(BMI)应正常(<25)且无预计的困难气道和困难气管插管;②考虑到已破裂过的颅内动脉瘤手术中发生再次破裂的风险较大,所以选择喉罩通气道应谨慎;③使用喉罩通气道时可出现密封效果不好、间歇正压通气时胃胀气和口腔分泌物增加通气时出现食管反流等问题,应予以注意;④喉罩通气道不能防止呼吸道误吸,对饱食患者应禁用;慢性阻塞性肺疾病患者因气道压较高和气道管理困难,喉罩通气道也应谨慎。

喉罩气道(LMA)可以用作替代气管内插管的管理的气道。它控制气道,减少血流动力学变化及迅速平稳麻醉苏醒。通过 LMA 提供肌肉松弛和控制通气。

五、手术中管理的特殊要求

1.控制性低血压　手术中需要及时、准确地调控患者的血压,使颅内血流动力学达到最优化,以促进手术操作,并降低并发症的发生率。AVM 切除时维持轻度低血压,有效减缓供血动脉的血流,减少出血。但要注意血压降得过多,加重畸形"窃血",周围脑组织灌注不足而导致脑缺血。

AVM 完整切除后,将出血点彻底止住,再将血压慢慢回升到正常水平,如有再出血,应继续止血。

控制性低血压也适用于较大的颅内 AVM 栓塞术,可有效减缓供血动脉的血流,使微粒栓塞的位置更准确。

(1)控制性低血压时注意事项:①降压的幅度不宜过大和速度不宜过快。对于基础状况较好的患者,血压可较手术前降低;但是,MAP 低于 50mmHg 时脑血管对 $PaCO_2$ 的反应消失,MAP 降低大于 40% 时脑血管的自身调节作用消失。对于手术前合并动脉粥样硬化、心脑血管疾病的患者,控制性低血压的范围应考虑到患者的承受能力,详细询问患者手术前的血压状况;②应掌握好控制性低血压效果出现的时间,使之能与栓塞材料的脱离在时间上准确匹配或分离和钳夹供血动脉前;③在清醒患者,控制性低血压过程中会遇到较多困难,应用应更加谨慎。血压的突然降低可使患者感觉不舒适、恶心、呕吐,并且难以忍受,以致被迫中断手术。因而,清醒患者的控制性低血压过程应缓慢,在采取控制性低血压前,必须确保患者充分氧合,同时预防性应用抗恶心、呕吐药物(例如氟哌利多恩丹西酮等)。另外,清醒患者高度紧张和焦虑可使体内儿茶酚胺含量增高,导致血压升高和心率增快,加之缺少了全身麻醉药物的辅助降压作用,使控制性低血压更加困难,需要增大降压药物的剂量;④在清醒患者,即将对实施填塞的备选脑血管行试验性阻塞时,麻醉科医师应准备好处理随之而来的躁动、昏迷和突发意识丧失。

（2）理想的降血压药物：应能快速、安全地将血压降低至适合的预定目标：由于需要控制性低血压的时间可能非常短暂，所以也要求药效能够快速消失。具体选择哪种降压药物在一定程度上取决于麻醉方法、麻醉科医师的临床经验、患者的全身状况及所需的降压程度。对于全身麻醉患者，有一系列药物可供选择，包括吸入麻醉药（例如异氟烷和七氟烷）、外周血管扩张药（例如硝普钠、硝酸甘油、艾司洛尔、拉贝洛尔）。由于硝普钠和尼莫地平对循环功能影响小且有助于控制 ICP，常用于控制性低血压。虽然艾司洛尔和拉贝洛尔用于控制血压对脑生理的影响轻微，但是拉贝洛尔是一种 α 和 β 肾上腺素能受体阻滞剂，作用时间较长，并具有脑血管痉挛等不良反应，应用时应谨慎。有些学者认为血管扩张剂如肼屈嗪硝酸甘油和硝普钠可引起增加 ICP 和脑血容量.可能恶化脑灌注和局部缺血。

2.控制性升高血压　大脑具有高代谢、低储备的特点。在慢性脑缺血患者，侧支循环可逐步建立，并改善脑血流灌注，但是当发生脑动脉急性阻塞（例如导管或栓塞材料意外阻塞供血动脉）或是脑血管痉挛时，升高血压以增加伴行血管的血流量是唯一有效且可行的方法。对于出现脑缺血症状的患者，也可尝试人为升高血压的方法改善血流。但是，控制性升高血压并不能保证使所有的脑缺血获得缓解。另外，控制性升高血压前还应仔细权衡其改善缺血区灌注的有益作用及其导致缺血区出血风险的不良作用。血压升高的幅度取决于患者的自身状况和病变情况，一般来讲，可将血压提升至平时血压基础值以上 30%~40%，或尝试将血压升高至脑缺血症状缓解或消除，升高血压的同时必须严密监测患者的生命体征，特别是心电图，以防止心肌缺血的发生。

对于全身麻醉患者，首先可通过减浅麻醉升高血压，此外也可应用升压药物。通常首选去氧肾上腺素，首次剂量为 $1\mu g/kg$，然后缓慢静脉滴注，并根据血压调节用药量。对于心率较慢或其他条件限制使用去氧肾上腺素的患者，也可选择多巴胺持续静脉输注。

3.术中自体血液回收　正常脑的重量仅占身体重量的 2%，但供给脑的血液量则占左心排出量的 15%~20%，即全脑血流量为 750~1000mL/min。颅内 AVMs 手术中出血量较大，并且与颅内 AVMs 的大小、供血程度、血压高低和手术操作技巧等因素有关。手术野血液回收可回收失血量的 50%~70%。清洗浓缩后红细胞的 Hct 可达 55%~65%，并洗除了 90%以上的游离血红蛋白、抗凝剂和活性物质。可迅速、及时地为抢救患者生命提供新鲜的血细胞，明显减少异体输血及其并发症。

在临床上，对于估计手术中出血超过 600mL 的颅内 AVMs 患者，均可考虑进行自体血液回收，特别是全身血容量较小的小儿患者，即使回收少量的血液（50~100mL）也是有意义的。必须注意，自体血回输后虽然红细胞、血红蛋白和 Hct 有所升高，但是凝血功能改善不明显，纤维蛋白原（fibrinogen，FIB）和血小板甚至可降低，需要严密监测凝血功能指标，及时补充血小板和凝血因子，保证患者安全。

4.脑松弛治疗　术中降低患者的 ICP，减轻脑水肿，达成脑松弛，从而有利于颅内结构的暴露，降低颅内牵引器对脑组织的压力，减少缺血性脑损伤的风险，见表 4-1。

表 4-1　颅压增高的围术期预防和治疗

预防	治疗
术前适当地镇静和抗焦虑	脑脊液引流(经脑室或腰穿导管)
维持正常的血容量,避免过度输液,使用等渗液体	使用渗透性利尿剂和或袢利尿剂
头高位,头伸直避免颈静脉受压	过度通气,使 $PaCO_2$ 达 30~35mmHg
稳定的血流动力学,β 受体阻滞剂,右美托咪定及利多卡因有助于达到上述目标	使用肌松药
糖皮质激素	全凭静脉麻醉替代吸入麻醉
足够通气,维持 $PaO_2 > 100mmHg$,$PaCO_2$ 35mmHg 左右,不使用 PEEP,尽量降低胸膜腔内压	
吸入麻醉药呼末浓度不超过 1MAC	

六、围术期并发症的预防与处理

1.脑内出血和脑肿胀　对于手术切除或动脉内栓塞治疗颅内 AVMs 的患者,手术中或手术后可发生一种严重并发症,表现为脑内出血和脑肿胀,可造成患者严重偏瘫甚至死亡。术中常发生在病灶切除的最后阶段,而术后常发生在手术后的第 1~2 天发生。表现为手术残腔壁渗血和出血,周围脑组织水肿。Spetzler 等 1978 年首先提出正常灌注压突破理论(normal perfusion pressure breakthrough,NPPB)来解释上述现象。

(1)NPPB 的发病机制:Spetzler 等在提出 NPPB 理论时认为,一方面,动静脉间的快速分流引起大量的血流通过 AVMs;另一方面,分流可引起分流通路上的动脉压降低。动脉压降低使动脉的灌注范围缩小,病变周围组织得不到灌注,引起"脑窃血"现象。同时由于病变及周围区脑动脉长期处于扩张状态,脑血管自动调节功能失调。一旦 AVM 被切除,"脑窃血"现象得到纠正,脑组织灌注压恢复正常,在一些病例中脑血管压力自动调节能力并未恢复,这些丧失自动调节能力的微血管不能承受原来被盗取血液的重新注入,从而导致血管源性脑水肿毛细血管破裂和脑实质出血。

(2)治疗:调控动脉压,使血压维持在低于患者的基础水平的 15%~20% 范围内。北京天坛医院神经外科总结出了一套行之有效的 NPPB 预防方法。即在切除巨大颅内 AVMs 时,手术中降低动脉压、控制体温、延长麻醉苏醒时间、减低代谢消耗等辅助手段,以及手术后应用大剂量的糖皮质激素和脱水药物等,可有效预防 NPPB 的发生。

2.神经源性心肌损伤

(1)概念:指在没有心脏原发性疾病的情况下,由于颅脑损伤或中枢神经系统其他疾病引起的心脏损害。脑-心综合征是由 BYER 于 1947 年首次报告,即由于各种原因如急性脑血管病、急性颅脑损伤、颅内炎症、颅内占位性病变等,所导致的 ICP 增高累及到丘脑下部和脑干的自主神经中枢所引起的继发性心肌缺血、心律失常和心功能不全,并不包括脑部疾病发生前的心脏疾病。

（2）神经源性心脏损害的主要表现

1）心电图改变：分为两种类型，一种是心肌缺血，表现为 QR S-ST 段和 T 波异常还有 QT 间期的延长，另一种是心律失常，如窦性心动过缓、房早或室早、左室高电压、房室或心室内传导阻滞等。

2）心功能的改变：超声心动图显示室壁运动异常，表现为心肌收缩力明显降低，射血分数降低。

（3）发病机制

1）儿茶酚胺作用：急性脑卒中导致下丘脑自主神经功能紊乱，交感神经功能亢进而迷走神经功能下降，交感神经末梢释放大量的儿茶酚胺类物质，心肌组织中儿茶酚胺增高引起细胞内钙增加过多，导致心肌收缩力降低和心脏功能的损伤。另外，儿茶酚胺增加引起的神经体液调节紊乱，导致冠状动脉痉挛，同时影响到心脏的传导系统和心肌的复极而导致心肌损害和心功能异常。

2）水电解质紊乱对心脏的影响：大量的渗透性脱水剂如甘露醇的应用可短暂增加循环血量，诱发或加重心功能不全，脱水后限制补液及失血造成的血容量减少，也会影响心脏功能。

3.神经源性肺水肿

（1）概念：神经源性肺水肿（neurogenic pulmonary edema，NPE），由 Nothnagel 于 1874 年首次报道，是指患者并无原发心、肺、肾疾病，而是由各种中枢神经系统疾病所致的 ICP 增高引发急性肺水肿，故又称为中枢性肺水肿。引起 NPE 的原因众多，如颅脑损伤脑炎、脑出血等。

（2）临床表现：咳嗽、进行性呼吸困难、呼吸急促、发绀，出现三凹征、口鼻溢出大量白色或粉红色泡沫；双肺弥漫性细湿啰音，全身大汗。胸部 X 线片：早期两肺纹理增强；出现蝴蝶状阴影斑片状阴影时已属晚期；PaO_2 均降低（<60mmHg）病程进展迅速，治疗困难，病死率高。

（3）发病机制：尚未完全明确，目前有血流动力学说、肺毛细血管渗透性学说和冲击伤学说三种，但较为公认是前两种。

1）血流动力学说：该学说认为血液在体内转移是主要的。中枢神经系统损伤后 ICP 急剧升高，CBF 减少，造成下丘脑功能紊乱，解除了对视前核水平和下丘脑尾部"水肿中枢"的抑制，引起交感神经系统兴奋，释放大量儿茶酚胺，使周围血管强烈收缩，血流阻力加大，大量血液由阻力较高的体循环转至阻力较低的肺循环，引起肺静脉高压，肺毛细血管压随之升高，跨肺毛细血管 Starling 力不平衡，液体由血管渗入至肺间质和肺泡内，最终形成急性肺水肿。NPE 的发生机制主要是肺循环超载和肺血管收缩。通过给予交感神经阻断剂和肾上腺素 α 受体阻滞剂均可以降低或避免 NPE 的发生。

2）肺毛细血管渗透性学说：血管通透性增加在 NPE 发生中扮演主要角色。但该学说也认为在 NPE 的发生过程中交感神经系统起介导作用，在 NPE 发生过程中，一般认为 α_1 受体介导了肺血管通透性增加。肺血管上的 α_1 受体与激动剂结合以后，一方面介导肺血管收缩，引起肺血管液体静压升高，增加血管滤过压，另一方面引起肺血管内皮细胞内

Ca^{2+}浓度增加、作用于细胞骨架的收缩成分,引起细胞收缩,细胞连接间隙扩大。同时通过一系列的病理生理变化,对细胞膜造成损伤,导致内皮细胞连接松弛和脱落,从而引起肺毛细胞管通透性增加。同时肺组织释放内啡肽、组胺、缓激肽等物质均能增加毛细血管通透性。

3)冲击伤理论:研究认为中枢神经系统损伤后,机体发生过度应激,交感神经过度兴奋引起儿茶酚胺物质大量释放是导致 NPE 的重要原因。

4)其他:有人认为肺血管微栓塞及血小板聚集会造成血管内血液凝固性增加,使肺毛细血管的通透性增加引发 NPE。还有学者认为 NPE 的发生能与淋巴管循环障碍有关,组织间隙和肺泡间充满淋巴液。由于淋巴管收缩或滤过增加,超过了淋巴系统的代偿能力,导致 NPE 的发生。总之,NPE 的发生可能不是单一因素,而是一个复杂的病理生理过程,是中枢神经系统损伤后神经、体液、生物活性因子等多因素综合改变的结果。如将上述多种学说有机地结合起来,可以概括为:中枢神经系统损伤后,交感神经过度兴奋,引起全身血管收缩,机体血流动力学急剧变化,使大量液体潴留在肺组织,形成肺水肿,同时血流动力变化冲击肺毛细血管内皮,使其破坏,导致通透性增加,并且这种改变在正常肺循环压力下依然存在,并受压力变化影响更大。

(4)治疗:①限制过量液体输入;②清除呼吸道分泌物,保持气道通畅;③均应给予高流量吸氧,疗效不佳者气管插管或气管切开,呼吸机辅助通气。主要采取辅助/控制通气(A/C)+呼气末正压通气(PEEP);④糖皮质激素能减低毛细血管的通透性,从而减轻肺水肿的程度。可给甲强龙 15~20mg/(kg·d);⑤降低心脏负荷,维持正常循环;⑥保持水电解质和酸碱平衡;⑦有效抗生素防止肺部感染。

4.闭塞性充血　在术后的即时阶段出现,可能由于破坏了临近正常脑组织的静脉引流结构,迟发的表现可能由于延迟性引流静脉或硬膜窦血栓形成。当患者术后脱水治疗时风险可能会增加。

5.脑闭塞　血栓栓塞事件或错位的线圈可能导致脑闭塞和梗死。管理包括血压调控,以确保缺血区足够的灌注;抗凝,用肝素阿司匹林等。

在阻塞的情况下,动脉压应该是升高以增加侧支血流量并保持正常 $PaCO_2$。血管造影可见的血栓可能通过使用导丝或局部输注盐水行机械裂解处理。

第五章 神经外科唤醒开颅手术麻醉

第一节 神经外科唤醒开颅相关手术技术

手术治疗、放射治疗和化学治疗等手段的综合应用,明显改善了脑胶质瘤患者的生存期和生活质量,但目前胶质瘤的治疗仍缺乏根治手段。手术切除程度仍是影响胶质瘤术后复发和患者存活率的主要因素。大脑功能区主要指与语言、运动、感觉和视觉功能密切相关的皮质和皮质下结构所构成的网络。文献报道大约82.6%的低级别胶质瘤、53.9%的高级别胶质瘤累及功能区。功能区胶质瘤的手术治疗是神经外科临床工作的一个难题,其主要矛盾是病灶切除程度与患者神经功能之间的取舍。

功能区胶质瘤手术的核心技术是脑功能定位技术,该技术是由脑成像、术中电刺激和电生理监测等技术综合构成。其提高脑胶质瘤手术安全性,对达到最大程度切除胶质瘤,同时最大限度保护脑功能,起到积极作用。

一、术前评估

充分进行手术前评估是开展唤醒手术的基本前提,其中包括患者的神经心理学评价、神经功能状态的评估,相关科室间的密切协作及合理的手术体位和切口设计等。

1.术前专科评价

(1)神经心理学评价:简易精神状况检查法(mini-mental sate examination,MMSE)从定向力、记忆力、注意力和计算力、回忆和语言5个方面来评价患者认知功能。采用爱丁堡利手调查表(Adinburgh Handness Inventory,EHI)进行利手判定。有文献报道以无创方法如语言功能磁共振(fMRI)或脑磁图(MEC)替代Wada实验判定语言优势半球,但是目前Wada实验仍然是判定语言优势半球的金标准。

(2)神经功能状态评价:语言功能采用西部失语量表中文版(The Chinese version of western aphasia battery,WAB):依照语言流畅度、理解、复述、命名、阅读、书写进行各项评分。运动功能采用标准的运动功能分级评定。功能状态采用Karnofsky评分(Kamofsky performance status score,KPS)。其他认知功能,如数字、物体命名及空间定向等,本研究组采用自制量表进行术前、中、后评测、对比。

2.术前准备 神经外科、麻醉科、神经心理学(包括语言治疗师)、神经电生理、神经影像共同参与制订功能监测手术方案,包括麻醉方式、骨瓣设计、体位、术中监测(皮质脑电、皮质电刺激)等。

术前神经外科医师、麻醉科医师一定要细致耐心地与患者及家属交谈,详细告知功能监测的必要性和意义,术中监测的步骤和要求。告知患者及家属常见的术后短暂功能障碍。

3.切口、骨瓣设计和体位　功能区胶质瘤切口和骨窗的大小应保证能提供足够大的空间,开颅骨瓣不宜过小,主要基于以下因素:①胶质瘤复发率相当高,小皮瓣与小骨瓣不利于二次复发手术选择切口,反对单纯为了追求小切口,不考虑胶质瘤疾病的特殊性;②癫痫灶,常常处于病灶周边区,所以足够显露脑组织有助于术中确定癫痫灶。

患者全身麻醉后,为了便于呼吸道管理,一般采用侧卧位,局麻下 Mayfield 头架固定。

二、术中技术

1.术中成像技术　神经导航技术是一个重要的技术进展,可以融合 PET、OMRI、MEG 及 DTI,进行功能神经导航。但手术牵拉肿瘤切除、脑肿胀或者脑脊液流失等因素引起的术中脑漂移,是影响神经导航精确性的重要因素。术中开放式磁共振可提供十分精确的实时影像补偿,是解决影像漂移最为理想的方法。但由于手术室需完全屏蔽磁场,并且手术器械、显微镜、监护麻醉等设备兼容均为特殊磁相容材料,手术成本过高,限制了在临床上的广泛应用。

B 型超声可以用来术中(线阵探头,频率 8～12MHz)定位肿瘤的解剖边界。剪开硬脑膜后,探头置于蛛网膜表面轻柔滑行,同时利用生理盐水作为耦合剂,在脑表面反复冲水减少摩擦,同时减轻对脑组织的影响。调整探头方向,分别进行冠状、矢状、水平面等多平面探测,进行对比观察,获得清晰图像后冻结,测量大小并进行记录。切除肿瘤后从术腔取出棉片和脑板,在术腔中注满生理盐水后,将探头置于术腔中再行超声扫描,监测切除程度,指导残余病灶的切除。

2.术中定位技术

(1)术中癫痫灶定位技术:功能区胶质瘤,尤其是低级别胶质瘤癫痫发生率为 50%～90%。研究证实癫痫活动通常起源于邻近肿瘤的非肿瘤脑组织,因此单纯切除病变而不处理周围的癫痫灶不能减轻或预防术后癫痫。因此对于伴有癫痫的患者,皮质脑电监测应当作为术中定位技术的一个重要部分,指导致痫灶的鉴别和处理。

(2)躯体感觉诱发电位(somato sensory evoked potential,SSEPs):术中 SSEPs 将刺激电极固定在患者病灶对侧面部、上肢正中神经和胫神经的上方,应用恒定单脉冲电流刺激,用皮质盘状电极作为记录电极,将得到的信号放大、滤波及计算机处理后,显示波形在中央前回为 P20-N30,在中央后回为 P30-N20。波形分化最好、位相出现倒逆转的两电极间为中央沟所在位置。该技术优点是操作简便、快速,可用于全麻患者术中确定中央前、后回。然而它的可靠性并不理想,且 SSEPs 只是定位中央沟,而不能准确定位运动感觉功能区的具体分布。

(3)术中实时皮质和皮质下功能定位技术:有人应用皮质电刺激研究人大脑皮质的运动和感觉代表区。Ojemann 将刺激器改进为双极刺激,大大提高了刺激的精度,此后直接电刺激技术在西方国家迅速推广。

目前术前功能神经影像仍然有很多局限性,术中直接电刺激技术能够实时监测皮质和皮质下功能区,是一种准确、可靠、安全的技术,已成为定位皮质和皮质下功能结构的金标准。本胶质瘤治疗中心在国内率先应用术中直接皮质电刺激技术判断功能区,切除功能区肿瘤。皮质电刺激设备及刺激参数：双极皮质刺激器(inomed GmbH,Germany)，双极宽度5mm,输出波为双相方波脉冲,频率60Hz,单相波宽1ms,输出电流范围1~16mA。

在功能区胶质瘤手术中,应用直接皮质刺激能够最有效地弥补不同定位技术的优点和局限性。对于清醒患者,可以研究患者的感觉功能(通过患者描述感觉异常)和认知功能如语言(自发言语、物体命名、理解等)、计算、记忆、阅读或书写。

(4)运动、感觉皮质和皮质下通路功能定位:首先通过诱发面和手的反应确定中央区下部皮质。刺激运动皮质的电流强度根据患者的麻醉条件变化,清醒患者用较低电流。电流以1mA递增,直到诱导出躯体运动。应用多通道肌电图记录除了视觉观察躯体运动,还可允许用较低刺激水平诱发出运动活性。术中一定要耐心细致监测暴露的整个皮质,当刺激出现阳性反应的时候,一定要结合具体解剖标志,判断中央前、后回。

当切除位于或毗邻放射冠、内囊、岛叶、辅助运动区和丘脑深部胶质瘤时,定位皮质下运动和感觉下行纤维束相当重要。刺激参数和定位运动皮质相同。

(5)语言皮质和皮质下通路功能定位:语言对刺激的反应是抑制作用为主,很可能是去极化阻滞使局部细胞群暂时失活。术中定位语言功能区按以下顺序进行。

1)首先进行感觉运动区定位,刺激电流以1mA起步,每次增加1mA,每次刺激时间为1秒,直到周围肌肉有反应或感觉异常,清醒下刺激电流强度大多<5mA。标记阳性反应位置,记录诱发出面部和手的感觉或运动反应时的电流强度。

2)语言皮质定位:电流强度以1mA开始,以1mA逐渐递增。每次刺激时间为4秒,皮质刺激电流是根据脑电图监测出现后放电时的刺激大小确定,通常是4~6mA,皮质下刺激大小通常比皮质刺激电流大小增加2mA。如果术中电刺激情况下患者出现语言异常,则判断此处皮质为语言相关功能区,用数字标签标记,继续检查下一个区域。术中暴露的整个皮质区都需要测试(至少3次,一个监测点2次阳性反应判定为功能区)。标记出所有的语言区,作为切除的浅部功能边界开始切除。肿瘤切除边界距离最近的语言区一般不小于1cm。

3)切除肿瘤和皮质下刺激交替进行。刺激方法和语言判定与皮质电刺激技术相同。当出现语言障碍时应停止切除,由此确定切除的深部功能区边界。

4)肿瘤切除后行B超判定是否残留,如有残留根据与功能区的关系决定是否继续切除。在切除肿瘤后可再次测试患者的语言功能,以预测术后语言功能。

为了准确解释皮质和皮质下刺激诱导的语言障碍如言语中断、口吃、语音障碍、语义错语和命名不能等,术中必须有语言治疗师或受到语言专科培训的麻醉医师进行评价。

(6)直接电刺激功能定位禁忌证:年龄小于7岁的儿童电刺激难以激发皮质,因此不能应用直接刺激定位技术,可在全麻下采用术中躯体感觉诱发电位定位中央区。对于儿童患者不能耐受唤醒手术,可在全麻下进行术中直接电刺激确定运动皮质。

术前存在理解、阅读、复述、命名等言语障碍的患者不适于唤醒麻醉定位技术,因为患者在术中不能合作或进行语言测试。

（7）注意事项

1）麻醉最好选择全麻术中唤醒麻醉方法,术前不要使用苯巴比妥钠等镇静催眠药物,避免患者术中昏睡,不能配合;唤醒过程中注意使用保温毯,避免唤醒后出现寒战,不能配合。

2）避免连续两次阳性刺激,连续两次阳性刺激会诱发患者术中出现癫痫持续状态,而后出现持续的假阴性刺激结果。

3）刺激区域保持稍微干燥,不能有脑脊液或盐水,因为脑脊液和盐水的电阻小于皮质的电阻,如果存在上述液体,容易在双极之间产生短路,造成假阴性刺激结果。

4）刺激过程中一定要密切监测患者神经功能,以确定阳性刺激结果和早期发现癫痫发作。在手术切除病变过程中,患者反复完成一系列的运动和语言任务。如患者出现肢体活动乏力、语言异常或存在异常感觉,立即进行皮质下电刺激,确认是否存在重要传导束。

5）术中癫痫持续状态预防:首先一定预防癫痫持续状态,刺激频率不能太快,刺激持续时间不能太长,刺激电流不能太大,避免连续两次阳性刺激。

6）功能区保留的范围:通过皮质或皮质下直接电刺激确定的功能区,均是手术不能损伤的部位。通常运动区和感觉区只要保留这些功能区就可以了,但语言区需要保留这些区域外1cm的范围。

7）阴性刺激结果后处理:出现阴性刺激结果的原因主要是骨瓣小,功能区在暴露范围以外。另外,由于脑功能区皮质的重塑等,造成切除肿瘤前刺激不出阳性结果,肿瘤切除后,再次刺激出现阳性反应。

8）利用皮质直接电刺激术可避免手术后永久性功能障碍,但由于手术区域已经接近功能区,往往会造成术后短暂性功能障碍。有人认为这种术后早期短暂性功能障碍可能与术后水肿、术后血液循环紊乱及辅助运动区损伤有关。

9）进行语言等高级认知功能定位时,由于需要时间较长,术中应尽快进行测试,避免患者过于疲劳而产生失实结果。

三、术后评价

术后24小时内行增强MRI检查,评价肿瘤切除程度。分别在术后1周内、2周、1个月、3个月、6个月内评价患者的语言,运动等功能及KPS评分。

第二节　神经外科术中唤醒相关麻醉技术

随着神经影像学神经导航、术中神经电生理监测技术在临床中的应用和发展,神经外科手术已经从传统的解剖学模式向现代解剖-功能模式转化,大大提高了手术质量和手术效果。术中确定脑功能区皮质及其皮质下神经纤维,是神经外科术中保护脑功能、避免术后功能障碍的最重要环节。术中电生理皮质功能区定位是目前唯一能可靠判定脑功能区的方法。对生长在语言、运动等脑功能区或其邻近皮质,以及放射冠、内囊、丘脑等皮质脊髓束传导通路上的病灶,应在病灶切除中采用皮质诱发电位或皮质刺激定位术确定功能区皮质和皮质下功能纤维,并在切除过程中进行语言、运动等神经功能的实时监测。

采用术中唤醒技术,应用术中电刺激技术进行脑功能监测,是目前尽可能切除脑功能区病灶的同时保护脑功能的有效方法。尤其是病灶定位及切除过程中保持患者清醒状态对成功手术非常重要。术中直接电刺激判断大脑功能区对全身麻醉术中唤醒技术要求很高,这种麻醉方法既需要患者开、关颅过程镇痛充分能够耐受手术,在麻醉与清醒过程平稳过渡,又需要患者术中皮质电刺激时足够清醒配合神经功能测试,而且术中需要有效控制气道,避免呼吸抑制,同时保证患者的舒适性而无误吸、无肢体及躯干乱动。目前的麻醉方法主要有静脉全身麻醉或清醒镇静术,复合手术切口局部麻醉或区域神经阻滞麻醉。

一、术中唤醒麻醉适应证

1.脑功能区占位　生长于脑功能区的胶质瘤、动静脉畸形等占位病变,手术切除是当前临床上最主要和最基本的治疗方法。在术中唤醒状态下,肿瘤切除过程中采用皮质诱发电位或皮质刺激定位术确定功能区皮质和皮质下功能纤维,并在切除过程中进行语言、运动等神经功能的实时监测,是目前尽可能切除脑功能区胶质瘤的同时保护脑功能的有效方法。

2.功能区顽固性癫痫　外科手术是治疗顽固性癫痫最有效的方法,功能区顽固性癫痫目前首选软膜下横纤维切断术(Multiple subpial transection,MST)。手术中需使用皮质电极检测癫痫灶的具体位置与范围。目前所有的麻醉药均不同程度抑制术中皮质脑电监测结果。采用术中唤醒技术是最安全最有效的麻醉方法。

3.脑深部核团和传导束定位　主要用于难治性运动功能障碍等的手术治疗,如帕金森病、肌张力障碍。具体方法有立体定向毁损性手术和脑深部电刺激(DBS)植入术。术中需要采用电生理靶点定位,此时唤醒技术是保证其有效性的最佳麻醉方法。

4.难治性中枢性疼痛的手术治疗　中枢性疼痛经心理、物理方法和药物治疗仍不能达到有效镇痛,且疼痛成为患者难以忍受的主要症状并严重影响患者生活质量时,可考虑进行外科手术治疗。将电极植于丘脑腹后核进行刺激治疗,或以其他方式对丘脑腹后核进行毁损性治疗,以破坏痛觉通路或异常自发性激动源。手术的完成需要采用术中唤醒麻醉方法。

二、术中唤醒麻醉禁忌证

1.绝对禁忌证

(1)术前严重颅压增高,已有脑疝者。

(2)术前有意识、认知障碍者。

(3)术前沟通交流障碍,有严重失语,包括命名性、运动性及传导性失语,造成术前医患之间的沟通障碍,也难以完成术中的神经功能监测。

(4)术前未严格禁食水和饱胃患者,可能造成术中胃内容物的反流误吸。

(5)合并严重呼吸系统疾病和长期大量吸烟者。

(6)枕下颅后窝入路手术需要俯卧位者。

(7)无经验的外科医师和麻醉科医师。

2.相对禁忌证

(1)对手术极度焦虑恐惧,手术期间不合作者。

(2)长期服用镇静药、镇痛药,已成瘾者。

(3)病理性肥胖,BMI>35kg/m²,合并有肥胖性低通气量综合征。

(4)合并有阻塞性睡眠呼吸暂停综合征。

(5)肿瘤与硬膜粘连明显,手术操作可能引起硬膜疼痛刺激明显的。

(6)不能耐受长时间固定体位的,如合并脊柱炎、关节炎患者。

(7)有全身或重要器官感染者。

(8)重要脏器功能严重受损,如严重肝肾功能不全。

(9)枕下颅后窝入路手术需要侧卧位者。

三、唤醒麻醉方法与实施

1.手术前访视与医患沟通 规范的手术前访视和良好的医患沟通是保证术中唤醒麻醉顺利进行的关键步骤之一。麻醉前一天麻醉科医师进行麻醉前访视,详细了解患者身体状态,完善相关检查和准备。设法解除患者的紧张焦虑情绪,恰当阐明手术目的、麻醉方式、手术体位,以及麻醉或手术中可能出现的不适等情况,针对存在的顾虑和疑问进行说明,以取得患者信任,争取麻醉中的充分合作。手术前晚睡前宜给患者服用镇静药,以保证有充足的睡眠。对过度紧张而不能自控的患者应视为唤醒麻醉的禁忌证。

2.麻醉前准备 完善的麻醉前准备是保证术中唤醒麻醉顺利进行的重要组成部分。其目的在于提高患者的麻醉耐受力,增加麻醉安全性。

(1)呼吸道的准备:麻醉前对气道的评估极为重要。开口困难、咽喉疾病、慢性阻塞性肺病、哮喘、上呼吸道、支气管肺部感染及病态肥胖短颈等均应给予足够重视,做好相应准备。对于合并困难气道、上呼吸道感染、未经控制的肺病患者应视为唤醒麻醉的禁忌证。

(2)胃肠道准备:麻醉前8小时开始禁饮、禁食,以保证胃排空,防止术中反流、呕吐,避免误吸、肺部感染或窒息等意外。

(3)治疗药物的检查:癫痫、颅内肿瘤、运动障碍及中枢性疼痛患者,术前常已接受一系列药物治疗,麻醉前除了全面检查药物治疗的效果外,还应重点考虑某些药物与麻醉药物之间存在的相互作用。

(4)麻醉前用药:麻醉前用药目的为解除患者的焦虑,充分镇静和产生遗忘;抑制呼吸道腺体活动;稳定血流力学;提高痛阈;降低误吸胃内容物的危险程度及预防术后恶心呕吐;预防术中癫痫发作等。一般需具有不同药理作用的多种药物混合才能满足上述各项要求。神经外科术中唤醒麻醉前常用药物包括苯二氮䓬类药、抗呕吐药、抗癫痫药、抗胆碱药等。

3.手术体位摆放　神经外科术中唤醒麻醉患者手术体位摆放直接关系到手术的顺利进行。体位摆放时既要充分考虑患者的舒适性和安全性,又要照顾术者手术操作的方便与舒适。充分考虑到体位对 ICP、脑血流和呼吸的影响。头部应高于心脏平面,降低双侧颈静脉压和 ICP。避免过度扭转颈部防止发生静脉回流和通气障碍,同时避免颈部关节及神经损伤。最大限度地利用脑重力下垂增加入路的显露从而减少对脑组织的牵拉。

唤醒麻醉手术最适宜体位为侧卧位,便于呼吸管理和术中监测。患者呈 90°侧卧位,背部和前胸放置靠垫,髂部及同侧手约束。躯干下放置柔软靠垫,勿使对侧手臂受压和过分伸展,以防臂丛神经受压。双下肢自然屈曲,两膝间放置软垫并适当固定。术中根据术者的需要适当采取头高位,并可向对侧倾斜 10°～15°,便于手术野显露和患者的呼吸管理。安置托盘前缘与眉弓平齐。手术体位需平卧位患者(如术中磁共振辅助下神经外科手术),患者双肩超过床背板,头部转向对侧 45°～60°,约束四肢,头部头架固定。头架固定后,头部需过度偏转者,将入路侧肩部垫高以支持体位,防止颈部肌肉过度牵拉而损伤臂丛神经,同时缓解头架的压力。手术体位摆好后铺放手术单,应保证患者眼前视野开阔,减轻患者焦虑心情。

4.头部神经阻滞与切口局部浸润麻醉

(1)头部神经支配与分布:头部伤害性知觉传入纤维主要源于三叉神经,也有发自面神经、舌咽神经和迷走神经,颈神经也参与其中。与唤醒麻醉技术有关的头部的感觉神经包括枕大神经、枕小神经、耳颞神经、眶上神经、滑车上神经和额支。头部的感觉神经分布见图 5-1。

(2)头皮神经阻滞方法:详见本书其他章节。

(3)头皮神经阻滞的药物选择:欲获得满意的头皮神经阻滞,应具备三个条件:①局麻药必须达到足够的浓度;②必须有充分的作用时间;③选择较低毒性和较大安全使用剂量的局麻药。常用的局部麻醉药有利多卡因、丁哌卡因和左旋丁哌卡因及罗哌卡因。

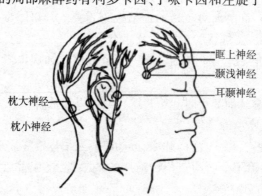

图 5-1　头部神经支配

唤醒麻醉中常用局麻药浓度、剂量与用法见表 5-1。

表 5-1 常用局麻药浓度、剂量与用法

局麻药	用法	浓度(%)	起效时间(min)	作用时效(min)	一次最大剂量(mg)	产生中枢神经系统症状的阈剂量(mg/kg)
利多卡因	头皮局部浸润	0.25~0.5	1.0	90~120	400	7.0
	头皮神经阻滞	1.0~1.5	10~20	120~240		
	硬膜表面贴敷麻醉	2.0~4.0	5~10	60		2.0
丁哌卡因	头皮局部浸润	0.25~0.5	—	120~240	150	
	头皮神经阻滞	0.25~0.5	15~30	360~720	200	
左旋丁哌卡因	头皮局部浸润	0.25~0.5	15~30		150	
	头皮神经阻滞	0.25~0.5		360~720		3.0
罗哌卡因	头皮局部浸润	0.25~0.5	1~3	240~400	300	
	头皮神经阻滞	0.5~1.0	2~4	240~400		3.5

5.唤醒麻醉术中人工气道建立与呼吸管理

(1)唤醒麻醉人工气道建立:唤醒麻醉过程中依据手术步骤和麻醉深度可采用口咽和鼻咽通气道、带套囊的口咽通气道(Cuffed oropharyngeal airway,COPA)和鼻咽通气道、喉罩通气道和气管内插管作为人工气道。

1)伸颈抬颌手法:此为解除软组织性上呼吸道阻塞的有效办法。在唤醒麻醉镇静患者呼吸道阻塞或短暂呼吸抑制时通常作为首选的方法。

2)口咽和鼻咽通气道:口咽和鼻咽通气道是最简单的气道辅助物,其作用在于限制舌后坠,维持开放气道,适用于清醒镇静开颅手术。鼻咽通气道较易被浅镇静和清醒患者忍受,固定方便牢靠,能较长时间放置以解除上呼吸道阻塞,并可通过管道进行吸痰。

3)带套囊的口咽通气道(Cuffed oropharyngeal airway,COPA)和鼻咽通气道:COPA 是改良的 GUEDEL 通气道,在 1992 年被提及,在其远端带一个可充气的气囊;近端 15mm 有一个衔接管连接到麻醉呼吸系统。适用于麻醉中自主呼吸患者维持有效通气。缺点是未封闭食管上口,正压通气时,有可能将气体压人食管,发生反流时不能防止误吸。

4)喉罩通气道:喉罩通气道和气管插管比较,喉罩刺激小,呼吸道机械梗阻少,插入及拔出时心血管系统反应较小,术后较少发生咽喉痛,操作简单、不需要使用喉镜及肌松药,侧卧位也可插入,适用于唤醒麻醉中建立人工通气道。第三代喉罩-食管引流型喉罩通气道(the ProSeal laryngeal mask airway,PLMA)是一种能够将消化道和呼吸道有效分隔开来的新型喉罩通气道,PLMA 增加了引流管,通过引流管插入胃管吸引胃内的气体和胃液,可有效预防反流误吸。引流管还可用来鉴别 PLMA 插入部位是否正确。临床使用喉罩时根据性别和体重选择型号,国人男性一般选择 4 号,女性选择 3 号。唤醒麻醉插入喉罩前,可以进行口腔和会厌部位充分的表面麻醉(2%~4%利多卡因),但需行语言功能区监测时应避免表面麻醉对患者发声的影响。用丙泊酚（1~2mg/kg）诱导，抑制咽喉反射，一般不使用肌松药物或仅使用一次短效肌松药物以保证喉罩顺利置入。

5）经鼻气管内插管：气管内插管是最可靠人工气道方法，在有效通气的同时，可避免胃内容物的反流误吸。唤醒麻醉中尤其是术中进行语言功能区定位时，需拔除气管导管。功能区定位结束后，可以再次进行气管内插管。因患者术中的特殊体位，喉镜置入困难，纤维支气管镜下经鼻气管插管是应首先考虑的插管方法。经鼻气管插管患者易耐受，易固定。操作要点：先将鼻腔内滴数滴呋麻滴鼻液，液状石蜡润滑并作表面麻醉（2%利多卡因喷雾剂）。充分的鼻腔、口咽部和气管内表面麻醉（2%~4%利多卡因）、适量给予镇静药（咪达唑仑0.03~0.05mg/kg）和阿片类药物（如芬太尼0.5~0.75μg/kg）可有效减轻插管反应，避免麻醉-唤醒-麻醉过程中插入、拔除和再插入气管导管时的呛咳和屏气。将导管前端对准声门后静脉给予丙泊酚1~2mg/kg，在吸气相时推入导管，避免导管通过声门时出现强烈咳嗽反射。

（2）唤醒麻醉期间呼吸管理：麻醉期间出现通气不足必导致缺氧与二氧化碳蓄积，前者可增加吸入氧浓度来弥补，后者则必须加强通气管理维持足够的通气量。通气量应维持$P_{ET}CO_2$ 35~45mmHg较为适宜。当麻醉中患者通气不足时，需通过人工通气道进行手法或机械通气。

1）辅助呼吸：在保留患者自主呼吸情况下，随患者的呼吸起伏在开始吸气时顺势同步，逐渐挤压麻醉机的贮气囊。

2）控制呼吸：先用某种措施将患者自主呼吸消除，代之以人工的被动通气。其优点为呼吸平稳，特别在开颅和关颅时可加深麻醉，避免伤害性刺激。施行控制呼吸时应密切注意：①气道压、SpO_2、$P_{ET}CO_2$及气体分析功能等监测参数，随时调整通气参数；②保持呼吸道清净，随时清除分泌物和脓痰，以免挤压入细支气管导致感染播散。

3）双水平气道正压通气（Bi-level Positive Airway Pressure, BiPAP）压力支持通气（Pressure Suppon Ventilation, PSV）：BiPAP本质为压力支持通气（PSV）与自主呼气状态下持续气道内正压通气（CPAP）的结合形式。PSV的特点是自主吸气时，采用设定的吸气正压辅助自主呼吸，以克服气道阻力，并协助呼吸肌在减轻负荷下做功。呼吸频率由患者自行控制，通气流速、送气时间和潮气量取决于患者的吸气用力程度、气道阻力、呼吸系统的顺应性和压力支持水平，故比其他通气模式更接近生理状态。这样的无创通气模式，可用于无气管内插管、无喉罩通气道的术中唤醒麻醉呼吸管理。

6.清醒镇静麻醉　清醒镇静麻醉方法是神经外科唤醒麻醉时常用的麻醉技术之一，在切口局部浸润麻醉和（或）头部神经阻滞的基础上应用镇静/镇痛药物不仅可以减轻患者的恐惧、焦虑及术中疼痛，还能消除对伤害性刺激的记忆，从而提高患者的舒适和接受程度。清醒镇静是让患者安静，不焦虑，注意力下降，遗忘，虽行动迟缓但仍具有语言交流和合作能力，可遵嘱做出反应，配合手术，即利用药物对患者中枢神经系统产生抑制，提高患者的耐受性和依从性，使手术操作得以顺利进行。

常用药物有氟哌利多咪达唑仑、丙泊酚、芬太尼。氟哌利多为弱安定类药，作用特点是产生精神运动性改变，表现精神安定，对外界漠不关心，懒于活动，但意识仍存在，能对答问话并良好配合。对镇静药和镇痛药均协同增强;对心肌无抑制,引起心率稍增快,而血压稳定;有抗呕吐作用;对咽喉、气管反射有很强的抑制作用。用药量过大可产生锥体外系症状。成人静脉注射剂量为 0.025~0.05mg/kg,5 分钟起效,持续 6~12 小时。咪达唑仑起效快,时效短,毒性低;抗焦虑和镇静作用强;顺行性遗忘作用强;无注射疼痛。其遗忘作用不依赖深度镇静而存在,产生遗忘作用的剂量为催眠剂量的 1/10,小剂量(0.02~0.06mg/kg)使用对呼吸和循环功能影响较小。丙泊酚起效快,诱导平稳,作用时间短,静脉注射 30 秒意识消失,维持 2~6 分钟,苏醒快而完全,停药后 5~10 分钟即能清醒并作应答,无兴奋现象,不影响患者的时空定向力。但对心血管系统和呼吸系统有较为明显的作用,引起一过性的血压降低和呼吸抑制呼吸暂停、低氧血症,一般认为与注药剂量和速度有关,必要时加压给氧即可缓解。氯胺酮有良好的镇痛效果,小剂量与丙泊酚配伍,用于临床消除丙泊酚引起的术中不安和躁动。小剂量芬太尼(0.5~1μg/kg)的使用可减少丙泊酚的用量。

α₂受体激动药兴奋脊髓和脊髓上 α₂肾上腺素能受体也能产生镇痛作用。这些受体可被下行性去甲肾上腺素通路或外源性物质如肾上腺素、可乐定所激活。研究显示 α₂激动剂能产生强效镇痛作用,而且其效应通过同时应用阿片类药所增强。α₂激动剂也能减轻阿片类药的不愉快生理和心理学作用,不影响术中认知功能测定。右美托咪定(dexmedetomidine,DEX)是一种高选择性、高特异性 α₂肾上腺素能受体激动剂,受体选择性(α₂∶α₁)DEX 为 1620∶1,可乐定为 220∶1,右美托咪定在产生良好镇静作用的同时而没有明显的 α₁受体激动作用所产生的心血管抑制。其分布半衰期约 5 分钟,清除半衰期约 2 小时。由于 DEX 具有剂量依赖性镇静、抗焦虑和镇痛作用,且无呼吸抑制,还有止涎作用,是理想的唤醒麻醉用药。右美托咪定可单独应用,也可与阿片类或苯二氮䓬类药物合用。对小于 24 小时的短时间的镇静有较好效果。60% 的患者不需辅助其他镇静药物(如丙泊酚或咪达唑仑)。应用右美托咪定的优点是可增加拔管期间患者的适应性,且容易唤醒。对血流动力学不稳定的患者,在快速注射右美托咪定时可引起心动过缓和低血压等后果,应予警惕。

靶控静脉输注(TCI)是目前镇静镇痛的主要方法之一。该方法有效地克服了分次用药时药物浓度波动较大、可控性差等缺点,改善了临床效果,提高了安全性。例如用于神经外科唤醒麻醉丙泊酚血浆靶浓度 1~2μg/mL,辅以咪达唑仑能安全准确地为患者实施镇静处理。可达良好镇静效果。有人用丙泊酚 TCI 技术行镇静处理,设定 Ct 为 2μg/mL,然后在 1~4μg/mL 范围内调整,使 OAAS 评分保持在 3~4 分。当丙泊酚血药浓度稳定在 1μg/mL时,所有患者都能正确应答。当血药浓度稳定在 2μg/mL 时,Ramsay 镇静评估 2~3 级。国外有学者给焦虑患者用丙泊酚 TCI 行清醒镇静,平均血药浓度为 1.6~2μg/mL。

采用清醒镇静麻醉方法在开颅和关颅阶段应充分镇痛,且达到足够的镇静深度,Ramsay 分级应在 4 级以上。术中麻醉唤醒期间 Ramsay 分级应在 2~3 级。在术中唤醒阶段使用镇静药的同时,经常与患者交流使之适应周围环境、给予充分的镇痛及改善周围环境都可以起到减轻焦虑的作用。

清醒镇静麻醉方法主要适用于:患者一般情况良好,心理状态稳定,颅内病变部位表浅,手术 4 小时左右可以完成。

7.全凭静脉唤醒麻醉 对于不能耐受清醒镇静唤醒麻醉的患者可采用全凭静脉麻醉。以丙泊酚和瑞芬太尼 TCI 输注的全凭静脉麻醉是目前唤醒麻醉的主要应用方法之一。在应用 TCI 行静脉麻醉时,要获得满意的麻醉效果,必须熟悉所选择药物的血药浓度-效应的关系,以便在临床上设置靶浓度(表5-2)。

表5-2 常用药物血浆浓度与临床效应之间的关系

药物	诱导麻醉	切皮	自主呼吸	清醒	镇痛或镇痛
丙泊酚(μg/mL)	4~6	2~6	–	0.8~1.8	1~3
瑞芬太尼(ng/mL)	4~8	4~6	1~3	–	1~2
舒芬太尼(ng/mL)	1~3	1~3	<0.2	–	0.02~0.2

(1)丙泊酚靶控输注技术:丙泊酚的药代动力学符合三室模型。单次注药后分布半衰期 2.7 分钟,消除半衰期 23.6 分钟。血浆蛋白结合率98%。分布容积 300~770L。清除率 1.6~2.3L/min。当丙泊酚血药浓度为 1.0~1.5μg/mL 时,患者有良好的镇静效果。全凭静脉麻醉维持期丙泊酚血药浓度达到 3~5μg/mL 时,脑电双频谱指数(BIS)可降到50 左右。一般认为丙泊酚的清醒血药浓度为 1μg/mL,但各家报告的结果出入较大,一组中年患者用 TCI 丙泊酚行 TIVA,当呼唤反应恢复时,丙泊酚平均血药浓度为 1.48±0.47μg/mL,能够正确应答时为 1.16±0.36μg/mL。

(2)瑞芬太尼靶控输注技术:瑞芬太尼为芬太尼族中的最新成员,是有酯键的芬太尼衍生物,在体内的代谢途径是被组织和血浆中非特异性酯酶迅速水解。瑞芬太尼是纯粹的 μ 受体激动药。临床上其效价与芬太尼相似,为阿芬太尼的15~30 倍。瑞芬太尼输注速度与药效直接相关(图 5-2),注射后起效迅速,药效消失快,是真正的短效阿片类药。由于其独特的药代动力学特点,瑞芬太尼更适用于静脉持续输注,其恢复几乎不受持续输入时间的影响。瑞芬太尼持续输入长达 10h,其持续输注后半衰期始终不变,在长时间输注后恢复迅速,术后无呼吸抑制之虑。相反由于代谢过于迅速,停药后镇痛作用很快消失,可能造成麻醉唤醒期的患者的躁动。因此应用瑞芬太尼也应采用头部神经阻滞和(或)切口局部麻醉,在瑞芬太尼停药前 10 分钟应用小剂量的芬太尼(1~2μg/kg)或曲马朵(50~100mg)。

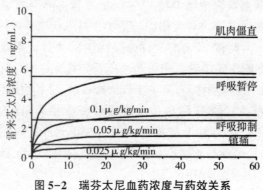

图 5-2 瑞芬太尼血药浓度与药效关系

四、术中唤醒麻醉并发症及其防治

(一)麻醉唤醒期躁动

全身麻醉药作用于中枢神经系统,且对中枢神经的抑制程度不同,因此,恢复的时间也不同,少数易感患者在脑功能反应模糊期间,任何不良刺激(疼痛、难受或不适感等)均可引起躁动。

1.苏醒期躁动的原因

(1)镇痛不全:是最常见的原因,患者无法忍受疼痛刺激导致躁动。

(2)定向力恢复不良:浅麻醉或镇静状态下,患者不能控制自己的行为。

(3)催醒不当:不恰当地应用纳洛酮拮抗阿片类药物、应用氟马西尼拮抗苯二氮䓬类药、应用阿托品和新斯的明拮抗肌松药的结果。

(4)缺氧和二氧化碳蓄积:呼吸肌抑制导致缺氧和 CO_2 蓄积是麻醉苏醒期烦躁不安的促发因素。

(5)尿潴留与尿管刺激。

(6)其他因素:如麻醉初期术中知晓、不恰当的束缚制动、血流动力学异常、特殊药物的神经精神作用等。

2.苏醒期躁动的预防及处理

(1)术前良好的交流和解释工作对于消除患者焦虑和恐惧至关重要。

(2)由于疼痛引起的躁动可给予芬太尼 0.05mg、舒芬太尼 0.005~0.01mg 或曲马朵 100mg 效果较好。

(3)术中维持平稳,避免术中知晓,避免呼吸抑制、缺氧和二氧化碳潴留等。

(4)大多数患者唤醒期主诉尿道刺激症状明显,可以通过清醒时导尿及尿道利多卡因乳剂表面麻醉缓解。

(5)避免使用拮抗剂。

(6)不恰当的制动也是术中躁动的原因,适当安抚患者,使患者头及躯干尽可能制动,四肢可在看护情况下适当活动。

(二)呼吸道阻塞

麻醉期间最易发生急性气道阻塞,特别在完全性气道阻塞,如不即刻解除阻塞,常可危及生命。

1.上呼吸道梗阻的原因及处理

(1)舌后坠:常见,立即托起下颌解除梗阻,也可置入口咽、鼻咽通气道或喉罩解除梗阻。

(2)误吸和窒息:择期患者术前应 8 小时禁食,分泌物过多患者应给予长托宁、阿托品或东莨菪碱。

2.喉痉挛 麻醉过浅和咽喉部刺激是喉痉挛发生的主要原因。加深麻醉和避免不当刺激可以减少喉痉挛的发生,同时应准备肌松药及气管插管应急。

3.支气管痉挛 支气管痉挛是下气道的一种保护性反射,有哮喘病史或过敏体质的患者,气道高反应性易激发支气管痉挛。处理首先应用面罩给氧,争取支气管插管,间断加压给氧。应用支气管扩张药物,当通气严重障碍时,可静脉注入氯胺酮通过内源性儿茶酚胺释放扩张支气管。同时氢化可的松 2~4mg/kg 或者甲泼尼龙 60~160mg 静脉注入。对严重难治性支气管痉挛应考虑静脉注入小剂量肾上腺素($0.25\sim1.0\mu g/min$),必要时也可应用小剂量异丙肾上腺素($0.25\sim1.0\mu g/min$),但应警惕心动过速发生。

(三)呼吸抑制

唤醒麻醉期间极易发生低氧血症和二氧化碳蓄积。诊断主要通过脉搏氧饱和度及血气分析,$PaO_2<60mmHg$,$PaCO_2>50mmHg$;临床表现为呼吸困难、发绀、意识障碍躁动、迟钝、心动过速、高血压和心律失常。

1.呼吸抑制的原因

(1)麻醉药物抑制了缺氧和高二氧化碳的呼吸驱动,减少功能余气量(FRC),削弱缺氧性肺血管收缩反射;阿片类药物能降低正常人的呼吸频率和幅度,导致中枢性的呼吸抑制,呼吸中枢对 CO_2 反应性下降。

(2)浅麻醉下手术操作刺激可引起反射性呼吸暂停。

(3)术前患者本身有呼吸功能障碍或合并睡眠呼吸暂停综合征(sleep apnea syndrome,SAS)。

2.呼吸抑制的防治

(1)麻醉前评估:对患者呼吸功能做出评估,应对术前有呼吸功能障碍或合并睡眠呼吸暂停综合征患者呼吸代偿能力进行重点评估。

(2)呼吸的监测:包括 SpO_2、呼吸频率、潮气量及 $P_{ET}CO_2$ 的动态监测。

(3)低氧血症和二氧化碳蓄积发生时辅助和控制呼吸的实施。

(四)高血压与心动过速

麻醉期间血压升高如超过麻醉前血压的 20% 以上者称为高血压;如心率超过 100 次/分称为心动过速。高血压与心动过速是麻醉唤醒期常见的心血管并发症。

1.高血压与心动过速的原因

(1)唤醒期间麻醉变浅,疼痛刺激使交感神经兴奋性增强,血中儿茶酚胺大量释放。

(2)缺氧和二氧化碳蓄积。

(3)ICP 升高。

(4)口腔及气管内吸引喉罩或气管导管拔除的强烈刺激。

2.高血压与心动过速的预防与治疗

(1)保持麻醉唤醒期适宜的镇静水平,避免患者焦虑紧张。

(2)保持适宜的镇痛水平,避免麻醉唤醒期疼痛刺激。

(3)保持呼吸道通畅,避免镇痛药和全麻药抑制呼吸,必要时采用有效的辅助或控制呼吸。

(4)对于麻醉唤醒过程中发生的高血压与心动过速,在加强监测和针对原因处理的同时,给予艾司洛尔、尼卡地平、压宁定、地尔硫䓬、硝酸甘油、硝普钠均能有效地控制血流动力学改变。

(五)癫痫

颅内肿瘤患者麻醉唤醒阶段进行皮质功能区定位时可诱发癫痫的大发作与局限性发作,个别病例可出现癫痫的持续状态或连续性癫痫发作。

1.术中癫痫发作的预防

(1)麻醉前良好的沟通。

(2)抗癫痫药物:应服药至术前一日晚,必要时加用镇静药。

(3)适当加大麻醉前用药的镇静药剂量。

2.术中癫痫发作的治疗　对术中癫痫,尤其是惊厥性持续状态应分秒必争地进行抢救,尽快终止临床发作,避免造成不可逆性脑损伤。

(1)一般治疗:保持安静、避免刺激、保证呼吸道畅通、维持生命功能等。

(2)立即控制惊厥:在术中皮质功能区定位脑皮质暴露情况下可立即局部冲洗冰盐水终止癫痫发作。使用丙泊酚静脉注射也可,但药物作用时间较短。

(3)临床上惊厥持续 5 分钟以上,即要静脉给予止惊药物。地西泮为最常用,成人每次 10~20mg。还可选用苯妥英钠以不超过 50mg/min 的速度静脉滴注,达到 20mg/kg 负荷剂量。对有心脏病或血压难以维持的患者需行监控,如出现血压降低或心律不齐时需减缓静脉滴注速度。丙戊酸钠针剂以 15~20mg/kg 3~5 分钟静脉推注快速达到 75mg/L 的治疗浓度,可以在用药 15 分钟内控制 70% 的癫痫持续的临床和 EEG,不影响意识,不影响呼吸,特别适用唤醒麻醉中应用。以上药物均无效时硫喷妥钠或丙泊酚静脉注射麻醉控制发作。

(六)恶心和呕吐

恶心和呕吐是唤醒麻醉中可能出现的一种危险并发症。术中恶心和呕吐引起静脉压升高,从而增加 ICP;全麻状态或深度镇静常抑制保护性气道反射,一旦发生误吸,可引起支气管痉挛或淹溺、缺氧、肺不张、心动过速、低血压,严重时可导致窒息死亡。

1.恶心和呕吐的原因

(1)唤醒麻醉中引起恶心呕吐的因素与年龄、性别、焦虑情绪等有关。

(2)使用喉罩或带套囊口咽通气道通气引起胃腔扩张。

(3)阿片类药物的使用:已知阿片类药物具有催吐作用。

2.恶心和呕吐的预防与治疗

(1)减少各种术前、术中引起呕吐的因素,从而减少恶心和呕吐的发生率。良好的术前医患沟通对于解除焦虑心情有帮助。术前 8 小时禁食水,分泌物过多患者应给予阿托品、东莨菪碱或长托宁。

(2)避免使用喉罩或带套囊口咽通气道。麻醉中采取头侧位使分泌物或反流物便于吸除,同时声门处于最高位避免误吸。有误吸危险的患者应留置胃管抽吸并准备吸引器及吸痰管。

(3)对高危患者,手术前推荐预防性使用抗呕吐药。最常用的药物有氟哌利多(0.625~1.25mg)和5-HT$_3$拮抗剂:格雷司琼(3mg),托烷司琼(5mg),恩丹西酮(4mg)。静脉注射小量(20~30mg)丙泊酚可有效控制呕吐发生。

(4)术中一旦出现呕吐,应充分保护呼吸道,避免误吸发生。

(七)颅压增高

神经外科唤醒麻醉中极易并存或诱发ICP增高,往往是多种因素综合作用的结果,麻醉中需严密监测并及时处理。

1.ICP增高的原因

(1)颅内血液容量增加,常见原因为通气不足导致二氧化碳蓄积,脑血管扩张所致。

(2)颅内占位病变水肿是ICP增高的最常见原因。

(3)脑容积增加,常见于脑水肿,可分为血管源性、细胞毒性、渗透压性和间质性脑水肿。

2.ICP增高的防治原则

(1)对于颅内占位及病灶周围明显水肿,颅内顺应性降低病例,应积极治疗脑水肿。

(2)麻醉中保持呼吸道通畅,通气充分,避免二氧化碳蓄积。

(3)减少脑脊液:麻醉前行腰部蛛网膜下隙穿刺,术中打开颅骨骨瓣后放脑脊液。但应注意放脑脊液不宜过快过多。

(4)缩小脑体积:针对脑水肿主要采用高渗性利尿药和肾上腺皮质激素等。甘露醇为强力脱水利尿药,其缩小脑容积和降低ICP的效果迅速且持久,一次剂量为0.5~3g/kg,常用1~2g/kg。糖皮质激素具有稳定膜结构的作用,从而降低脑血管通透性、恢复血管屏障功能、增加损伤区血流量,使脑水肿得到改善。常用地塞米松10mg,术前静脉滴注。

(5)减少颅内血容量:通过改善通气可使脑血管收缩来减少血容量,对通气不足导致的脑肿胀效果最好。

(6)头高位(15°~30°):以利于颅内静脉回流。

(八)低温与寒战

低温的主要不利影响是患者强烈的不适感、血管收缩、寒战、组织低灌注和代谢性酸中毒等,严重时可导致心律失常。寒战可使代谢率增加达300%,由此引起的心排血量和通气需要量增加,还使眼内压和ICP增加。

1.低温与寒战的原因

(1)手术室环境温度低、大量输入温度较低的血液或液体、手术创面用大量低温液体冲洗。

(2)患者年龄、性别、原有疾病、麻醉方法与体温下降有一定关系。

(3)长时间的手术与麻醉可导致寒战发生率增加。

2.低温与寒战的预防和治疗

(1)对低温的预防比对并发症的处理更为重要,应根据体温监测及时采取保温和其他相应措施。

（2）维持正常体温可使用热温毯。电热毯或充气的热温毯可以减少体热丢失,有效地维持体温、减少寒战。

（3）适宜的室温、静脉输入液体和术野冲洗液体适当加温。

（4）密闭回路、回路中的"人工鼻"及湿化器均可有效维持患者体温。

（5）药物治疗哌替啶(25～30mg 静脉注射)曲马朵(50mg 静脉注射)在终止寒战和降低氧耗中非常有效。

（九）唤醒麻醉后心理障碍

神经外科麻醉中唤醒作为一种特殊的心理和躯体体验可能出现和诱发心理障碍,应引起重视。

1.唤醒麻醉后心理障碍的原因　精神障碍的家族史与既往史、性格内向及有神经质倾向,以及由个体人格特征、教育程度、智力水平、信念和生活态度等构成的综合因素。

2.唤醒麻醉后心理障碍的预防

（1）加强术前与患者的充分沟通,麻醉前告知患者术中唤醒阶段的详细经历,建立患者与手术医师、麻醉科医师之间的信任关系,增强患者对手术成功的信心。

（2）手术过程中建立舒适安静的手术室环境对稳定患者情绪具有重要意义。医护人员的交谈、护理操作、监测设备的干扰、持续的声光、陌生的环境、长期的卧床等均可构成不良的刺激,引起焦虑和烦躁

（3）术中唤醒阶段不是完全清醒,而应给予适当浓度的镇静药,减轻患者的焦虑情绪。考虑使用有遗忘作用的药物。

（4）采用有效的镇痛方法避免唤醒期间手术切口或伤口的疼痛刺激。

（5）加强术中麻醉药物和 BIS/AEP 监测。

3.唤醒麻醉后心理障碍的治疗　应包括急性期治疗和长期治疗两方面,治疗方法包括行为疗法心理康复治疗、药物治疗等。在药物选择上需考虑作用于5-羟色胺和去甲肾上腺素的抗抑郁药、非典型抗精神病药,以及作用于 GABA 通路的苯二氮䓬类药物。非药物治疗方面,目前认为认知行为治疗、情绪调节和人际技巧训练,以及修复创伤记忆等是有效的,特别是对患者的社会功能和情绪功能康复方面。

第六章　先天性心脏病手术麻醉

　　先天性心脏病(congenital heart disease,CHD,先心病)是人类最为常见的出生缺陷之一。我国每年新增 CHD 患儿超过 12 万例,位居出生缺陷首位。近年来,随着外科、体外循环(CPB)及麻醉技术的进步和发展,CHD 早期外科手术治疗已然成为趋势。2013—2017 年,上海交通大学医学院附属上海儿童医学中心心脏中心共施行手术 18 521 例,95.0%为先心病手术。其中,体外循环手术 15 527 例,占先心病手术的 88.2%。接受先心病手术的患儿中,新生儿有 856 例(4.86%),1 岁以下婴儿 9346 例(53.1%)。室间隔缺损是最常见的先心病,本中心施行室间隔缺损修补手术 6597 例。其他的常见手术包括法洛四联症 1498 例,右心室双出口 726 例,主动脉弓缩窄 520 例,肺动脉闭锁 529 例,房室间隔缺损 506 例,完全性大血管错位 456 例,完全性肺静脉异位回流 409 例等。此外,先心病手术治疗后长期生存的人群迅速扩大,许多单心室生理患者在以后的岁月里可能需要接受非心脏手术。因此,在这类患者的麻醉管理中,需要一个精通心脏麻醉复杂操作且技术娴熟的麻醉医师。本章主要讨论小儿先心病的病理生理,并提供小儿先天性心脏畸形矫治或姑息手术麻醉管理的总体概要。

第一节　小儿先天性心脏病的病理生理

一、小儿先天性心脏病的生理影响

　　先天性心脏病中最主要的影响是低氧血症,慢性缺氧能影响全身各个重要脏器功能。往往会出现心律失常、心力衰竭和肺部疾患。急性缺氧可引起机体一系列反应以保证重要脏器的氧供,表现为肺通气量、心率和心排血量迅速增加。正常婴幼儿代谢的 1/3 用于生长消耗。缺氧患儿的氧耗需求正常,需要有足够的氧输送到全身组织,但在缺氧状态下很多脏器的代谢都会下降,生长发育也会明显受到限制。

　　1.呼吸系统的影响　先天性心脏病对肺功能可有各种不同的影响,肺血流增多的缺损可引起肺顺应性下降,呼吸做功增加。肺血流减少者氧的交换障碍,导致慢性缺氧,升高了对动脉二氧化碳分压正常反应阈值。肺动脉的扩张对支气管的慢性压迫,少数可导致慢性肺不张、肺炎或局部肺气肿,由于支气管受压引起的慢性右中叶肺炎或肺不张,又称右中叶综合征,左主干和上叶支气管也能被增大的左心房所压迫。先天性心脏病伴脊柱侧凸发生率为 19%,以发绀患者多见,艾森曼格综合征可有咯血,过去的先天性心脏病手术可造成喉返神经和膈神经的损伤,均可造成肺通气功能下降。

　　2.循环系统的影响　急性缺氧和酸中毒可以导致高能磷酸盐的耗竭,心肌功能下降,和对随后的缺氧耐受下降。容量负荷和压力负荷的增加会导致心室心内膜下灌注减少,限制了对肾上腺素能受体的反应,再灌注的时候由于肌浆网钙转运的限制和摄取的减少会出现明显的钙内流。在有发绀的心脏病中,冠脉、支气管和心包循环之间形成了明显的侧支循环,体外循环的血流会转流入这些侧支循环,减少冠脉和其他重要器官的血流,肺冠脉侧支循环可引起心脏停搏液的快速冲洗和心脏升温,术野不清晰,侧支的再循环,可以发生血液细胞的破坏和溶血。

舒张末期容量升高,收缩末期的压力-容量曲线向右移位,表明心脏收缩力减弱。压力超负荷心室在慢性压力负荷,舒张末压升高,收缩末压力-容量曲线向左移位,反映了心肌收缩力提高的高动力状态。在先天性心脏病时,即使心室输出量增加,且前负荷仅中度升高时,也会出现充血性心力衰竭症状。

3.血液系统的影响　慢性缺氧往往与红细胞增生和凝血功能异常紧密相关。慢性缺氧会刺激肾脏的特殊细胞分泌和释放红细胞生成素,进而刺激骨髓生成红细胞,增加循环血量。红细胞体积增大,能达到正常体积的 3 倍;循环血量增加,能达到 100mL/kg以上。

约有 1/5 的先天性心脏病患者合并有凝血功能异常,凝血功能异常有血小板减少、血小板功能异常、低纤维蛋白、纤溶亢进和凝血因子缺乏等。氧合血红蛋白解离曲线可以是正常的或轻微的右移。

4.肝肾脏功能的影响　发绀型先天性心脏病可有肾脏的病理组织学改变,如肾小球基底膜细胞增多增厚,灶性间质纤维化,肾小管萎缩,入球和出球小动脉透明样变等。成人发绀型先天性心脏病由于肾脏低灌注,尿酸产生增多,而排泄减少和重吸收加强,会发生高尿酸血症。先天性心脏病伴肾病、泌尿道畸形的发生率为 3%~6%。

一些患有先天性综合征的病例可同时存在心脏畸形和肠闭锁。例如,唐氏综合征患儿在患有先天性心脏病的同时,合并十二指肠闭锁。十二指肠闭锁患儿手术的远期存活率可达 86%,然而,若合并复杂心脏畸形,则无一存活。心脾综合征患儿中,40%合并肠道畸形,其他还有胃肠扭转、食管裂孔疝、胆道闭锁、蛋白丢失性肠病等。

常见的消化道并发症有主动脉缩窄切除后综合征、肠缺血和坏死性小肠结肠炎(necrotizingenterocolitis,NEC)、缺血性肝炎、急性肝功能衰竭及胰腺炎。

二、小儿先天性心脏病的病理改变

先心病异常血流导致的基本病理改变可分为分流、混合、梗阻和反流,这在一些较复杂的疾病中还可同时存在。此外,先心病患儿也可能存在心肌缺血的问题。

1.分流病变　分流是指回流入一个循环系统的静脉血,通过同一循环系统的动脉流出的再循环过程,即来自体静脉心房(右心房)的血流进入主动脉,造成体静脉血的再循环;同样,来自肺静脉心房(左心房)的血流进入肺动脉,造成肺静脉血的再循环。肺静脉血的再循环产生生理左向右分流。当肺循环血流量大于体循环血流量(Qp∶Qs>1)时,额外增加的血流并不能进一步升高动脉血氧含量,反而增加了心脏的容量负荷,导致心室收缩和舒张功能障碍,并使体循环输出量减少。肺血流增加还可降低肺顺应性,增加气道阻力致呼吸功增加,使肺循环阻力的进行性增高导致肺血管阻塞性疾病(pulmonary vascular obstructive disease,PVOD),右心梗阻性病变或肺循环阻力大于体循环阻力可导致体静脉血的再循环而产生生理右向左分流,结果使肺血流减少,未氧合血混合人体循环导致低氧血症和发绀,而右心室射血受阻使心室压力超负荷,最终导致右心功能不全。

解剖分流是指血液经由存在于心腔或大血管水平的交通(孔口)从一个循环系统流向另一个循环系统,可以是单纯分流或复杂分流。决定分流量最重要的因素是分流口的大小和分流口两边的相对阻力,这取决于体循环阻力(systemic vascular resistance,SVR)、肺循环阻力(pulmonary vascular resistance,PVR)、心室顺应性及解剖梗阻。生理分流通常都是解剖分流的结果,但也可能发生在无解剖分流的情况下,即大动脉转位。

有效血流量指来自一个循环系统,并到达另一循环系统的静脉血量。有效肺循环血流量指到达肺循环的体静脉血量;有效体循环血流量则指到达体循环的肺静脉血量。有效血流量通常是血流由正常途径通过心脏的结果,但也可能是解剖右向左或左向右分流的结果。有效肺循环血流量和有效体循环血流量都是维持生命所必需的。肺循环总血流量(Qp)是有效肺循环血流量和再循环肺血流量的总和。体循环总血流量(Qs)是有效体循环血流量和再循环体循环血流量的总和。无论病变多么复杂,有效肺循环血流量和有效体循环血流量通常总是相等的,而肺循环总血流量和体循环总血流量却不一定相等。因此,再循环血流(生理分流)是额外的无效血流。

2.梗阻病变 梗阻可发生在瓣膜、瓣上和(或)瓣下,如肺动脉狭窄、主动脉瓣狭窄[瓣上和(或)瓣下]、主动脉缩窄和二尖瓣狭窄等,闭锁是梗阻的极端形式。此外,心室收缩过程中出现的流出道直径缩小还可产生动力性梗阻,如法洛四联症。梗阻病变的病理生理取决于梗阻性质、位置和严重程度。新生儿重症左心梗阻的特点包括体循环低血压和低灌注,灌注依赖于右心室和肺动脉血流;左心功能不全;降主动脉逆行灌注近端主动脉和冠状动脉;低氧血症(未氧合血从右心室经动脉导管流入体循环)。重症右心梗阻的特点:肺血流减少,肺灌注依赖于左心室和主动脉血流;低氧血症;右心功能不全。

3.混合病变 发绀型先心病多为混合病变。心内交通非常大时,两侧心腔实际上成为一个共同心腔,此时存在的双向分流通常导致低氧血症。共同心室将在心房或心室水平完全混合的动、静脉血同时泵入体循环和肺循环。此时,体循环和肺循环的血流量比值(Qp:Qs)取决于体、肺循环阻力及是否存在血流流出梗阻。流出无梗阻时,流向体循环或肺循环的血流量取决于 PVR 和 SVR 之比。一般 PVR 多低于 SVR,左向右分流占优势使肺血流增加(Qp:Qs≥1);若 PVR 大于 SVR,则右向左分流占优势使肺血流减少(Qp:Qs<1)。存在左心室流出梗阻时,左向右分流占优势(Qp:Qs≥1),肺血流增加,体循环灌注减少;右心室流出梗阻时,右向左分流占优势(Qp:Qs<1),肺血流明显减少致低氧血症。循环间混合是存在于大动脉转位的特殊情况,由于心室、大动脉连接不一致而产生并联循环,即血流由并联存在的肺静脉再循环(肺循环中)和体静脉再循环(体循环中)组成。患儿的生存依赖于并联循环间存在的一个或多个交通[房间隔缺损、未闭的卵圆孔、室间隔缺损和(或)开放的动脉导管]所提供的循环间血液混合。

4.反流性病变 除了三尖瓣下移畸形(Ebstein 畸形),先心病中罕见孤立的原发性瓣膜反流。反流病变可使心室容量超负荷,导致心室进行性扩张和充血性心力衰竭。

第二节　非发绀型先天性心脏病手术的麻醉

一、概述

1.左向右分流先天性心脏病的病理生理特点　左向右分流是先天性心脏病(先心病)中最常见的一类畸形,约占所有先天性心脏病的50%。临床常见的左向右分流主要包括三个水平的分流,即房水平分流、室水平分流和动脉水平分流。房水平分流病变主要包括卵圆孔未闭、房间隔缺损、心内型部分性肺静脉异位引流;室水平分流病变主要为室间隔缺损;动脉水平的分流主要为动脉导管未闭和主肺间隔缺损。还有一些不常见的左向右分流性病变,如冠状动脉异常起源于肺动脉,或合并其他病变的左向右分流,如室间隔缺损位于主动脉下的右室双出口因合并其他异常病理生理变化,不在本节讨论范围之内。

左向右分流定义为体循环与肺循环之间存在交通,使得氧合血向非氧合血分流,此定义中的左右并不特指解剖位置上的左右,在心脏存在转位等情况下,符合相应病理生理学变化即符合左向右分流定义。

分流量的大小取决于分流口径的大小和分流口两侧循环的阻力(即肺循环和体循环阻力)。当分流口径较小时,分流口两侧压力阶差就较大(此类分流称限制性分流),那么分流口两侧的血流阻力变化对分流量和分流方向的影响较小,其分流量大小主要决定于分流口径的大小。当分流口径较大时(此类分流称非限制性分流)分流口两侧压差很小,左向右分流阻力很小,那么肺循环阻力和体循环阻力的比值成为决定分流量大小和方向的主要因素。心内和动脉水平的左向右分流可使体循环高压血流进入低压的肺循环,引起肺动脉压的增高。左向右分流使肺循环血流量增加,肺循环容量负荷增加,肺静脉回左房血流量增加,左房压升高,肺毛细血管前及毛细血管后因素使肺动脉压出现动力性升高。此后在持续高血流量影响下,肺动脉血管床出现结构性变化,肺小动脉肌层增厚,内膜增生,瘢痕及血栓形成并纤维化,肺泡内小动脉数量减少,最终导致肺血管阻力增加,出现进行性和不可逆的肺动脉高压。随病情进展,肺动脉压力甚至超过体循环压力,分流出现逆转,产生右向左分流,患儿出现发绀症状,即称为艾森门格综合征,此时患儿行根治手术,可能会加重病情,加速患儿死亡。

伴有不同水平分流的病变,其病理生理变化进程不尽相同,非限制性室水平分流及动脉水平分流肺循环不仅受到高肺血流量影响,且受到体循环压力负荷影响,肺动脉高压进展往往较快。房水平分流、限制性室水平分流和限制性动脉水平分流肺循环受体循环压力负荷影响较小,这类患者肺动脉高压进展较慢。房水平分流及室水平分流右室容量负荷增加,随肺动脉压力逐渐升高,右室压力负荷也增加,最终可导致右心衰竭。动脉水平分流量较大的患儿舒张压明显降低,影响心肌灌注,在左心容量负荷增加,做功增加和需氧量增加的情况下,较其他水平分流更易出现左心衰竭症状。同时,远端器官灌注也可能受损,导致坏死性小肠结肠炎、肾衰竭及脑室内出血等。

室间隔缺损分流量较大时,对左右心室负荷影响明显,临床症状出现较早,在肺动脉压尚未明显升高时即可出现心室肥厚、心脏扩大等表现。动脉导管未闭的肺循环血流量明显增加,并且没有右心室的缓冲调节,早期即可出现肺血增多、反复肺部感染等表现,肺小血管纤维化,肺动脉压力迅速升高。其自然死亡率在 2~19 岁约 0.49%,30 岁以上每年约 1.8%,死亡原因主要有细菌性心内膜炎、肺循环高压和充血性心力衰竭。房间隔缺损虽然其分流量可达体循环的 50% 以上,但是由于右心房、右心室代偿性肥厚、扩张,其临床症状出现较晚并且较轻,表现为缓慢进展的心力衰竭症状和肺动脉高压,甚至部分患者终身没有症状。然而房间隔缺损一旦出现症状,往往提示全心衰竭。

患儿的临床表现与机体对左向右分流造成的容量及压力负荷增加的代偿相关。由于心肌收缩力的增强和交感神经系统的兴奋,临床表现就会相应地出现心率增快,出汗等症状;由于肺血流量增多,肺顺应性下降,临床表现就会出现呼吸增快。分流量较大导致体循环血流量减少时,低龄患儿表现为喂养困难,生长发育障碍,大龄患儿则常不能耐受运动。低龄患儿出现右心衰竭时,主要表现为肝大,很少表现为外周水肿和静脉怒张。

2.肺动脉高压的诊断标准　静息状态下,平均肺动脉压参考值约为 15mmHg,不同年龄段及不同性别无显著差异,因此以静息状态下平均肺动脉压作为诊断肺动脉高压的标准,超过 25mmHg 即可诊断肺动脉高压,目前肺动脉高压的诊断还应包括肺血管阻力指数(PVRI)增加($>3Wood/m^2$)。如行腔静脉－肺动脉吻合术(Fontan 术)后,PVRI > $3Wood/m^2$或跨肺压力阶差>6mmHg,即使 mPAP<25mmHg 也可诊断为肺动脉高压。静息状态下,平均肺动脉压在 26~35mmHg 为轻度肺高压,36~45mmHg 为中度肺高压,> 45mmHg 为重度肺高压。

部分患儿房间隔缺损口径不小,分流量也不小,但平素无明显症状,仅为入院体检时闻及轻微杂音,行超声检查发现病变,在早期体检不普及的情况下,此类患儿可能要到成年期出现明显症状才会就诊。

3.肺血管阻力的调控　限制性分流的分流量大小由分流口径决定,基本固定,可调性很小。肺血流量一定时,肺动脉压力由肺血管阻力(pulmonary vascular resistance,PVR)决定。非限制性分流的分流量大小由分流口两端压差决定,分流的血流量和肺血管阻力共同决定肺动脉压力,适宜的肺血管阻力才能维持稳定的肺动脉压力。

围术期肺血管阻力的调节主要依靠通气管理和血管扩张药的应用两大方面。

(1)肺泡缺氧或动脉低氧血症均可诱发肺血管收缩,PaO_2<50mmHg 肺循环阻力增加,当 pH<7.40 时,这种增强作用更为明显。

(2)高碳酸血症直接增加肺血管阻力,不依赖于动脉血 pH 变化;低碳酸血症则必须通过造成碱中毒才可能降低肺血管阻力,过度通气使 $PaCO_2$ 维持在 20~33mmHg,pH 为 7.5~7.55 才可能降低肺血管阻力。

(3)呼吸性或代谢性酸中毒均可引起肺血管阻力增加,呼吸性或代谢性碱中毒均可降低肺血管阻力。

(4)肺血管阻力在肺容量接近功能残气量时最低,PEEP 过高使肺泡膨胀,增加肺泡内压,可导致肺血管阻力增加,但如果存在肺不张及低氧血症,采用 PEEP 可复张塌陷的肺泡并增加动脉血氧含量,可降低肺血管阻力。

(5)体循环降压药包括钙通道阻滞剂、硝酸酯类、血管紧张素转换酶抑制剂、血管紧张素受体拮抗剂或β受体拮抗剂,可以扩张肺血管,降低肺血管阻力,但由于扩血管作用没有选择性,可能同时导致患儿血压下降,肺动脉压力相对升高,同时心肌灌注减少,反而加重心力衰竭症状,加重肺高压症状。

(6)一氧化氮(nitric oxide,NO)可吸入到参与通气的肺泡,弥散至肺泡细胞内,且一氧化氮与血红蛋白结合后迅速失活,无明显体循环扩张作用,因此吸入一氧化氮可选择性降低肺动脉压力,是目前合并肺高压先天性心脏病患儿手术围术期常用的降肺动脉压药物,常用剂量为 $20\sim40mg/L$,但要注意长时间吸入一氧化氮后停用时可能出现肺高压反跳,停止吸入时应逐渐减量,或采用其他吸入或静脉肺血管扩张药物替代。一氧化氮与氧化血红蛋白结合后快速转化为高铁血红蛋白和 NO_3^-,因此长时间吸入一氧化氮可能导致高铁血红蛋白血症,应注意定期检测。

(7)前列环素类似物(依前列醇、伊洛前列素、曲前列素)是临床常用的降肺动脉压药物,雾化吸入和(或)静脉泵入伊洛前列腺素(万他维)是成人肺动脉高压导致右心衰竭患者抢救常用药物,也是 WHO 推荐的心力衰竭患者一线用药。磷酸二酯酶 5 型抑制剂(西地那非、他达拉非)可增加细胞内 cGMP 水平,降低肺血管阻力。但目前这些吸入性或静脉肺血管扩张药在先天性心脏病肺动脉高压患儿,心脏手术围术期应用的临床研究较少,研究结果也不尽相同,如在肺高压患儿应用不同剂量西地那非的比较性研究结果提示,只有中等及高剂量西地那非才能降低肺血管阻力,且只有中等剂量可降低平均肺动脉压力,高剂量组的死亡率达到低剂量组的 3.95 倍,据此欧洲药监局认可中等剂量西地那非用于肺高压儿童,但美国食品及药物管理局则对儿童肺高压患者使用任一剂量的西地那非均提出警示。因此,围术期使用这些肺血管扩张药物仍应谨慎。

(8)血红蛋白也是影响左向右分流的重要因素,血红蛋白升高血液黏滞度增加,体循环及肺循环阻力都会有所增加,但净效应仍是减少左向右分流,因此在左向右分流患儿手术围术期应纠正贫血,避免增加分流量,但过度禁食禁饮,导致血液明显浓缩,血液黏滞度增加,可能直接升高肺动脉压力。

二、术前评估与准备

随着目前诊疗水平的提高,体检的普及,大部分单纯左向右分流患儿在手术前虽然无明显症状,但也不会拖延至出现重度阻力性肺高压时才就诊。尽管如此,对患儿的术前访视及评估也不能忽视。对于分流量大,病情进展快的患儿应详细了解病史及参考各项检查结果,对患儿进行正确评估。

1.病史　询问患儿有无反复发作的肺部感染病史,这往往提示肺循环血流量是否明显增多。有无喂养困难,生长曲线滞后病史,往往提示心脏功能的受累。有无逐渐出现的声音嘶哑病史,可提示肺动脉明显增宽,压迫喉返神经。有无合并其他非心脏系统疾病,如唐氏综合征患儿,常合并睡眠呼吸障碍、上呼吸道梗阻等,气道问题导致的缺氧会明显加快肺动脉高压的进程。如近期出现发绀,提示重度肺动脉高压,分流方向出现逆转。近期有呼吸道感染的肺动脉高压患儿气道敏感性高,围术期易出现气道痉挛,缺氧,导致肺动脉压升高。

有部分动脉导管未闭患儿为早产儿、未成熟儿,应核对具体月龄和出生后发育状态。是否合并其他非心脏系统先天性疾病。

2.体格检查　检查分流杂音,是否有震颤(如室水平、动脉水平分流明确,但杂音很轻,要考虑肺动脉压明显增高,分流量减少),肺动脉第二心音是否亢进,肺部有无啰音,注意有无四肢湿冷,皮肤斑驳,有无肝大等心力衰竭体征。

3.胸部 X 线片　观察心影是否明显增大,肺动脉段突出,肺血增多,肺部有无感染。

4.超声　确定分流部位,分流口大小,分流方向及分流量大小,非限制性分流如果出现左向右分流的减少往往提示肺动脉压明显升高,分流口两端的压差减小。经三尖瓣反流评估肺动脉压力,观察左右心室肥厚程度,收缩功能,心腔有无扩大。

5.心导管检查　目前仍然是评估肺动脉高压的金标准,吸空气静息状态下直接测量肺动脉压力,计算肺血管阻力。

PVR=(平均肺动脉压-肺动脉闭塞压)×80/心排血量(参考值为 0.25~1.6Wood)

心血管造影及不同部位血氧测定可准确定位分流部位,并计算 Q_p/Q_s 可评估分流量大小。

Q_p=氧耗量/(肺静脉血氧含量-肺动脉血氧含量)

Q_s=氧耗量/(体循环动脉血氧含量-混合静脉血氧含量)

Q_p/Q_s=(体循环动脉血氧含量-混合静脉血氧含量)/(肺静脉血氧含量-肺动脉血氧含量)

左向右分流 Q_p/Q_s>1,Q_p/Q_s<1.5 提示分流量小,Q_p/Q_s>2.0 提示分流量大。对于重度肺高压患儿还应进行吸氧试验,肺血管扩张试验,吸入 100%纯氧或给予肺血管扩张药物后,重新测定肺动脉压力,计算肺血管阻力,评估患儿是否还有手术指征。但是否可行手术闭合分流的肺血管阻力分界值目前仍存在争议,2013 年法国尼斯肺动脉高压年会曾给出先天性心脏病导致的肺动脉高压可行矫治手术的指标,肺血管阻力指数<4Wood/m^{2}时可行矫治手术,>8Wood/m^{2}无手术指征,4~8Wood/m^{2}应进行个体化评估。

三、术中管理

肺动脉高压是影响围术期致病率及死亡率的重要危险因素,围术期心搏骤停登记数据显示儿科手术围术期心搏骤停发生率仅为 0.014%,但合并肺高压患儿心搏骤停发生率为1.6%。而在儿童麻醉相关的死亡病例中,肺高压患儿占一半,因此合并肺高压患儿的麻醉应特别谨慎。术前应对每例患者进行个体化评估,制订适宜的麻醉计划。

在外科闭合分流口之前,麻醉处理的基本原则是维持适宜的体循环阻力(systematic vascular resistance,SVR)和肺循环阻力比值(PVR),SVR/PVR 过高,则左向右分流量增多,肺血流量增多,心脏容量负荷增加,体循环血流量减少,外周脏器及心肌灌注不足;SVR/PVR 过高,肺动脉压明显升高,则可能诱发肺高压危象,导致围术期恶性事件。呼吸调控是麻醉中最易操作的调控肺循环阻力且对体循环阻力无明显影响的方法,尤其对于非限制性分流患儿,SVR 与 PVR 比值决定分流量大小,应避免低氧血症及高碳酸血症,但也不宜吸入 100% 纯氧及过度通气,维持 $PaO_2>50mmHg$,$PaCO_2<45mmHg$ 即可,可采用适宜的呼气末正压(positive end expiratory pressure,PEEP)维持肺泡张力。

吸入性麻醉药物一般可产生剂量依赖性心肌抑制及外周阻力下降,大部分左向右分流患儿可以耐受吸入诱导,但要注意一部分行动脉导管未闭结扎的患儿为早产儿,可能合并呼吸窘迫综合征和(或)充血性心力衰竭,对吸入诱导麻醉耐受性差,联合应用阿片类药物和苯二氮䓬类药物诱导可能耐受性更好。

异丙酚常会导致较明显的体循环阻力下降、血压下降,引起肥厚的右室出现心肌灌注不足,因此对于合并肺高压患儿应谨慎使用。氯胺酮用于肺高压患儿仍存有争议,如果患儿不能保证良好的通气,存在低氧血症或高碳酸血症,应用氯胺酮将会使肺动脉压进一步升高,但如果患儿机械通气,保证氧供及没有呼吸性酸中毒情况下,使用氯胺酮,肺动脉压并无明显变化,同时氯胺酮又可以维持外周阻力,维持体循环压力,此时可作为合并肺高压患儿的麻醉用药。右美托咪定可以增加外周血管阻力,维持血压,对肺血管阻力无明显影响,且可以抑制应激反应,对呼吸无抑制,理论上应是肺高压患儿比较理想的围术期麻醉辅助用药,但目前临床相关研究数据还较少,仍需探讨。阿片类药物本身对肺血管阻力无明显影响,但它是最可靠的抑制应激反应的药物,可避免刺激造成的肺血管收缩,肺动脉压升高,在合并肺高压尤其是重度肺高压患儿需使用中到大量阿片类药物,维持循环稳定。

合并肺高压的患儿其肺动脉内膜增厚,应激反应导致的肺血管收缩反应更为明显,因此应尽量避免术中各种强刺激造成的应激反应,使用较大剂量的阿片类药物可较好抑制应激反应,对于合并重度肺高压的患儿尤为重要,持续泵入小剂量右美托咪定对于抑制围术期应激也有较好效果。手术全程应监测麻醉深度,避免麻醉过浅,行气管插管前可使用局麻药喷喉,闭合胸骨后可用局麻药行皮下浸润,或侧切口手术可用局麻药行肋间神经阻滞,回恢复室后可使用持续静脉镇痛泵,都有助于减少强刺激造成的应激反应。也有研究显示在简单儿童先天性心脏病手术中,全麻完成后行骶管麻醉可产生良好的术后镇痛效果。

笔者接诊一例患儿入室后吸入 8% 七氟烷,入睡后建立静脉通路,有创动脉压监测,给予舒芬太尼、顺阿曲库铵,后行气管插管,建立深静脉,术中间断给予舒芬太尼,持续泵入顺阿曲库铵、右美托咪定,间断吸入七氟烷维持麻醉,手术过程顺利,体外循环结束后无特殊血管活性药物泵入,关胸至皮下层时以 0.375% 罗哌卡因做局部浸润,连接恒速静脉镇痛泵,术毕自主呼吸恢复满意,于手术结束后 5 分钟拔除气管插管,面罩吸氧送返恢复室。不合并肺动脉高压患儿一般可接快通道麻醉处理。

四、术后管理

1.左向右分流先天性心脏病手术的术后管理要点

(1)不合并肺动脉高压、简单的左向右分流先天性心脏病患儿术后可按快通道麻醉处理,患儿可在手术室内或回恢复室后 4 小时内安全拔除气管插管。

（2）合并肺动脉高压患儿在闭合分流口之后，麻醉管理的重点就在于降低肺循环阻力，维持体循环阻力及心室功能，保证脏器灌注。体外循环结束早期可给予较高浓度氧吸入，轻度过度通气，维持 $PaCO_2$ 在 35mmHg 以下，pH 7.5，给予适度 PEEP（可以 5mmHg 为起点），积极纠正代谢性酸中毒。如有 NO 可用，停机早期即可开始吸入 NO 气体，20～40mg/L。

体外循环结束后可能需要辅以其他增加外周血管阻力药物维持体循环压力，保证脏器灌注及冠状动脉灌注，尤其在静脉使用其他扩张肺血管药物（如米力农）时更应注意这一问题。去甲肾上腺素增加外周血管阻力的同时也增加肺血管阻力，多巴胺可增加 PVR/SVR 比值，而肾上腺素不仅有正性肌力作用，还可降低肺血管阻力，降低 PVR/SVR 比值，在合并心功能不全的患者可作为循环支持的首选药物。

（3）肺动脉高压患儿给予鱼精蛋白时易引起重度肺高压，要格外注意，给药前应保证麻醉有足够的深度，注意追加肌松药物和阿片类药物，先给予少量观察反应再缓慢推注或泵入，也可经左房给药（此时应注意排气）或由术者经主动脉根部直接给药，减少药物和肺循环的接触。给药时应密切观察气道压、血压和心脏状态，气道压升高往往是肺高压患儿鱼精蛋白反应的首发症状，机械通气难以维持，患儿出现低氧及二氧化碳蓄积，进一步升高肺动脉压，甚至出现肺高压危象。一旦出现肺阻力增高应立即停止给药，吸入纯氧，手控通气，加大吸入麻醉药物，同时给予苯海拉明、钙剂等，如不能及时缓解需给予肾上腺素，要注意即使血压偏低，也不应急于还血，因为此时肺血管收缩痉挛，右室多处于胀满状态，如还血过多可能进一步加重右心负荷，甚至出现心率减慢或室性心律等难以处理的心律失常。

（4）肺动脉高压患儿不宜行快通道麻醉，手术结束后随着麻醉药物代谢，患儿苏醒，各种应激反应介质释放，肺动脉压力会在术后数小时出现峰值，因此在手术结束后仍应保证足够的持续镇静镇痛，拔除气管插管前呼吸恢复应完善，拔管后仍应持续或间断吸氧，避免出现缺氧和二氧化碳蓄积，增加肺血管阻力。拔管前气道内吸引等刺激性操作必须在一定的镇静状态下完成，避免恶性刺激造成肺动脉压急剧上升，拔除气管插管也可在一定镇静状态下进行，持续泵入右美托咪定可以提供良好的镇静且不影响呼吸，适用于肺高压患儿拔除气管插管时的镇静。停用 NO 吸入应逐渐减量，重度肺高压患儿可逐渐过渡为其他肺血管扩张药物。

患儿入室后建立静脉通路，静脉给予咪达唑仑、顺阿曲库铵、舒芬太尼、利多卡因局部喷喉后行气管插管，持续泵入异丙酚、右美托咪定、顺阿曲库铵，间断给予舒芬太尼，吸入七氟烷维持麻醉，体外循环复温后持续静脉泵入米力农和多巴胺，停机后开始吸入 20mg/L 一氧化氮，手术结束带右美托咪定、米力农、多巴胺泵，带气管插管回术后恢复室，8 小时后拔除气管插管。

2.肺动脉高压危象的定义、预防和处理要点　肺动脉高压危象是指肺循环阻力急剧上升，导致右心衰竭，心排血量明显下降，是合并肺动脉高压患儿心搏骤停最主要的病因。肺动脉高压危象发生后右室明显扩张，挤压左室，影响左室射血，血压明显降低，冠状动脉供血不足，进一步加剧双心室衰竭，形成恶性循环。触发肺高压危象的最常见原因有缺氧、酸中毒、高碳酸血症、低血压、恶性刺激(术后恢复室进行气道内吸引时,肺高压患儿肺动脉压可上升70%)。

肺高压危象的预防首先是要避免各种触发因素,机械通气时通过调整呼吸参数,避免低氧血症、高碳酸血症、呼吸性酸中毒,给予患儿完善的镇痛镇静,避免疼痛、气道内吸引、躁动造成的应激,保证容量摄入,避免低血压。在先天性心脏病手术的围术期容易诱发肺高压危象有以下几个节点,气管插管、切皮劈胸骨、鱼精蛋白中和、术后气道内吸引、拔除气管插管,在这些节点都应尽量避免各种可能增加肺血管阻力的因素。

一旦肺高压危象发生,需迅速针对病因进行处理,否则患儿往往迅速进入难以逆转的恶性循环,出现心搏骤停。一旦怀疑肺高压危象,应立刻吸入纯氧,机械通气或手控过度通气使 $PaCO_2$ 维持在35mmHg以下,迅速排查气胸,静脉给予碳酸氢钠纠正酸中毒,吸入NO或吸入伊洛前列腺醇,给予肾上腺素及去甲肾上腺素维持体循环压力及冠脉灌注,同时行心肺复苏。但是肺动脉高压危象导致的心搏骤停有时是难以逆转的,此时需要迅速决定行体外膜氧合器(ECMO)支持,ECMO支持前心肺复苏时间越长,患儿预后越差,因此需要围术期团队能够对患儿病情快速评估,尽早建立ECMO通路。

第三节　发绀型先天性心脏病手术的麻醉

一、病理生理

低氧是发绀型先天性心脏病最主要表现,其基本病理生理有三类情况:①体循环静脉血回流入肺动脉路径存在梗阻,肺血流减少,同时合并解剖分流,如法洛四联症(tetralogy of Fallot,TOF)、肺动脉瓣闭锁、三尖瓣闭锁等;②肺静脉血与体循环静脉血在心内完全混合,如共同心房、共同心室和房室通道等,这一部分患儿病变符合单心室病理生理变化;③体循环静脉血回心后不通过肺氧合直接流入主动脉,体循环和肺循环处于平行状态,需有解剖分流存在患儿才能存活,如完全型大动脉转位(transposition of great arteries,TCA)。

若患儿属于法洛四联症,肺动脉接近闭锁,病理生理学改变符合静脉血回流入肺动脉径路存在梗阻,合并右向左分流,引发患儿可见的发绀。

若患儿为室间隔完整大动脉转位,病理生理学改变符合体循环静脉血回心后不经肺氧合直接流入主动脉,体循环和肺循环由串联循环变为并联循环,该类患儿必须在房水平或动脉水平存在交通才可能存活(卵圆孔开放、动脉导管持续开放)。

正常情况下肺血管阻力(pulmonary vascular resistance,PVR)常低于体循环阻力(systemic vascular resistance,SVR),年长儿和成人PVR仅为SVR的1/20,肺静脉血与周围静脉血在心内完全混合的发绀型先天性心脏病患儿,肺循环和体循环的血流主要取决于PVR/SVR比值。根据氧离曲线的特征,动脉氧饱和度的增高需增加肺血流量,而肺血流量过高常会导致充血性心力衰竭,肺循环容量的超负荷也会影响体循环,造成心排血量减少。

心内分流同时伴有梗阻,为复合分流病变,此类患儿的梗阻可以是部分性或完全性,可发生于房室瓣水平、流出道水平或肺动脉瓣、肺动脉水平。其中流出道梗阻往往是动态变化的,如法洛四联症患儿右室流出道肥厚导致的流出道梗阻可随心率快慢和心肌收缩力不同产生动态变化,这种动态变化可能增加或减少右向左分流,临床出现低氧血症症状的动态变化。瓣膜水平、肺动脉水平的梗阻对血流造成的阻力一般是固定的,如肺动脉瓣狭窄病变。梗阻使得分流趋向非梗阻的一侧,当梗阻相对轻微时,分流量受 SVR/PVR 比值影响较大,但随着梗阻程度的增加,固定梗阻造成的压差往往远大于远端血管阻力,此时调整 SVR/PVR 比值对分流方向及分流量大小无明显影响。当存在完全梗阻时(如肺动脉闭锁、三尖瓣闭锁),血流全部或强制性通过近侧缺损(房间隔和室间隔缺损)分流,以提供肺血流,或依赖动脉水平分流获得肺血流,此类分流常为限制性,或随着动脉导管的闭合出现分流量的明显下降,因此患儿往往需要在新生儿期手术。

存在梗阻性病变的发绀型先天性心脏病患儿,还同时存在以下病理生理改变:①心排血量固定,在代谢需要改变和外周血管阻力变化时无力代偿,且交感神经兴奋可能加重梗阻,进一步减少心排血量;②心肌肥厚,可能伴有心肌灌注不足,特别是心肌内膜下;③充血性心力衰竭;④突发严重的心律失常。

虽然婴幼儿和新生儿能耐受中等程度的低氧血症,但相应的代偿机制也可能产生诸多临床问题,如红细胞增多造成血液黏滞度增加、血栓形成、血容量增加和血管扩张、毛细血管增生和大的体肺侧支形成,肺泡过度通气伴慢性呼吸性碱中毒。长期慢性低氧血症并处于代偿期的患儿,麻醉诱导和手术应激时的心脏储备及氧释放能力是很有限的。在麻醉诱导后,由于肌肉麻痹使机体氧耗降低及高浓度氧的吸入,全身静脉血氧饱和度增高,含氧量较高的静脉血通过分流全全身循坏,低氧血症的程度可能会有所改善。

发绀型先天性心脏病患儿出现严重低氧血症,除心脏疾患外,还应考虑其他可能加重发绀的原因。围术期引起发绀加重的其他原因有:气管插管位置不当、中心静脉穿刺置管等操作引起的血气胸、气管导管阻塞、肺水肿、肺栓塞、气道痉挛、通气不足、心排血量下降、血管阻力突然变化,以及药物因素,如不恰当停用前列腺素 E 等。

二、术前评估与准备

对于发绀型先天性心脏病患儿,术前评估最关键的是要明确患儿病变的病理生理变化特点,正确预判患儿可能发生的问题。提示发绀型先天性心脏病患儿病变严重程度的指标包括动脉血氧饱和度<75%;左室或流出道压力阶差>50mmHg;PVR>6Wood;红细胞增多,Hct>60%等。如患儿有其中任何 1 项,围术期即可能存在血流动力学的高危问题,如存在2项以上,在设计麻醉计划时应特别注意。如果患儿无上述情况,麻醉中血流动力学的问题相对较少。发绀型先天性心脏病患儿在麻醉中的其他危险因素有:孤立病变的严重类型、复杂病变、同时发生感染性疾病、代谢紊乱、充血性心力衰竭、曾施行过姑息或纠治术的二次手术患儿、急性血流动力学恶化等。

1.病史 术前详细了解发绀型先天性心脏病患儿的病史,是评估心脏功能及储备能力的重要环节。询问病史应包括有无喂养困难、出汗、呼吸急促或吸吮无力等情况,可向父母提以下问题:患儿在休息时是否发绀?当患儿哭闹时发绀有无变化(并非所有的发绀型心脏病患儿均有明显的发绀,但在哭闹时,流出道痉挛,肺血管阻力增高,肺血流减少可致发绀加重)?患儿在喂奶时出汗吗?(此症状往往是充血性心力衰竭的重要体征);患儿在晨起时眼睑水肿吗(婴幼儿睡眠或躺在床上的时间较多,且眼部周围组织较为松弛,当有水肿存在时,往往表现为眼睑水肿,而踝部水肿几乎不存在)?患儿活动量减少且有蹲踞吗(蹲踞是缓解肺血流减少的常见代偿方法,此时因四肢蜷缩,外周血管阻力增高,回心血流较多地进入肺部,可改善缺氧状况)?询问有无缺氧发作病史,缺氧发作持续的时间及是否可自行缓解等情况,如果有缺氧发作史,在术前及麻醉诱导时必须密切关注,一旦此时缺氧发作,往往后果较为严重。

另外,还应询问围生期用药史及父母双方家族遗传史。在就医史中应了解就诊病因、既往手术史和麻醉并发症史等。接受过姑息手术的患儿如体-肺动脉分流,应询问术后症状有无改善(发绀减轻、活动耐量增加),此次就诊是为行二期手术还是因为病情出现反复(发绀再次加重提示管道的梗阻)逐渐加重的心力衰竭症状,这些提示患儿可能出现继发的房室瓣反流等病变,增加心脏负荷。

2.体格检查 术前就应对患儿做详细的全身体检,体格发育显著滞后于年龄往往提示其循环和呼吸功能储备较差,对麻醉药物及手术操作的耐受力较差。详细的心血管系统检查包括心前区活动度的评估、心音、杂音、肝脏大小、脉搏、外周灌注状况、杵状指、发绀程度和检查四肢有无外周水肿等。还应特别关注呼吸道通畅情况(包括牙齿、舌腭大小、颈椎活动度、张口试验及鼻腔通畅度等),尤其要注意是否存在小颌畸形、腭裂等可能造成气管插管困难的畸形。腹部检查重点了解是否有肝脾大和腹腔积液,这往往是先天性心脏病患儿右心功能不全的主要表现。

麻醉医师在对患儿进行术前评估时,还必须认识到可能伴有非心脏的畸形,约有8%的先天性心脏病患儿可同时合并其他系统的先天性异常,先天性心脏病常常是复杂先天性畸形的一部分,有时这些畸形与染色体异常有关,如唐氏综合征、18-三染色体和13-三染色体及 VATER 综合征等。

3.心电图 一些心电图能提供相关先天性心脏病的特殊线索,如新生儿电轴左移,同时伴有发绀者往往提示有三尖瓣闭锁,如无发绀则可能是心内膜垫缺损。心电图检查还能显示心脏节律的异常,包括房室传导阻滞(常见于矫正性大动脉转位)及在三尖瓣下移畸形时能见到的 Wolff-Parkinson-White 综合征等。术前 ECG 检查结果还可与术后进行比较,以发现可能存在的心肌缺血,心肌损伤。

4.胸部 X 线片 胸部 X 线片正常并不能完全排除心脏病变,同时胸部 X 线片可提供心脏大小、外形、内脏定位、主动脉位置和肺血管外形等资料。在肺血流减少的病变(包括大多数发绀型病变),胸部 X 线片上肺血是减少的。严重发绀型病例而胸部 X 线片显示肺血增多,往往提示大动脉转位或全肺静脉异位引流伴肺静脉阻塞。大多数先天性心脏病的心影是扩大的,支气管的形态可提供内脏异位综合征的线索,在无脾综合征常常有两侧右支气管的形态(动脉上的支气管),而在多脾综合征则常有两侧左支气管的形态(动脉下的支气管)。存在右位主动脉弓者怀疑大血管畸形的可能性增加,如永存动脉干患者常有右位主动脉弓。侧位 X 线片对观察气管形态很有用,特别是婴幼儿有喘鸣时,应高度怀疑是否有心血管原因造成的气管受压。

5.超声心动图　在体格检查、心电图和胸部 X 线片基础上,无创的二维超声心动图能详细测定大多数先天性心脏病的异常情况,是目前最常用的术前诊断方法。术前超声评估的重点是心房位置(决定心脏序列是正位还是反位或不明确);根据心尖方向判断心脏位置(左/中/右位心),房室连接是否一致,房室间有无分流,血流方向,压差大小,各房室腔大小,房室间隔是否有移位,有无心室双入口或双出口(一个心室连接一个动脉干和50%以上的另一个主动脉干);心室与大动脉连接是否一致(不一致则为大动脉转位),心室与大动脉连接是否有梗阻及梗阻的水平(瓣水平、瓣下、瓣上),梗阻部位流速估测压差;各房室瓣的形态,有无骑跨重叠,有无狭窄,狭窄流速,有无反流,反流量大小,有无瓣叶发育不良或闭锁。大动脉水平主要观察主肺动脉、左右肺动脉发育情况,主动脉走行有无异常,有无缩窄,有无异常血管环,迷走动脉,大动脉之间有无异常分流及其血流方向和流速。体循环静脉及肺静脉回流位置是否正常,是否存在梗阻。

近年来,超声技术的不断进步已使图像质量明显改善,M 型超声心动图可以使更多的先天性心脏病患儿仅凭借无创诊断结果即可直接接受手术。是否可以获得满意的检查结果,取决于患儿是否合作或镇静,以及是否取得显示大血管解剖畸形完整图像的透气窗。除心内解剖结构的二维(2D)图像外,脉冲波、连续波和彩色多普勒超声也用于检测和详细说明心内血流模式。M 型和 2D 超声心动图也用于评价心功能。

6.心导管造影检查　目前心导管检查仍是诊断先天性心脏病的金标准,即使无创检查(经胸超声、CT、MRI)基本能明确解剖诊断,但对于复杂畸形,仍需造影检查。造影检查可直接测量各心腔及大血管压力(超声为计算值)以此来决定术式,如大动脉转位患者需根据解剖左室和解剖右室压力比值决定是实施根治手术还是训练手术。根据造影的各项结果可以计算 Qp/Qs,了解体肺循环血量多少。需注意的是这里的 Qp 指的是肺循环血流总量,是有效肺循环血流量(Qpeff)和再循环的肺血流量的总和,Qs 指的是体循环血流总量,是有效体循环流量(Qseff)和再循环体循环血流量的总和。不管病变如何复杂,Qpeff 和 Qseff 总是相等的,等于体肺循环间混合血量,是真正进行氧合为机体供能的血流量,有效循环血量在总血流量中所占的比例决定动脉血氧饱和度。

合并梗阻的发绀患儿往往需要造影明确肺血管发育情况才能决定是行根治手术还是姑息手术。

McGoon 比 =(左右肺动脉近分叉处直径之和)/膈水平降主动脉直径

Nakata 指数 =(左右肺动脉近分叉处面积之和)/体表面积

McGoon 比>1.2,Nakata 指数>150,可考虑行根治术,否则应行体肺分流手术。

造影检查还可明确各冠状动脉的起源及走行,如法洛四联症患儿有 5%~10%存在冠状动脉走行异常,前降支走行于右室流出道表面,在行流出道疏通跨环补片时有可能造成损伤,可能需要改变补片方法或选择外管道连接右室和主肺动脉。

若患儿流出道梗阻严重接近闭锁,术前应关注超声检查左室腔大小,收缩功能,造影检查肺血管发育情况,侧支形成情况,以确定术式,如患儿 McGoon 比或 Nakata 指数处于根治手术的临界状态,提示术后可能出现循环不稳定,应给予足够重视。

若患儿诊断为室间隔完整型大动脉转位,根治手术的最佳时期是在生后 1 个月内,即在新生儿期。术前一定要根据心导管检查的大动脉测压结果明确是否有行根治手术的可能,测压结果不满足要求或患儿已过最佳手术时期,则需先行左室训练,然后再择期行二期根治手术。

三、术中管理

1. 缺氧发作的应对　本节不对各类右向左分流病变的麻醉方法做具体讨论,仅重点介绍临床最为常见的存在右室流出道梗阻病变发绀患儿(法洛四联症患儿)缺氧发作的预防及处理。

法洛四联症患儿或有类似病理生理变化患儿(法洛四联症型右室双出口)在诱导及体外循环开始前麻醉的重点都是预防及处理缺氧发作。应注意的是即使是发绀不明显的患儿也可能出现缺氧发作,尤其是固定梗阻病变较轻,漏斗部动力性梗阻为主的患儿,这类患儿往往静息状态下无明显发绀,但活动应激时易出现缺氧发作,且由于无明显侧支形成,无红细胞代偿性增生,患儿对缺氧耐受力较差。固定性梗阻越严重的患儿其肺血流量受动力性因素或远端肺血管阻力影响越小,但该类患儿本身血氧含量就极低,任何因素造成血氧进一步下降都可能造成各脏器包括心肌严重缺氧,功能出现障碍。

缺氧发作的机制并未完全明确,但一般认为流出道痉挛或收缩造成动力性梗阻加重,肺血流明显减少是其主要原因,因此避免流出道痉挛是预防缺氧发作最主要措施。患儿术前禁食时间不宜过长,否则可能导致代谢性酸中毒,血液黏滞度增加,且右室容积减小流出道管腔减小,诱发流出道痉挛。缺氧发作,若晚台手术时间不确定患儿应建立静脉通路,静脉输液。如患儿分离焦虑严重,缺氧发作频繁,可于术前 0.5 小时口服咪达唑仑 0.3~0.6mg/kg,由家长陪同患儿至手术室外。诱导原则尽量减少恐惧哭闹,现多采用吸入高浓度(8%)七氟烷诱导,可减慢心率,可能有利于循环稳定。应注意发绀患儿采用吸入诱导起效较慢,一旦起效后要减浅麻醉也相对较慢,而静脉麻醉药的起效相对较快,给药过快可能导致一过性血药浓度过高。避免使用明显降低外周血管阻力和兴奋心肌的药物,体循环阻力降低可相应增加 PVR/SVR 值,增加右向左分流,心率增快心肌收缩力增强则可能导致右室流出道痉挛,心肌耗氧量增加,加重缺氧症状,因此麻醉维持中应尽量避免这些血流动力学波动,对于缺氧发作风险较高的患儿,可应用较大剂量阿片类药物维持血流动力学稳定,持续静脉输注氯胺酮也可以维持较稳定的血流动力学。

缺氧发作最主要的变化是肺血流减少,此时呼气末二氧化碳会减少,这一变化往往会早于氧饱和度下降的出现,因此密切关注呼气末二氧化碳的变化有助于及早发现缺氧发作并给予及时处理。一旦患儿出现缺氧发作征象,首先要停止一切可能的诱发因素,如哭闹患儿应尽快镇静,开胸游离操作可能需暂停,避免刺激流出道。给予纯氧吸入,静脉补充容量,以及挤压肝脏和置头低脚高位增加静脉回流,增加肺血流。提高 SVR,可静脉使用 α 受体激动剂(去甲肾上腺素、甲氧明 5~10μg/kg),压迫股动脉或置患者于胸膝位,如已切开心包可压迫升主动脉暂时提高 SVR,减少右向左分流。β 受体拮抗剂(首选艾司洛尔 0.5mg/kg,可分次少量给药,观察反应)可降低心肌收缩力减轻流出道痉挛,同时也可降低心肌氧耗,但应注意单次推注因心排血量下降可能造成血压降低,常需和 α 受体激动剂联合使用。此时慎用正性肌力药物(麻黄碱、多巴胺、钙剂、肾上腺素),仅在氧饱和度明显下降,体循环压力明显下降,影响到心肌供血供氧,出现心率减慢,收缩力减弱、心室胀满的情况下考虑使用。如果采取各种措施都无法缓解缺氧发作,应迅速建立体外循环,避免长时间缺氧造成机体各脏器功能受损。

部分患儿流出道梗阻严重,接近闭锁,在体外循环开始前一定要注意避免各种因素造成的流出道痉挛,避免缺氧发作,否则可能造成流出道完全梗阻,循环迅速衰竭。

若患儿没有梗阻的问题,产生发绀的原因是体循环和肺循环血流为并行状态,因此在体外循环开始前处理的原则是尽量保持适宜的 PVR/SVR,保证体循环和肺循环的有效混合,避免有效体循环和肺循环血流量下降。

2.血管活性药物的合理应用 发绀型先天性心脏病均属于复杂畸形一类,患儿术前就存在缺氧、心功能不全、心腔发育不良等问题,畸形矫治手术复杂,体外循环时间长,心脏、体循环及肺循环均要适应新的血流动力学变化,往往需要血管活性药物的支持与调整,根据患儿基本病变,所实施的术式不同,血管活性药物的选择及用量不尽相同。以法洛四联症患儿为例,矫治手术通常要行右室切开,流出道加宽补片,补片没有收缩功能可造成游离壁节段性运动障碍,跨环补片可造成肺动脉瓣反流,明显增加右室前负荷,远端肺动脉发育不良可增加压力后负荷,且肥厚的右室在体外循环过程中可能保护不佳,因此体外循环结束后右心功能往往需要一定的支持,右心为容量心室,尤其顺应性较差的右室需维持一定前负荷,才能保证收缩,因此要给予足够的容量。可使用米力农[负荷剂量 50μg/kg,维持剂量 0.5~1.0μg/(kg·min)],降低肺血管阻力同时可增加心肌收缩力,也可使用多巴胺和多巴酚丁胺,在增加心肌收缩力同时对肺血管阻力无明显影响。

术前发绀严重,检查提示肺血流明显减少,超声提示左室心腔小的患儿术后易出现左心功能不全,左心为压力心室,不能耐受突然增加的过多容量,此时应根据左房压来严格控制容量输入,尽量维持窦性心律,或采用房室顺序起搏,维持较快的心率,使用正性肌力药物维持血压,避免回输容量过快,应用 PEEP 限制肺血流减轻左室前负荷。此时缩血管药物可能明显增加左室后负荷,不作为术后心功能支持的首选药物,如果血液稀释过多,血液黏滞度明显降低导致外周血管阻力不够,血压难以维持,可谨慎使用缩血管药物维持血压,提高组织灌注改善心肌血供。发绀型患儿行矫治术后血氧含量较术前有明显提高,因此无须维持过高的血压,保证患儿尿量、脑氧饱和度稳定、无代谢性酸中毒,确认重要脏器及外周灌注良好即可。复杂先天性心脏病手术中循环调节不仅限于血管活性药物,存在多种因素影响。

3.快通道麻醉管理的益处 肺部并发症是先天性心脏病手术后延长呼吸机使用时间的主要影响因素。快通道麻醉是指患者心脏手术后 4~6 小时拔出气管插管的麻醉管理技术。尽早拔出气管插管可以减少医源性肺部感染和呼吸机相关肺损伤,减少支气管痉挛、气管导管堵塞、导管意外脱出等并发症,减少气管内操作和吸痰引起肺动脉高压危象的可能。机械通气是正压通气,可增加肺循环阻力,减少肺血流,减少静脉回流。早拔管恢复自主呼吸则有利于改善患儿全身循环状态。

快通道麻醉可缩短患儿 ICU 停留时间,节省医疗费用。快通道麻醉技术是加速外科术后康复的重要环节。对于复杂先天性心脏病患儿实施快通道麻醉,需要经验丰富的麻醉或 ICU 医师实施,而且预计实施快通道麻醉管理的患儿,要有相应的术后疼痛管理策略,避免术后疼痛对于患儿的恶性刺激。外科手术矫治一般会使患儿氧供得到改善,氧储备增加。但是对于术后左心功能可能受到严重影响的患儿,则需要在良好的镇静镇痛下,辅助左心功能的适应和恢复。如行动脉调转术后,解剖左室的后负荷会较术前明显增加,此时患者可能需要一定时间的镇静,维持较低的后负荷,充分评估左室功能的适应状态,再拔除气管插管,而不宜积极实施快通道麻醉。

第七章　心血管手术麻醉

第一节　心脏瓣膜置换术的麻醉

心脏瓣膜置换术麻醉处理的原则是提供平稳、适当的麻醉深度,避免加重已经异常的容量负荷和(或)压力负荷,利用和保护机体的各种代偿机制,维持有效的前向心排血量,并尽可能减少并发症的发生。完善的麻醉与瓣膜手术时机、术前准备、围术期处理准确与否等密切相关,并与手术成功与否、术后并发症、死亡率等相关,应高度重视。

一、术前准备与评估

瓣膜疾病病程长,不同瓣膜疾病、不同阶段病情差异大,术前应详细了解病史、治疗史、目前症状、心功能、饮食和营养状况、全面体格检查、必要辅助检查等。

1.心理准备　瓣膜病患者病程不一、病情严重程度不同、家庭背景、甚至经济条件等因素导致术前精神状态、心理准备等有巨大差异,术前医护人员应根据不同情况区别对待。无论瓣膜成形术或瓣膜置换术都使患者经受创伤和痛苦;置换机械瓣的患者还需要终身抗凝,给患者带来不便。这些都应在术前给患者从积极方面解释清楚,给予鼓励,使之建立信心,精神安定,术前充分休息,做到在平静的心态下接受手术。

2.术前治疗　术前比较完善处理与瓣膜置换术患者围术期并发症、预后等直接相关,应特别重视术前处理,选择良好的手术时机。

(1)除急性心力衰竭或内科久治无效的患者以外、术前都应加强营养,改善全身情况和应用强心利尿药,以使血压、心率维持在满意状态后再接受手术。

(2)术前重视呼吸道感染或局灶感染的积极防治,必要时延期手术。

(3)长期使用利尿药者可能发生电解质紊乱,特别是低血钾,术前应予调整至接近正常水平。

(4)重症患者在术前 3~5 日起应静脉输注极化液(含葡萄糖、胰岛素和氯化钾)以提高心功能和手术耐受力。

(5)治疗药物可根据病情酌情使用,如洋地黄等正性肌力药及利尿药可用到手术前日,以控制心率、血压和改善心功能。但应注意,不同类型的瓣膜病有其各自的禁用药,如 β 受体阻滞药能减慢心率,用于主动脉瓣或二尖瓣关闭不全患者,可能反而增加反流量而加重左心负荷;心动过缓可能促使主动脉瓣狭窄患者心搏骤停。二尖瓣狭窄合并心房颤动,要防止心率加快,不应使用阿托品。主动脉瓣狭窄患者不宜使用降低前负荷(如硝酸甘油)及降低后负荷(钙通道阻断药)的药物以防心搏骤停。

(6)术前合并严重病态窦房结综合征、窦性心动过缓或严重心脏传导阻滞的患者,为预防麻醉期骤发心脏停搏,麻醉前应先经静脉安置临时心室起搏器。

（7）对药物治疗无效的病情危重或重症心力衰竭患者，必要时在施行抢救手术前先安置主动脉内球囊反搏（IABP），并联合应用正性肌力药和血管扩张药，以改善心功能和维持血压。

3.麻醉前用药　心脏瓣膜置换术患者多数病程长、病变重、对手术存在不同程度的顾虑，因此除了充分的精神准备外，必要的手术前用药绝不可少，一般以适中为佳。成人心脏瓣膜置换术患者常用哌替啶 1mg/kg 和东莨菪碱 0.3mg 作为麻醉前用药，达到了解除焦虑、镇静、健忘和防止恶心、呕吐等有益的效果，而无显著呼吸和循环抑制。为达此目标用几种药物联合就比单独用药更容易。除抢救手术或特殊情况外，应常规应用麻醉前用药，包括术前晚镇静安眠药。手术日晨最好使患者处于嗜睡状态，以消除手术恐惧。麻醉前用药不足的患者其交感神经处于兴奋状态，可导致心动过速等心律失常，同时后负荷增加和左心负担加重，严重者可诱发急性肺水肿和心绞痛，从而失去手术机会。一般麻醉前可用吗啡0.2mg/kg和东莨菪碱 0.3mg。

二、监测

心脏瓣膜置换术期间监测应按体外循环心内直视手术监测常规，如 ECG、有创动脉压、中心静脉压、无创脉搏血氧饱和度、体温、尿量、血气分析和电解质等。ECG 除监测心率与节律外，可同时监测心肌缺血表现即 ST 段改变，对麻醉、手术对循环影响、血流动力学处理效果等有重要意义。通过对动脉压及其波形分析，结合患者实际情况、并参照中心静脉压的高低，就可对患者情况做出符合实际的判断。心脏瓣膜置换术患者，术前左心室功能良好、用中心静脉压作为心脏前负荷的监测指标，虽然左、右心室有差别，特别对左心室监测会失实、但毕竟简单、方便，且对右心功能不全监测有肯定价值，中心静脉压监测是瓣膜置换术患者常规监测，肺动脉楔压监测则按患者需要选用。肺动脉楔压在监测左心室前负荷较中心静脉压更为直接和可靠，但有些瓣膜置换术患者左心室舒张期末压、左房压和肺动脉楔压之间的一致性有差异；肺动脉高压和肺血管硬化也会使监测结果失实。因此，在监测时应根据病情合理判断。麻醉、手术、体位等均可影响监测值，观察动态变化更有意义。左房压监测作为左心室前负荷指标，术中经房间沟插入细导管潜行经胸壁切口引出用于术后监测左房压，结合中心静脉压与动脉压及其波形监测和分析，即可较正确地监测左、右心室前负荷，从而指导容量负荷治疗，对于术后需用扩血管药物的患者尤有价值。由于操作简单、方便，可供术后连续监测 2~3 日，一般只要预防气体进入导管，并在拔出外科引流管之前先拔出此导管，极少发生出血或其他并发症。经食管超声心动图监测在瓣膜置换术期间有特殊价值，近年已广泛应用。麻醉诱导后置入食管超声，确认瓣膜疾病，判断瓣膜狭窄或关闭不全程度、心室心房腔大小、活动度等有重要意义。在心脏瓣膜置换术后评价瓣膜功能、心脏活动情况，特别是瓣膜成形术的效果有特别意义。经食管超声心动图也可用于监测换瓣患者瓣周漏。有学者曾对 154 例瓣膜外科手术患者，手术期间用经食管超声心动图检查发现，有10 例患者手术修复不当（6%），需立即进一步外科手术。在此 10 例中有 6 例有异常 V 波或肺动脉楔压升高，而其余 4 例患者血流动力学正常。作者认为只有经食管超声心动图检查，才能提示手术修复不完善。目前认为麻醉期间必要的常规监测决不可少,并应该依据患者的情况,外科手术的类别,术中血流动力学干扰的程度而增减,切忌主次不分,将精力集中于烦琐的操作、因此而忽略了临床判断、分析和紧急处理。

三、麻醉

对瓣膜病患者选择麻醉药物应作全面衡量,通常考虑以下几方面问题:①对心肌收缩力是抑制还是促进;②对心率是加快还是减慢。某些病例因心率适度加快而可增加心排血量;心率减慢对心力衰竭、心动过速或以瓣膜狭窄为主的病例可能起到有利作用,但对以关闭不全为主的瓣膜病则可增加反流量而降低舒张压,增加心室容量和压力,使冠状动脉供血减少;③是否扰乱窦性心律或兴奋异位节律点,心律失常可使心肌收缩力及心室舒张期末容量改变,脑血流及冠状血流出现变化;④对前负荷的影响,如大剂量吗啡因组胺(现已不用)释放使血管扩张、前负荷减轻,对以关闭不全为主的瓣膜病则可能引起低血压;对以狭窄为主的瓣膜病也应维持一定的前负荷,否则也可因左心室充盈不足而减少心排血量;⑤用血管收缩药增加后负荷,对以关闭不全为主的心脏瓣膜病可引起反流增加和冠脉血流减少,从而可加重病情,此时用血管扩张药降低后负荷则有利于血压的维持;⑥对心肌氧耗的影响,如氯胺酮可兴奋循环,促进心脏收缩及血压升高,但增加心肌氧耗,选用前应衡量其利弊。

心脏瓣膜置换术的麻醉要求,力求使各种药物对心血管功能减损降至最低限度为原则。对气管插管和外科操作无强烈、过度的应激反应,改善心脏的负荷状况,保持血流动力学的相对稳定,并按药效和病情随时加以调整,复合全麻的用药配合得当、品种和用量适宜、注药速度掌握合理。目前仍以芬太尼、舒芬太尼作为复合全麻主要药物、配合适当的辅助用药,并按需吸入低浓度的卤族全麻药,以维护心血管系统功能。

1.麻醉诱导 麻醉诱导期处理十分重要,不恰当处理易致血流动力学紊乱,严重者可诱发心搏骤停,需特别重视。在前述血流动力学监测外,即刻血气分析、电解质测定对及时发现意外异常、并及时处理异常有重要意义。尽管各家医院均有麻醉诱导常规,也切忌千篇一律。通常可以咪达唑仑 2~5mg 为基础,静脉麻醉药常用依托咪酯或丙泊酚。依托咪酯对血流动力学影响较小,常用剂量为 0.2~0.3mg/kg,危重患者宜减量。丙泊酚也常用于麻醉诱导,鉴于其在用药剂量大或快时,易致严重低血压,心脏瓣膜置换术患者麻醉诱导剂量常用1mg/kg,必要时追加。也有 TCI 模式用药,但药物的靶浓度宜选择较低浓度。麻醉性镇痛药常用芬太尼或舒芬太尼,宜缓慢应用直至麻醉计划用量,如出现严重血流动力学紊乱,应暂停用药、并立即处理。芬太尼常用诱导剂量 5~10μg/kg,舒芬太尼常用诱导剂量 0.5~1μg/kg。芬太尼、舒芬太尼用量大或相对偏大时易引起明显的心动过缓,可适当应用解迷走神经的药物。大剂量或较大剂量的芬太尼、舒芬太尼可引起血压下降,宜用适量血管活性药物。肌松药可选用罗库溴铵或顺阿曲库铵,麻醉诱导期可有显著血流动力学变化,对此要有充分的准备,并及时治疗。麻醉诱导期间可见需要心率较慢的患者(如二尖瓣狭窄患者)出现快速心房颤动;而需要较快心率的患者(如主动脉关闭不全患者)出现显著的心动过缓、麻醉诱导中出现血压骤降等。因此,麻醉诱导期需合理应用心血管活性药,调控血流动力学。

2.麻醉维持　心脏瓣膜置换术患者麻醉维持常以镇痛药为主的静吸复合全麻,多数患者血流动力学保持稳定,管理方便。镇痛药可持续泵注,必要时间断静脉注射追加。吸入麻醉药常用异氟烷、七氟烷或地氟烷,浓度宜在1MAC以下,以避免吸入麻醉药对循环功能的抑制作用。维持期间吸入浓度不宜经常调节,以避免麻醉深度波动对循环功能的影响。术中少数患者在某一时期显得麻醉深度不够,如在劈开胸骨时,可追加麻醉性镇痛药或静脉麻醉药,也可配合心血管活性药。全程吸入0.5~1.0MAC吸入麻醉药,可避免发生术中知晓。任何单一药物均不能完全适合心内直视手术的全麻要求,尤其是心脏瓣膜置换术患者,应该依据血流动力学改变特点决定取舍。

近年来在体外循环心内直视手术提出快通道概念,目的是使患者术后能及早拔除气管导管,缩短在ICU的停留时间,促使患者及早康复、节省医疗资源。因此要求麻醉医师与外科医师共同努力,包括缩短手术时间、良好的心肌保护、减少术中失血和术后渗血、出血等。麻醉方面多侧重于应用吸入麻醉药及短效镇痛药和静脉全麻药。心脏瓣膜置换术患者则应根据心脏瓣膜病变严重程度、心脏功能代偿、心脏扩大程度、是否存在肺动脉高压和术前是否存在心力衰竭及其严重程度全面考虑后才能做出决定,原则上应积极处理好患者,创造条件,争取早期拔管。

3.CPB期间的麻醉　CPB开始阶段,由于CPB预充液的稀释,CPB管道的吸收,吸入麻醉药或静脉麻醉药血内浓度将急剧下降,同时血管活性药物的血药浓度也降低。CPB开始阶段可出现麻醉和血流动力学不稳定。为了避免发生上述情况,可在CPB前给予适量镇静、镇痛、催眠药和肌松药。CPB期间血压除了与麻醉深浅有关外,与CPB转流量、血管张力、温度等有关,也可考虑调节血管张力的药物。需要时可应用硝酸甘油、钙通道阻滞剂、α受体激动剂或拮抗剂等,维持MAP 60~80mmHg。CPB期间静脉麻醉药可直接注入CPB机或经中心静脉测压管注入;吸入麻醉药和氧气通过麻醉机挥发罐吹入人工心肺机。

对重症心脏瓣膜手术患者术中应积极做好心肌保护,良好的心肌保护不但是手术成功的基础,也是直接影响早期和远期手术效果的重要问题。主要措施有心表面冰屑外敷;在涉及主动脉瓣病变的手术中做冠状动脉顺行或逆行灌注;采用高钾含血冷停搏液的灌注方法(晶体液与血液比例为1:4),使心脏停搏于有氧环境,心肌细胞无氧酵解降低,减轻心肌缺血再灌注损伤。心脏复苏后要有足够的辅助循环时间,一般认为要达到主动脉阻断时间的1/3~1/2,灌注量必须逐渐减少。当血压平稳;心率≥70次/分;分别达到鼻咽温度37℃及直肠温度35℃;心电图、血气参数正常;血钾4.0~5.0mmol/L;心脏充盈及收缩良好,手术野无活动性出血时可考虑停机。若血钾低应及时补钾,机器余血可经静脉回输,但每100mL需追加鱼精蛋白3~5mg。

4.CPB后麻醉　心脏瓣膜置换术CPB后常有短暂的血流动力学不稳,处理重点通常在调控心血管功能而忽视麻醉深度。但麻醉深度不适宜会加重血流动力学不稳定,因此,应认真仔细评估、分析不稳定的原因。CPB后早期,心脏并未完全从CPB状态中恢复,尽管采取许多心肌保护措施,心脏经历了手术,难免有一定程度的心肌损害。尽管手术矫治了病损瓣膜,心肌功能适应新的心脏瓣膜需一定时间。心脏前负荷、后负荷常存在问题,血容量多少受到许多因素的影响,其中包括心血管活性药物的使用。宜使用对心血管功能影响较小的麻醉性镇痛药和小量的静脉麻醉药,尽量避免吸入麻醉药。

多瓣膜病或再次瓣膜置换手术患者 CPB 结束心脏复苏后,多数需要正性肌力药及血管扩张药支持循环,约 1/3 患者需安置心脏表面临时起搏器。在此期间应特别注意水、电解质和酸碱等平衡,预防心律失常。

四、手术后管理

近年来由于手术前对不同瓣膜病变的病理生理改变有充分了解和调控,外科操作技术熟练与改进,良好的心肌保护及麻醉监测技术进步等综合因素,心脏瓣膜置换术手术成功率已有显著提高。当瓣膜置换完毕,CPB 结束时,血细胞比容一般为 25% 左右,此时应首先回输自体血,然后根据计算所得的失血量输注库血补充血容量。若患者出现心动过缓,在排除温度的影响之后,可应用临时心脏起搏器,心率维持在 80~90 次/分。血压偏低可用多巴胺,用量可在 3~10μg/(kg·min)范围内调整;必要时可加用小量肾上腺素。血压过高,外周血管阻力增加可用硝酸甘油。遇术后心功能不全、血流动力学不稳定者,在排除潜在出血及机械性因素之外,应及早依据临床表现,根据左右心室负荷、动脉血压及波形改变,在调整血容量基础上,合理选用扩血管药和正性肌力药,提高心排血量,改善循环动力。心脏瓣膜置换术患者中有部分术前已存在肺动脉高压,以及扩大的心脏对支气管压迫引起部分肺不张,因此术后不宜过早拔除气管导管,一般持续 6 小时左右,必要时应用机械通气至次日晨,以保证良好通气并有利于循环维持稳定。

第二节 经导管主动脉瓣植入术的麻醉

一、病理生理改变

1.主动脉瓣狭窄患者行球囊扩张过程中的病理生理改变 主动脉狭窄会导致左室流出道梗阻,梗阻初期致使左心室收缩期的峰值压力增高,引发心肌重构,导致左室向心性肥厚,使左心室足以产生所需的跨瓣压和降低左心室壁压力,从而维持每搏量。长期的主动脉瓣狭窄,会使心肌收缩力逐渐下降并使左心室功能受损。主动脉狭窄导致的心肌肥厚、压力负荷的增加会导致左心室舒张功能障碍。心肌的肥厚使心肌需氧量增加,同时,心肌收缩时,心腔内收缩压升高,使心肌内冠状动脉血管明显受压进而降低心肌血供。舒张功能障碍,左心室舒张末压增高,会进一步加重心内膜下缺血。

主动脉瓣狭窄,行球囊扩张时,导致左室流出道一过性完全性梗阻,左室后负荷急剧增加,左心室无血流输出,此时左室收缩期峰值压力和舒张末压急剧增高,导致心肌和心内膜下缺血,严重时导致心室颤动或心搏骤停。因此,球囊扩张须尽快完成。球囊扩张结束后,主动脉狭窄程度得到减轻,血压会逐渐升高,甚至出现高血压。但若球囊扩张后,主动脉瓣出现大量反流,左室容量负荷增加,舒张末压进一步增高,则易发生心肌缺血或低血压,诱发心室颤动。

2.主动脉瓣反流患者行球囊扩张过程中的病理生理改变　主动脉反流量增加,导致左心室形成偏心性肥大及心室腔的增大。慢性主动脉瓣反流患者,左室舒张末容积增加缓慢,左室舒张末压力仍可保持正常。随着反流量增加,左室壁张力和后负荷会不断增加。最终,左心室扩张和心肌肥大的加剧,会导致不可逆性的左心室功能不全。

主动脉瓣反流时,左心室扩张,心肌收缩力下降,与主动脉狭窄相比,行球囊扩张时,更容易出现心肌和心内膜下缺血,诱发心室颤动或心搏骤停。球囊扩张结束后,主动脉反流会增加,导致左心室容量的急剧增加。由于左心室无法适应突发的容量增加,会代偿性地激活交感神经,出现心率增快和心肌收缩力的增强,但很快会出现失代偿。心室舒张末压力升高和冠脉灌注压-舒张压的下降,易发生心室颤动。

二、术前评估与准备

1.TAVI 患者的麻醉前评估要点　TAVI 患者大多属高危和极高危,手术并发症发生率高,术前评估至关重要。

(1)一般情况:应涵盖患者的营养状况、活动当量和气道情况,全面了解患者的现病史、既往史、关注患者是否存在重要系统、器官的并发症(如冠心病、心肌梗死史、心力衰竭史、心律失常、高血压、糖尿病、脑卒中、消化道溃疡或胃肠道出血、肾脏疾病、肺部疾病等)及治疗用药情况。体格检查除常规项目外,重点行心肺检查,关注有无颈静脉怒张、呼吸急促、肝大、腹腔积液、周围性水肿等慢性心力衰竭表现。

(2)辅助检查:除常规实验室检查项目外,重点关注心功能相关指标:如心肌损伤标志物、心力衰竭标志物和动脉血气分析等。心电图检查明确心脏节律、有无心肌缺血等。影像学检查包括:①结合术前心脏超声结果,评估左室 EF 值及心脏损害程度:如左心室向心性肥厚、左心室舒张功能受损情况和肺动脉高压;②根据术前冠状动脉、股动脉、锁骨下动脉、双侧颈动脉、椎动脉及其他外周血管的造影和 CT 结果,评估患者主动脉有无斑块,斑块与主动脉瓣瓣叶及冠状动脉开口的关系,评估是否存在外周血管病变。

(3)循环系统评估:循环功能衰竭是 TAVI 最常见也是最严重的并发症,因此,应特别关注影响患者循环功能的危险因素:左心室肥厚、EF 值低、肺动脉压高、二尖瓣或三尖瓣明显反流、不稳定型心脏疾病、有冠心病且需行冠脉搭桥术及心功能高度依赖于冠脉循环。根据患者的症状、体征、活动耐量及辅助检查,结合高血压病史及控制状况对心功能进行综合评估。

(4)其他系统评估:术前需了解患者是否存在慢性支气管炎及肺气肿、肺不张或感染等,权衡利弊判断手术最佳时机。TAVI 患者多为高龄患者,应评估患者意识状态,认知功能。

(5)术前用药评估:①术前应评估患者既往有无出血倾向或处于过度抗凝的状态,以指导抗血小板治疗方案,调整凝血功能。服用华法林抗凝者(如主动脉狭窄合并心房颤动患者),术前应停用至少 1 周,且手术前 1 天行肝素替代治疗;②抗高血压药物,包括血管紧张素转换酶抑制药,须用至手术当日;③术前应停用抗心律失常药物;④术前适当控制患者的容量。

2.TAVI 患者的麻醉准备要点　无论全身麻醉与否都应按照心脏外科手术标准物品准备。

常规监测包括五导联心电图、脉搏氧饱和度、呼气末二氧化碳分压（$P_{ET}CO_2$）、温度、尿量、有创动脉压、中心静脉压、血气分析、ACT 等。

除常规准备外，TAVI 患者还应进行以下特殊准备。

（1）安置经体表除颤电极片，与除颤仪连接备用。

（2）经颈内静脉或股静脉安置右心室起搏器。经心尖入路 TAVI，如果不影响术者操作，可在开胸后安置心外膜起搏器。

（3）经食管/经胸超声监测（TEE/TTE），可用于实时评估心脏收缩功能、容量状况、血流动力学状态。

（4）存在左心功能障碍和（或）肺动脉高压患者，可安置漂浮导管或行心排血量监测。

（5）经颅多普勒监测，可监测脑血灌注情况及有无脑栓塞。脑氧饱和度监测，可反映脑组织氧合情况。

（6）推荐常规行 BIS 监测，实时评估麻醉或镇静深度。对于局部麻醉，BIS 监测能够实时评估患者的镇静深度，维持适度镇静。有助于减少体动风险，避免深度镇静相关的呼吸抑制、呼吸道梗阻和反流误吸等风险。

（7）体外循环灌注技师或医师可随时到场工作，体外循环机可装机（干备）或完成预充（湿备）。准备血液回收机，尤其行心尖入路的 TAVI 的患者。

（8）抢救药品准备

1）抢救药品：TAVI 需常规准备的血管活性药物包括正性肌力药（如米力农、氨力农、肾上腺素、多巴胺、去乙酰毛花苷）、降压药（如硝普钠、酚妥拉明、硝酸甘油、钙通道阻滞剂）、血管收缩药（如麻黄碱、去甲肾上腺素、间羟胺、去氧肾上腺素、垂体后叶素）、抗心律失常药物（如 β 受体拮抗剂、利多卡因、胺碘酮、维拉帕米、异丙肾上腺素、阿托品、硫酸镁等）和其他药物（如肝素、鱼精蛋白、碳酸氢钠、电解质溶液）。

2）麻醉相关药品：如麻醉诱导药物（咪达唑仑、舒芬太尼、依托咪酯、罗库溴铵/阿曲库铵）、麻醉维持药物（七氟醚、瑞芬太尼）、局部麻醉药（利多卡因、罗哌卡因）和其他药物（右美托咪定、止吐药）。

3.TAVI 者行全身麻醉、局部麻醉、监护麻醉及椎管内麻醉优缺点　TAVI 可选择全身麻醉、监测麻醉（MAC）、局部麻醉及椎管内麻醉的优缺点详见表 7-1。

表 7-1　TAVI 手术不同麻醉方式的优缺点

优缺点	全身麻醉	局部麻醉(或联合镇静)	椎管内麻醉
优势	患者舒适度高 血流动力学稳定 具有心脏保护的特性 充分降低应激反应 术中患者无体动,便于瓣膜定位 便于控制呼吸 尤其适用于不能耐受手术操作者 利于管理术中的并发症	准备时间短 RVP 和瓣膜释放时,血流动力学更稳定 减少输液的要求和正性肌力药物的用量 适时进行神经系统的评估 避免全麻诱导、气管插管/拔管过程中,血流动力学的波动 术后恢复快,早日下床活动 缩短住院日,减少住院费用 避免潜在的呼吸道并发症	避免气管插管 良好的术后镇痛 利于患者进入快速流程管理
不足	准备时间长 全麻诱导、气管插管/拔管过程中,RVP 和瓣膜释放时,血流动力学不稳定 潜在的呼吸系统并发症 无法适时进行神经系统的评估 可能延长住院日,增加住院费用	无法进行食管超声监测 患者可能出现不适感 术中可能出现体动 不能避免呼吸的影响 可能出现呼吸抑制和高碳酸血症 可能加剧肺动脉高压 瓣膜移位	低血压,引起心肌缺血 椎管内出血

　　部分患者选择监护麻醉下行经股动脉 TAVI 治疗的主要考虑是:准备时间短;RVP 和瓣膜释放时,血流动力学更稳定;减少输液的要求和正性肌力药物的用量;适时进行神经系统的评估;避免全麻诱导、气管插管/拔管过程中,血流动力学的波动;术后恢复快,早日下床活动;缩短住院日,减少住院费用。

　　4.TAVI 不同手术入路的麻醉方法选择和并发症　TAVI 不同手术入路的麻醉方法和并发症详见表 7-2。

表 7-2 TAVI 不同手术入路的麻醉方法和并发症

手术入路	麻醉方法	并发症
经股动脉	局部麻醉+镇静、全身麻醉、椎管内麻醉	脑卒中、心肌缺血、血管破裂、主动脉瓣反流瓣膜血栓、心包压塞、肾衰竭
经腋动脉	局部麻醉+镇静,全身麻醉	左乳内动脉的阻塞或撕裂、脑卒中、心肌缺血、血管破裂、主动脉瓣反流、瓣膜血栓、心包压塞、肾衰竭
经心尖部	气管插管全麻醉	肺损伤、血气胸或胸腔出血、胸壁不适、呼吸抑制、长时间机械通气、心包压塞、心尖部严重出血、心尖部假性动脉瘤脑卒中、心肌缺血、房室传导阻滞、主动脉瓣反流瓣膜血栓、肾衰竭
经腹膜后髂动脉	全身麻醉	脑卒中、心肌缺血、房室传导阻滞、血管破裂、主动脉瓣反流、瓣膜血栓心包压塞、肾衰竭

三、术中管理

1.TAVI 患者术中低血压的常见原因及处理　TAVI 手术中避免或及时处理低血压是防止血流动力学恶化的最重要目标。低血压通常发生于麻醉诱导和快速心室起搏球囊扩张后。少数情况可见于动脉穿刺导致的不显性失血。

(1)麻醉诱导所致低血压:①主动脉瓣狭窄患者,麻醉诱导应保证充足的前负荷。麻醉药物的扩血管作用可导致有效循环血量相对不足,推荐在超声心动图指导下调整适宜的左室前负荷;避免心动过速:一方面降低心肌氧耗,另一方面改善舒张期的心室充盈、保证足够的冠状动脉灌注;维持窦性节律对肥厚而舒张功能减退的心室至关重要;维持较高的后负荷和冠状动脉灌注压;②主动脉瓣反流患者,麻醉诱导时保持充足的前负荷、合适的心率及窦性节律,稍低的后负荷往往对患者有益,但应避免诱导时严重血管扩张、心肌抑制造成舒张压过低、冠状动脉供血不足而引发心律失常,甚至心室颤动。

(2)低血容量:注意出血量,关注血细胞比容的变化。当出现难以解释的容量快速下降、低血压时,应及时排除隐性出血,如腹膜后出血。

(3)快速心室起搏(rapid ventricular pacing,RVP)行球囊扩张后低血压:RVP 通过快速心室夺获,诱导心脏出现功能性停搏,便于行球囊扩张。RVP 停止后,患者低血压不能恢复,应立即处理。①主动脉瓣狭窄患者:球囊扩张后出现主动脉瓣大量反流很少见,因此,可首先给予缩血管药物,提升血压。然后通过超声或造影结果,评估球囊扩张后,瓣膜有无关闭不全。其次,适量补液,保证充足的前负荷。再次,使用缩血管药物,维持较高的后负荷和冠状动脉灌注压。最后,必要时给予少量强心药辅助心功能;②主动脉瓣反流患者:部分行 TAVI 的 AR 患者也需要行球囊扩张。低血压时,在超声评估下维持充足的前负荷;给予强心药,提高心肌收缩力;适当的缩血管药物,维持适当的舒张压,保证冠脉灌注。维持合适的心率及心律。

2.TAVI 患者术中高血压的常见原因及处理 瓣膜植入使主动脉瓣的狭窄得以解除，会出现严重高血压。因此，瓣膜释放过程中一过性低血压应谨慎处理，需密切观察，切忌盲目给予升压药，以防瓣膜释放后高血压引发的出血、心室破裂，经心尖入路行 TAVI 者尤须注意。必要时，应根据患者血压，适当调整麻醉药物用量或使用血管活性药物（如硝普钠、硝酸甘油、钙通道阻滞剂、β 受体拮抗剂等）行控制性降压。

3.TAVI 术中 RVP 及其关注要点 快速心室起搏（rapid ventricular pacing，RVP）即通过放置在右心室的临时起搏器，进行心室快速起搏，通过快速心室夺获（心室率 180～200 次/分，持续 10～15 秒），诱导心脏出现功能性停搏，在球囊扩张过程中，稳定球囊位置，便于球囊扩张。在瓣膜释放过程中，利于瓣膜精确定位后释放，防止瓣膜移位。

RVP 时，关注要点为血压和心律变化。长时间的低血压会引发心内膜下缺血，心排血量下降，使血压进一步降低，形成恶性循环，最终可导致心室颤动。

避免 RVP 后长时间低血压的推荐策略包括：①行 RVP 前，维持平均动脉血压＞75mmHg（或收缩压至少 120mmHg）；②术前左心功能差，应适当限制 RVP 的次数和持续时间，以便患者尽快恢复循环功能；③RVP 后，患者循环功能恢复慢，可预先给予缩血管的药物，纠正低血压，协助患者恢复循环功能。极少数情况下，需使用 CPB 进行心肺支持，使心脏得到充分休息；④球囊扩张未达到预期效果需二次扩张者，应等待循环稳定后再进行；⑤左心室肥厚的患者，此时给予儿茶酚胺类强心药物（如肾上腺素），可能会加重低血压，应慎重使用；⑥通过超声心动图监测，评价心脏收缩和容量状况，精确的指导术中血管活性药物及容量使用。

4.TAVI 中心律失常的预防 TAVI 术中导丝植入、心尖操作、RVP 和球囊扩张过程中，最容易出现心律失常，其中最严重的心律失常为心室颤动或心搏骤停。

手术开始前，提高血钾水平，给予硫酸镁和利多卡因降低心脏应激性，降低血管内操作诱发的心律失常。行心尖操作前，心脏表面给予利多卡因表面麻醉。RVP 一般持续 10～20 秒，不宜过久，以免因冠状动脉灌注不足而引起心室颤动等恶性心律失常，停止起搏后若出现室性或室上性心律失常，可给予胺碘酮或利多卡因等抗心律失常药物处理，如出现持续低血压，应迅速应用心脏超声评估后快速处理。

RVP 后发生心室颤动时，应立即通过体外除颤电极行电除颤。如果瓣膜释放过程中发生心室颤动，不应立即电除颤。应继续进行操作，在瓣膜放置到位后再行除颤，以防止瓣膜移位及窦性节律恢复后，瓣膜形成血栓。室性心律失常立即电复律，电复律失败者立即行胸外心脏按压，同时冰帽脑保护，必要时可应用肾上腺素。球囊扩张后若患者循环崩溃，应立即心肺复苏。对于不用改变手术方式，植入瓣膜后即可恢复的患者，在技术人员组装瓣膜期间应努力维持循环稳定，包括不间断胸外心脏按压、血管活性药物持续使用等。瓣膜狭窄纠正后复苏会相对容易。循环难以维持时，可以选择体外循环支持。

5.TAVI 术中常见的并发症及处理 TAVI 手术的常见并发症包括严重出血、血管损伤、心包积血、心脏压塞、瓣膜异位植入、冠状动脉阻塞、心脏传导阻滞、瓣周漏、脑卒中及术后心肌梗死等。

（1）血管并发症：TAVI手术患者血管损伤发生率高达27%。常见血管并发症有破裂穿孔、夹层、血肿和假性动脉瘤等，通常由于瓣膜输送系统直径偏大，或术前血管评估不完善所致。不明原因的血压下降和血红蛋白进行性降低，尤其发生在拔除鞘管时，应警惕大血管发生破裂的可能。隐匿性失血，如大量的血液丢失在后腹膜，可通过动脉造影行鉴别诊断。拔除鞘管时，动脉内的引导钢丝可暂时留在左侧的原位置，如果血管发生损伤，可立即行介入治疗而不需要紧急开胸。如大血管发生破裂，应通过主动脉内球囊阻断破口的近心端以减少出血，给予补液和输血行容量复苏，联合血管收缩药物以保证冠脉灌注。

（2）心肌缺血：麻醉诱导期的低血压、心室率增快、心肌肥厚、心室舒张末压力升高和低冠脉灌注压，是导致患者发生心肌缺血的危险因素。原有钙化瓣膜的破坏所导致的冠脉阻塞或新植入瓣膜的位置不佳，阻塞两侧或一侧的冠状动脉开口，也会导致心肌缺血。RVP时，心率快速增加，使心肌氧耗量增加，同时RVP引发的低血压，会导致心肌氧供明显不足，进而加剧心肌缺血。对这种情况下出现的心肌缺血的治疗原则是谨慎选择RVP的持续时间和间隔时间，及时使用血管升压药物恢复冠状动脉灌注压。

（3）心脏压塞：心脏压塞会导致患者循环功能崩溃，甚至危及患者生命。心脏压塞可能与起搏导线植入时导致右室穿孔或鞘管植入时导致左室穿孔有关。错误地测量主动脉瓣瓣环径，在瓣膜放置时可能导致主动脉瓣环破裂，引发灾难性的后果。通过中心静脉压的升高、直视下发现心包积液、心脏超声下发现右心系统受压及造影下发现心脏的异常运动，很容易发现心脏压塞。心脏压塞确诊后，应立即穿刺引流心包积血或行手术治疗。一旦需要外科手术修补，应立即改为全身麻醉，积极维持血流动力学平稳，必要时快速建立CPB。

（4）瓣膜异位植入：瓣膜异位包括瓣膜植入位置过低（左心室流出道），过高（主动脉根部）或脱落。瓣膜在流出道可能会干扰二尖瓣前叶，使心脏充盈射血受阻。瓣膜在主动脉根部可能会阻塞冠状动脉开口，引起心肌缺血和心血管事件。瓣膜脱落到左心室或升主动脉、主动脉弓需要外科手术。异位瓣膜如果能安全稳定地固定在降主动脉里，则无须外科处理，只需在瓣环处另外植入一个瓣膜。瓣膜释放期间心肌收缩过强或血压过高可能导致瓣膜异位，如采用RVP，应将临时起搏器调整到最大输出，使用非感知模式，以减少心室射血带来的风险。

（5）冠状动脉开口阻塞：TAVI手术冠状动脉开口阻塞的发生率为0.6%～7%，一旦发生，后果往往是灾难性的，可引起急性心力衰竭、心肌缺血和心源性休克等。冠状动脉闭塞是由于瓣膜支架在植入过程中冠状动脉开口被自身钙化瓣叶或瓣膜支架上的围裙样结构遮盖而引起的。主动脉瓣叶严重钙化、畸形或冠状动脉开口位置较低等均会增加冠状动脉闭塞发生率。术中冠状动脉阻塞可以通过冠状动脉造影诊断。一旦确诊冠状动脉阻塞，可以紧急冠状动脉支架植入，无法植入支架时应紧急开胸行冠状动脉搭桥手术。一旦发现冠脉开口阻塞，必须紧急采取措施，如紧急经皮冠状动脉介入治疗（percutaneous coronary intervention，PCI），术中及时解除冠脉阻塞。若不能成功为患者行PCI，则需要立刻建立体外循环，转开胸手术，及时行冠状动脉搭桥手术。

（6）房室传导阻滞：TAVI 患者需安置永久起搏器的风险高于外科瓣膜置换患者，33%~65%的患者需安置永久起搏器。房室传导阻滞与人工瓣膜对左心室流出道及室间隔心内膜下传导束的机械性压迫，牵拉或损伤心脏的传导系统有关。房室传导阻滞可在瓣膜放置后立即出现，也可延迟至术后发生。因此，术中出现传导阻滞合并心动过缓可用临时起搏器控制心率。房室传导阻滞往往不能自行恢复，因此，临时起搏器需保留至术后 24~48 小时，甚至部分患者出院前需要植入永久起搏器。

（7）瓣周漏：86%的患者行 TAVI 后会发生主动脉瓣反流，50%的反流为中至重度，多数发生于主动脉瓣周的位置。明显的瓣周漏可能与瓣膜尺寸过小或未充分扩张、瓣膜移位、瓣叶严重钙化或主动脉瓣二叶式畸形有关。70% TAVI 手术患者存在轻度及以下瓣周漏，通常愈后较好，无须处理。中到重度的瓣周漏会导致血流动力学的恶化，左室的重构或溶血性贫血，甚至需要重新介入治疗。重度的瓣周漏可采用进一步球囊扩张带瓣支架、瓣中瓣（valve-in-valve）技术或介入封堵，如果严重瓣周漏伴随心源性休克则需要急诊手术。

（8）血栓的形成：血栓的形成与过早结束 RVP、球囊未得到完全的扩张、瓣膜选择过小（瓣环径过大）等有关。如果瓣膜形成血栓，需重新扩张球囊，使其重新定位并固定于稳定的位置。如果心室内有血栓形成，无法正确定位瓣膜的位置，行开胸手术是唯一的选择。

（9）神经系统并发症（脑卒中）：TAVI 患者脑血管事件的发生率高于外科瓣膜置换患者，4.5%的 TAVI 患者会出现神经系统并发症，如脑卒中、认知功能障碍等。术中发生大卒中往往致命，且明显增加术后死亡率。脑血管事件主要与血管内操作导致血栓形成和低血压有关。脑功能监测、MAC/局部麻醉下唤醒患者评估体征或全身麻醉后尽早苏醒有助于早期发现脑卒中。

（10）急性肾损伤（acute kidney injury，AKI）：急性肾衰竭是导致 TAVI 术后发病率和死亡率增高的独立危险因素。术后急性肾衰竭的病因与患者因素和手术因素有关。患者因素包括动脉病变、高血压、年龄相关性的肾单位生理功能下降、术前存在肾功能不全及糖尿病等。手术因素包括使用造影剂、细小栓子的形成和较长时程低血压等。

TAVI 肾功能保护策略包括：①减少造影剂用量；②维持稳定的血流动力学状态，保证肾灌注，预防或逆转肾脏低灌注；③避免不必要的输血；④适量补液，保证充分的容量，密切关注尿量，必要时给予利尿剂；⑤维持稳定的内环境和酸碱平衡，避免肾毒性药物；⑥必要时可行血液透析。

四、术后管理

1.TAVI 患者术后的监护要点　TAVI 患者多在监测麻醉下完成，若在全麻下行气管插管，多在术后即拔除气管导管。如无术后并发症，可采用快通道麻醉，使患者尽早转出监护室。术前左心室功能差通常不作为快通道麻醉的绝对禁忌。术后的监护重点包括血流动力学、心律失常及肾功能。

（1）血流动力学监测：瓣膜植入成功后能降低心室后负荷，减少室壁张力，降低心肌氧耗。因此,应根据血流动力学监测适时地调整或停用强心药。经心尖入路的 TAVI,应·避免术后高血压,以免增加左心室破裂和术后出血的风险。

(2)术后 48 小时内,TAVI 患者仍存在新发心律失常的可能,特别是迟发型房室传导阻滞。因此,至少术后 48 小时内,应连续监测心电图。术后应保留起搏器,以避免心搏骤停。

(3)监测肾功能:①术后常规监测尿量,若术后少尿[尿量<0.5mL/(kg·h)],提示可能存在急性肾损伤,应该努力改善和维持肾灌注。若肾脏灌注改善后,仍少尿,可给予利尿剂;②术后应监测有创动脉压、中心静脉压,必要时监测肺毛细血管楔压,保证血流动力学稳定和肾脏充足的灌注;③术后监测血红蛋白、电解质、肌酐和尿素氮水平,必要时纠正内环境异常,提高血红蛋白水平及行透析治疗。

2.TAVI 患者术后的疼痛管理

(1)局部麻醉下行股动脉入路的 TAVI 患者,术后疼痛程度较低,通常规律口服镇痛药物即可实现满意的术后镇痛。

(2)经心尖入路的 TAVI 患者,因术中行胸骨切开,需行术后镇痛。肋间神经阻滞联合 PCA,同时规律口服镇痛药物,是一种有效的镇痛方法。胸椎旁神经阻滞(PVB)、胸部神经阻滞(PECS)和前锯肌神经阻滞对抗凝要求低,临床研究证实,其对经心尖入路 TAVI 患者,也具有良好的镇痛效果。理论上,可选择硬膜外镇痛,但手术切口局限且术中需抗凝,因而,通常不予推荐。

第三节　胸腹主动脉瘤手术的麻醉

一、术前评估与准备

1.胸腹主动脉瘤患者的术前评估

(1)外科评估:升主动脉和主动脉弓的夹层,需紧急手术或急诊手术。与升主动脉夹层相比,胸降主动脉Ⅳ型增加早产儿死亡风险。Ehlers-Danlos 综合征夹层患者的存活率较高,而且很少需急诊手术。

A 型主动脉夹层:经药物治疗的升主动脉夹层患者,其住院死亡率约为 56%,相比而言,及时成功手术的患者,其住院死亡率降至 27%。其他住院死亡的独立预测因子包括年龄、内脏缺血、低血压、肾衰竭、心包压塞、昏迷和脉搏缺损。

B 型主动脉夹层:发病时血流动力学正常,没有主动脉周围的血肿,并且未累及分支血管,可以采用药物治疗,通常把握以下两点:①持续监测动脉内血压和尿量;②使用药物控制血压和左心室收缩力。通常选择艾司洛尔和硝普钠。这类患者住院病死率为 10%,药物治疗长期生存率 4~5 年为 60%~80%,10 年生存率为 40%~50%。B 型主动脉夹层患者手术指征为有破裂倾向(持续疼痛,低血压,左侧血胸);腿部、腹腔内脏或脊髓缺血和肾衰竭。

(2)麻醉评估:因为心肌缺血或梗死、呼吸衰竭、肾衰竭和脑卒中是胸主动脉手术发病率和病死率的主要原因,所以术前需要对这些器官系统功能进行评估。为了进行危险分层和设法降低风险,需要对存在的心肌缺血,既往心肌梗死,心脏瓣膜功能不全和心力衰竭进行评估。一些缺血性心脏病患者主张术前行经皮冠脉介入治疗或冠状动脉搭桥术。对心力衰竭或严重主动脉瓣关闭不全的患者调整药物,控制前、后负荷是非常有益的。

吸烟和合并慢性阻塞性肺疾病是胸主动脉手术后呼吸衰竭的重要预测因子。肺功能检查和动脉血气分析可更好地确定这种危险。可逆性气道阻塞和肺部感染应使用支气管扩张药、抗生素及胸部理疗。强制性戒烟。

术前存在的肾功能不全是胸主动脉手术后发生急性肾衰竭的最重要预测因子。术前补液,防止围术期低血容量、低血压和低心排血量,避免肾毒性药物,可减低术后肾衰竭发病率。

对有脑卒中或短暂脑缺血发作史的患者,术前可行颈动脉二维成像及头臂和颅内动脉血管造影术。有一侧或两侧颈动脉或颈内动脉严重狭窄者,应在择期胸主动脉手术前考虑颈动脉内膜切除术。

2.胸腹主动脉瘤手术的输血方案　主动脉重建术可能会导致大量失血,术前必须常规交叉配血,准备 4~6U 浓缩红细胞。肾动脉以上主动脉瘤及其他更复杂的主动脉重建手术,常需准备更多的同型血液及血液制品(如血小板、冷沉淀、凝血因子等)。基于对同种异体血安全有效性及可耐受性方面的考虑,自体输血技术得到了更广泛的应用。术前自体血储备,术中血液回收及急性等容血液稀释技术,已被广泛应用于主动脉手术,以减少或杜绝异体血输注,进而预防输血相关并发症。

3.胸腹主动脉瘤患者术后容易出现的并发症　胸主动脉瘤外科切除术有许多严重的、甚至危及生命的并发症。心脏并发症是死亡的首要原因。阻断和开放主动脉可能引起剧烈的血流动力学变化,造成心肌缺血和心力衰竭;肺部并发症很常见,呼吸衰竭的发病率接近 20%;脊髓前动脉综合征可导致脊髓缺血,致使下肢轻瘫或截瘫;肾功能不全或肾衰竭的发生率可高达 30%,约 6% 的患者需要血液透析;低温虽然是最重要的神经保护方法,但可能会造成凝血障碍。

4.胸腹主动脉瘤手术中易发生脊髓缺血的原因　脊髓是由一支脊髓前动脉和两支脊髓后动脉供血。脊髓前动脉起始于两支椎动脉分支结合处,依赖 6~8 支根动脉增强血供,其中最大的和最重要的是粗大的 Adamkiewicz 根动脉。脊髓在多个水平没有根动脉的分支供血,形成对缺血损害尤其敏感的分水岭区域。这些区域在主动脉阻断或低血压期间处于危险当中。损害也可能由外科手术将 Adamkiewicz 动脉切除引起,或是该动脉的起始部位被钳夹阻断。在这种情况下,不仅脊髓前动脉的血流直接减少,而且潜在的脊髓侧支血流也会减少,因为处在阻断远端的主动脉压力是非常低的。

5.增加胸腹主动脉瘤破裂风险的因素及避免　主动脉夹层的进展与主动脉内压力变化的速率有关(dp/dt),能够引起主动脉内压力变化速率变化的因素,都可能会导致主动脉夹层的破裂。动脉瘤的大小和扩张速度都是动脉瘤破裂的预测因素。胸主动脉瘤达 6cm 时,破裂的风险显著升高。吸烟、慢性阻塞性肺疾病、高龄、疼痛及肾衰竭等也提示动脉瘤破裂的风险增加。高血压虽然与动脉瘤发展有关,但是否会增加破裂风险尚无定论。药物治疗的原则是降低左心室收缩速度和降低收缩压。充分控制血压是主动脉夹层抢救的关键,降低血压能够减少血流对主动脉壁的应切力,减低心肌收缩力,特别是降低 dp/dt,可减少左心室搏动性张力,能有效稳定和终止夹层的继续分离。约80%的主动脉夹层的发生与高血压有关,有高血压的主动脉夹层患者必须降压治疗,血压正常者降压也是有益的。疼痛可以加重高血压和心动过速,对主动脉夹层患者极为不利,因此需及时静脉注射吗啡或哌替啶镇痛,也可以选择心血管不良反应较小的镇静药。

二、术中管理

1.胸腹主动脉瘤常见的手术方式　不论患者是有降主动脉瘤、胸腹主动脉瘤、夹层还是破裂,外科修复通常都包括在病变上方和下方阻断主动脉,然后打开主动脉,用移植血管置换病变节段。可根据病变累及的位置选择单纯左侧开胸切口或者通过胸腹联合切口暴露主动脉受累节段。各医院主要采用三种方法进行 TAAA 人工血管修补术。

(1)最早采用的修补方法是单纯阻断瘤体两端的胸主动脉。

(2)随后,当近端降主动脉阻断时,应用动脉分流(Gott 分流)或体外循环下的左心部分转流技术来保障远端动脉灌注,从而使这一方法得到改进。

(3)在深低温停循环(DHCA)下完成修补手术,还可联合应用脑、肾动脉或肠系膜血管的逆行灌注或选择性顺行灌注技术。通过上述方法,以减少脊髓和脑缺血的风险。目前 TAAA 腔内隔绝术正成为第四种可选方法。

2.胸腹主动脉瘤手术的必要监测

(1)动脉血压:因为右锁骨下动脉在阻断主动脉时可能阻塞,故需行左侧桡动脉或者肱动脉置管以监测近端阻断钳以上的血压。为了评估远端阻断钳以下的灌注情况,还会在股动脉置管以监测远端阻断钳以下的血压。若使用左心转流技术,则在左侧股动脉插管以灌注远端主动脉,右侧股动脉可用于监测血压。

(2)心电图:监测缺血和心律失常情况。

(3)心室功能:主动脉近端阻断期间监测左心功能。TEE 可用于直接评估左心功能和容量。此外 TEE 能够很好地评估左心室前壁的运动。如果右心和三尖瓣功能完好且患者没有肺动脉高压,肺动脉导管可以间接评估左心充盈情况和心排血量。

(4)神经功能监测:体感诱发电位(SSEP)或运动诱发电位(MEP)或两者同时使用可监测脊髓缺血。有助于了解为脊髓供血的重要肋间动脉的灌注,确认主动脉移植物的成功植入。

(5)温度:使用体外循环时应该同时监测中心温度和体表温度,以评估和控制升温和降温。

(6)肾功能监测:同所有体外循环手术,监测尿量。

(7)腰大池置管脑脊液压力监测:既可用于监测,也可引流减压作为脊髓保护的一种方式。

3.胸腹主动脉瘤手术中麻醉的管理原则

(1)控制血压:从术前向手术过渡期就应该着手控制血压。鉴于外科和麻醉处理将对血压产生深远影响,故血压控制十分重要。

(2)监测脏器缺血:如果有条件,应监测中枢神经系统、心脏、肾脏和肺的情况,以确定灌注是否充分。肝脏和肠道无法进行连续监测,但是可以定期检查它们的代谢功能。

(3)治疗并存疾病。

(4)控制出血。

4.胸腹主动脉瘤手术麻醉诱导及维持用药的选择　麻醉诱导的目标是避免增加动脉瘤或夹层进展、破裂风险的任何因素。

通常情况下将收缩压降至 100~120mmHg,或者平均动脉压降低到 70~90mmHg,心率应该控制在 60~80 次/分。如果使用了肺动脉导管,应该将心指数控制在 2~2.5L/(min·m²)的范围内,以降低高循环动力状态下左室的射血速率。硝酸甘油、尼卡地平、艾司洛尔等短效药物是控制血流动力学的理想药物。由于硝普钠与神经并发症风险增高有关,建议慎用。如果监测运动诱发电位,可使用琥珀酰胆碱或顺式阿曲库铵等短效非去极化肌松药诱导插管。麻醉维持可联合低浓度吸入麻醉和持续输注丙泊酚或短效麻醉镇痛药。如未监测运动诱发电位,患者可完全肌肉松弛,持续吸入麻醉,并间断给予麻醉性镇痛药。

5.胸腹主动脉瘤手术中需做好保护措施的重要脏器

(1)脑保护:脑是最容易受缺血-再灌注影响的器官,在胸主动脉瘤术中,维持适度的灌注压、灌流量是维护脑功能的重要基础。常用脑保护措施包括深低温停循环、低温、选择性脑灌注等,在成人,深低温停循环能暂时阻断脑部灌注,主要用于主动脉弓重建手术。低温是停循环期间脑保护的关键措施,低温能够降低脑代谢率,减少氧需求和毒性代谢产物的产生,使脑对缺血的耐受时间不成比例的延长。

(2)肾脏保护:胸腹主动脉瘤修补术后发生肾衰竭的原因被认为是主动脉阻断期间血流中断导致的肾脏缺血,尽管栓塞也是另一种可能的原因。因此保持足够的容量负荷可能对肾脏保护很重要,使用体外循环或者分流管维持肾灌注可能有保护作用,但是缺乏改善预后的证据。一些中心在胸腹主动脉瘤修补术中采用冷晶体或冷的血液灌注肾脏来预防术后肾功能不全。

(3)肠系膜保护:内脏缺血所致的肠壁通透性改变及细菌移位可能导致凝血障碍及术后感染,严重影响患者预后,因而胸腹主动脉瘤修补术中行肠系膜保护同样重要。针对肠系膜保护已有多种策略。在吻合主动脉近端时,多数医师会对主动脉远端进行选择性灌注。并在完成近端吻合口后立即将阻断钳移至远端的肾下主动脉。此时手术医师有两个选择:一种是肋间动脉、腹腔干、肠系膜上动脉(SMA)重建期间维持主动脉远端灌注;另一种是中断远端主动脉灌注,打开动脉瘤。选择后者,灌注导管可直接插入腹腔干、SMA 和双侧肾动脉。在近端肋间动脉重建期间,来自离心泵的血液则对以上血管进行灌注,从而缩短肠系膜缺血时间。

6.胸腹主动脉瘤术中脊髓缺血的预防

(1)维持动脉压稳定,增加脊髓灌注压。术中选择远端主动脉灌注,采用左心转流或被动分流维持远端主动脉灌注压在 40~60mmHg 以增加供应中段或下端脊髓的血流。

（2）术前确认根髓动脉，并行受损的肋间血管和节段性动脉分支再移植。术前确认根髓动脉并进行术中重建可将截瘫风险降至5%。但即便进行血管重建也并不能绝对防止术后截瘫。

（3）轻度全身低温：手术中允许核心温度自然地降至32~34℃将降低脊髓组织的代谢率，这可能为脊髓在血供减少或阻断时提供一些保护作用。在温度低于32℃时心肌更易出现室性心律失常，凝血功能异常的风险增加。尽管有这些潜在问题，也不建议采用快速的方法对患者进行复温，因为对可能缺血的神经组织快速升温存在风险。

（4）腰段脑脊液引流：主动脉阻断经常伴随脑脊液压力增高，可能介导脊髓的损伤。脑脊液压力可升高至与远端主动脉平均压相当水平。脊髓灌注压等于患者的平均动脉压减去脑脊液压力或者中心静脉压中较高者。主动脉阻断期间脊髓灌注压可能降到零。一种改善灌注的方法是放置脑脊液引流管，不仅可以测量脑脊液压力，而且可以引流脑脊液降低脑脊液压力，从而增加脊髓灌注压降低截瘫风险。但脑脊液引流管存在颅内出血、硬膜下血肿、硬膜外血肿、导管折断、脑膜炎等潜在并发症。关于脑脊液压力的最佳目标值及脑脊液引流量的合适值仍在探索，尚无公认结论。

（5）术中运动诱发电位（SSEP）和体感诱发电位（MEP）监测：SSEP监测脊髓后角功能，刺激胫后神经，记录躯体感觉皮质反应。但由于脊髓后角由脊髓后动脉供血，因而SSEP不能监测脊髓前角的缺血。由于认识到SSEP的不足，现在已经提倡使用MEP作为更佳的脊髓缺血监测方法。尽管有研究表明在胸主动脉手术中使用神经监测技术有助于预测脊髓损伤，但这些监测方法不能确切地排除造成截瘫的术中脊髓损伤，因此这些方法是补充而不能替代术中脊髓保护策略，如脑脊液引流及其他维持脊髓动脉灌注的努力。同SEEP监测一样，MEEP监测需要麻醉医师和神经监测人员的良好沟通，特别是在评估MEP阶段内不能使用神经肌肉阻滞剂。

（6）其他脊髓保护方法：其他保护措施包括静脉给予皮质激素、静脉或鞘内给药抑制脊髓功能、局部低温和使用自由基清除剂等。

7.主动脉阻断及开放时的病理生理变化

（1）阻断降主动脉会带来血流动力学的明显波动，通常使阻断近端主动脉血压极度增高，组织耗氧量增加，而阻断远端出现低血压，耗氧量降低。阻断主动脉引起心脏前后负荷明显升高，还可增加心肌氧耗。阻断部位以下的主动脉压力直接取决于其近端主动脉的灌注压力。

腹腔干以上阻断主动脉时，阻断部位以下的静脉容量减少驱使内脏及非内脏血管床的血液回到心脏。由于前负荷急剧升高，表现为中心静脉压升高，左室舒张末期容积和心排血量增加。随着主动脉阻断时间延长，全身血管阻力增加，心排血量进行性下降。如果这种后负荷增加维持较长一段时间，则很可能发生左心衰竭。此外，近端主动脉血压增高可以导致灾难性的脑血管事件。腹腔干以下阻断主动脉对动脉压和心脏充盈压的影响极小。

（2）当单纯进行主动脉阻断时，随后的开放可能导致严重的甚至威胁生命的后果，这通常包括严重的低血压或心肌抑制。开放阻断综合征有几个可能的理论，包括酸性代谢产物的洗出、血管扩张物质释放、血液滞留在肠道或下肢,以及反应性充血。但通常的原因为相对或绝对的低血容量。松开阻断钳,大量未经氧合的血液自阻断部位以下的低灌注组织回流到心脏,但经肺循环的交换时间并不足以让血红蛋白充分氧合,结果造成全身短暂的低氧血症。低氧介导血管扩张,使静脉容量增加,加重低血容量。

8.主动脉阻断及开放期间,麻醉医师应关注的问题及处置　麻醉医师必须清楚并随时了解手术进程,以便预计主动脉阻断、开放等主要事件。

(1)阻断主动脉前:由于阻断主动脉时可能发生肾脏低灌注,通常会给予甘露醇(0.5g/kg)以试图在此时提供一些肾脏保护作用。

(2)主动脉阻断后:①连续测量动脉血气以监测酸碱状态十分重要。由于重要脏器血管床的低灌注常常导致代谢性酸中毒,发生酸中毒时,应该使用碳酸氢钠积极治疗;②如果使用了左心转流或分流管,应尽可能提高远端动脉灌注压;③如果单纯进行主动脉阻断,应控制近端高血压,并意识到远端脏器血流可能减少。在治疗近端高血压时,通过对局部血流的研究显示,输注硝普钠时肾脏和脊髓的血流减少呈剂量相关性;④理想情况下,主动脉阻断时间应该在 30 分钟以内,否则截瘫等并发症发病率显著增加。

(3)开放前应给予足够的容量复苏,并且准备好血管升压药物,以防主动脉开放时发生严重低血压。包括输注血制品、胶体或者晶体液增加充盈压。有学者主张在主动脉开放前预防性应用碳酸氢钠,以尽量减少酸性产物洗出造成的心肌抑制。建议外科医师在1~2 分钟缓慢开放主动脉,这样机体有足够的时间适应血流动力学变化,也可评估是否需要进一步容量复苏。

(4)主动脉开放后可能需要血管加压药维持血压,但应控制血压在目标值之内。即使短暂的高血压也可能导致主动脉缝线部位显著出血。如果使用了分流管或体外循环,开放后低血压通常是轻微的,因为阻断远端的血管床保持一定的充盈状态,主动脉开放后,从主动脉近端至远端的容量转移相对较少。

9.胸腹主动脉瘤手术中大量输血引起凝血功能障碍的预防　凝血功能障碍是胸腹主动脉瘤修补术常见的并发症。当大量输血(包括库存血及血液回收技术获得的自体血)使患者全身血容量被替换以后,则可能因为血小板缺乏而发生稀释性凝血障碍。其他引起凝血异常的因素包括肝素的残余作用、肝缺血导致凝血因子生成障碍及转流结束后体温持续低下等。早期使用新鲜冰冻血浆及血小板常常可以避免凝血障碍的发生。应经常复查凝血酶原时间、部分凝血酶原时间、纤维蛋白原和血小板计数等凝血功能指标。冷沉淀血浆有助于纠正凝血障碍。虽然抗纤溶治疗可以减少出血,多项研究提示胸腹主动脉瘤修补时抗纤溶治疗效果有限。撤机前恢复体温至正常,此后提高环境温度或上肢覆盖温毯等措施保持体温正常也有助于纠正凝血障碍。应复查动脉血气及电解质水平。阻断期间及此后所发生的代谢性酸中毒应使用碳酸氢钠纠正。高钾血症,特别是发生在少尿或无尿患者时,应积极纠正。

10.经食管超声心动图用于胸腹主动脉瘤手术的优缺点　经食管超声心动图(TEE)有助于明确和纠正术前诊断,选择手术及治疗方案,判断手术效果,创伤监测的放置和定位,指导杂交术手。

TEE 优点：估计前、后负荷，实时观察各心腔大小，测定 LVEDA，判断容量治疗反应，即使是对存在室壁运动异常的心脏手术患者，经胃短轴平面测定 LVEDA 仍是估算前负荷的可靠办法。检查心脏整体收缩和舒张功能并提供胸主动脉病变信息，可以确认术中降主动脉阻断和开放时的任何变化。评估局部心功能，诊断心肌缺血和夹层。TEE 对舒张功能损害患者的诊断、治疗和随访是一种可靠的、重复性好的无创方法。

TEE 缺点：通常难以显示升主动脉远端和主动脉弓近端的图像，有一定的局限性。胸主动脉瘤特别是累及主动脉弓的患者因食管发生偏移，行 TEE 检查损伤风险增加，应格外小心。

三、术后管理

1.胸腹主动脉瘤手术后呼吸衰竭的高危因素　胸腹联合切口手术时，呼吸系统并发症的可能性增加。胸腹主动脉瘤修补术后呼吸衰竭的发生率高达 20%。许多患者既往合并肺部疾病，单肺通气的创伤后遗症，术后膈肌功能不全等可恶化肺部情况。下肢缺血和肺部低灌注引起释放的血管活性成分可导致肺间质水肿。老年人合并慢性阻塞性肺疾病、吸烟、心力衰竭或肾衰竭病史的患者发生呼吸衰竭的风险升高。

2.胸腹主动脉瘤手术后中枢神经系统功能障碍发病率高的原因及危险因素　胸腹主动脉瘤修补术通常具有时间长、难度大、急诊、术中 CPB 时间长、深低温停循环、主动脉阻断开放期间血流动力学波动大等特点，术后易于发生中枢神经系统功能障碍。早期脑卒中发生于麻醉苏醒期，而迟发性病变发生于麻醉复苏后继续进展的神经功能缺陷。已知早期脑卒中的危险因素有高龄、体外循环时间长、术后肌酐升高和广泛的动脉粥样硬化，迟发性脑卒中易发生于女性、术后心房颤动、脑血管疾病患者及需要正性肌力药物支持的患者。与远期死亡率相关的是迟发性脑卒中。TAAA 术后出现不同程度认知功能障碍的发生率极高。最常受损的功能包括注意集中程度、记忆力、处理新知识能力和视觉空间组织能力。其相关危险因素包括高龄（>75 岁）、高血压、严重颈动脉狭窄、糖尿病、既往脑血管疾病、动脉粥样硬化、CPB 后低血压、术后心律失常、CPB 期间血流动力学不稳定、CPB 期间脑氧饱和度下降、CPB 期间脑低灌注及 CPB 复温过程中脑温过高。

3.胸腹主动脉瘤腔内隔绝术适应证和禁忌证　胸腹主动脉瘤腔内隔绝术是传统手术修补的替代方法。

（1）优点：创伤小；可采用局麻或区域神经阻滞；仅短暂阻断主动脉；血流动力学和代谢变化轻微；患者术后康复快，减少住院时间，降低住院费用。

（2）缺点：受支架大小型号限制，支架必须经由粗直的髂动脉植入，远端必须附着于非瘤体；有明显的合并疾病的患者容易手术失败转开胸修补。

4.胸腹主动脉瘤腔内隔绝术的手术方式　行股动脉穿刺，植入导丝，并推进导丝进入胸主动脉。沿导丝植入鞘管造影，退出鞘管向上送入释放系统，到达合适位置释放支架。然后进行造影，检查有无支架周围瘘。必要时需行球囊扩张或球囊延伸来完成密封。退出释放系统，封堵动脉切口处。术中需用 TEE 确认排除假腔。

5.胸腹主动脉瘤腔内隔绝术的麻醉管理要点　腔内隔绝术麻醉的基本原则是维持血

流动力学稳定,维护重要脏器功能。

(1)所有的主动脉腔内血管手术必须常规行桡动脉置管,一般选择右侧桡动脉血管。不常使用中心静脉和肺动脉导管监测。

(2)尽管失血和液体需求一般不多,但存在急性失血的可能,建议放置两根大直径的外周静脉导管。由于存在主动脉突然破裂的可能,因此必须准备好需要的液体、血液及快速输液设备。

(3)由于常使用大剂量肝素化的冲洗液、造影剂和利尿剂,大部分情况下都需要留置尿管监测尿量,有助于液体管理。

(4)等渗碳酸氢钠注射通常用于肾功能不全患者,以减少造影剂诱发的肾病发病率。

(5)有必要采取积极的保温措施以预防低体温,尤其在长时间手术操作时。

(6)尽管最新的移植物展开后发生位置移动的可能性小很多,但在展开过程中依然常常需要使用药物(即硝酸甘油或硝普钠)行控制性降压(使收缩压降到100mmHg以下)。

(7)应反复行 TEE 监测,该技术对识别支架型移植物两端的附着区、夹层的入口及出口、真腔及假腔,以及动脉瘤的隔绝的情况有极大帮助。

6.胸腹主动脉瘤腔内隔绝术可能的并发症

(1)内漏:内漏是腔内主动脉修复术特有的并发症,指未能达到或保持主动脉瘤与主动脉血流完全隔绝的状态。

(2)早期并发症:早期并发症包括血管损伤、支架在重要血管分支处以外展开、动脉瘤破裂、盆腔器官或下肢缺血、急性肾衰竭、心肌梗死、脑卒中、截瘫及移植后综合征(post implantation syndrome,PIS)。PIS 的概念目前尚不清楚,是一种与系统性炎症反应相关的相对常见的状态,包括白细胞增多,发热及炎性介质增加。

(3)远期并发症:远期并发症最常见的情况与内漏有关,但也诱发于动脉瘤近端颈部变性、肢体闭塞、移植物移位或变形、腔内移植物造成的污染、动脉瘤增大、重新开放及破裂。

第八章 胸外科手术麻醉

第一节 胸外科手术麻醉前评估

随着医学的发展,越来越多既往高难度的手术或合并内科疾病的患者赢得了手术机会,但这类患者的麻醉挑战也在日益增加,研究发现 3.1%～11% 的围术期不良事件与术前评估不足相关,因此麻醉前对患者进行全面的术前评估和管理非常有必要,这不仅有助于提高手术麻醉的安全性和改善预后,更可提高患者的满意度。

胸外科手术麻醉前访视应包括面见患者询问病史(包括所用的药物、过敏史、并发症及曾经经历过的手术),查看病史记录、体征及各项检查结果。正确理解患者术前心电图、超声心动图、胸部 X 线片、肺功能、心导管造影、核素显影、各项生化检验指标等的含义,对病情及麻醉手术风险有一个全面的了解,并针对不同的疾病进行相关的麻醉前检查并记录(对麻醉前访视单上要求检查的项目必须进行检查和记录),认真填写麻醉前访视单。对病史初步了解后应对患者进行体格检查,对于有重要价值而又可能随病情改变的体征如血压、心率、呼吸音等,麻醉医师尤其应注意再次亲自复查,此外还应注意对麻醉操作有重要价值的检查,如口腔、气管、脊柱及动静脉穿刺等部位的检查。对于手术的方式及部位、大致时间也应有充分的了解,在此基础上对患者的器官代偿功能及手术耐受能力做出判断,对患者进行麻醉术前评估(美国麻醉医师协会分级,即 ASA 分级,见表8-1)。如现有的检查或治疗存在欠缺,应对主管外科医师提出建议是否应予补充检查或补充用药,病情复杂或新开展手术应与主管外科医师联系,了解手术对麻醉的特殊要求。完成评估后应与患者或家属进行术前谈话。应主动向患者解释麻醉医师的职责,简介麻醉方案和计划,耐心与患者及其家属交流,解答他们的疑问与顾虑并获取其主动参与合作,获得手术麻醉的知情同意。

表 8-1　ASA 健康状况分级

分级	健康状况
Ⅰ级	体格健康,发育营养良好,各器官功能正常
Ⅱ级	除外科疾病外,有轻度并存病,功能代偿健全
Ⅲ级	并存病情严重,体力活动受限,但尚能应付日常活动
Ⅳ级	并存病严重,丧失日常活动能力,经常面临生命威胁
Ⅴ级	无论手术与否,生命难以维持 24 小时的濒死患者

此外,根据病情和麻醉的需要,开列麻醉术前医嘱,包括麻醉术前用药及现有治疗用药的调整。麻醉术前用药主要包括抗焦虑药如咪达唑仑、减少胃液分泌或提高胃液 pH 的药物如西咪替丁、雷尼替丁等,此外还可使用抗胆碱能药及镇静镇痛药物等。现有治

疗药物也常需调整,如将糖尿病患者的口服降糖药物改为胰岛素,停用高血压者的 ACEI 类药物等,如有必要应于术日晨再次复查患者的相关指标,以确认得到良好控制。麻醉计划制订后即可开始相关物品的准备,如气管肿瘤手术即应提前将各型号台上及台下气管插管备妥,大型手术应协助落实血制品(如血小板等)并提前领好准备使用的相关药品。遇有疑难病例应及时汇报上级医师,并进一步讨论麻醉计划,如有必要,应做出相应修改,还可在科内开展病例讨论,探讨疑难问题,使术前准备更加详尽充分。为保证术前访视和评估的系统性,可按照麻醉前访视流程图来执行访视。

一、麻醉前评估的目的和要点

麻醉前评估的主要目的是了解患者的病情、手术方式,完善相关检查,调整相关用药,制订相应的麻醉计划。

1.麻醉前评估要点

(1)患者的一般情况:年龄、身高、体重、血压、心率、体温等参数,可用于计算麻醉药物用量,气管插管选号和深度的判断。

(2)ASA 分级系统病史回顾:包括治疗经过和治疗药物;开列麻醉前医嘱,调整必要的治疗药物过去史,包括心力衰竭、高血压、糖尿病、心律失常、心肌损害、吸烟史、手术麻醉史、过敏史;是否采取正规治疗及治疗的有效性;评估术前心、肺、脑、肝、肾等器官的功能,包括有无咳嗽、气喘、咯血、肺部感染、发绀、端坐呼吸等;心功能分级;肺功能检测项目。

2.警惕高风险因素　当存在以下高风险因素时,要引起警惕,如充血性心力衰竭、心脏杂音、放置心脏起搏器及可植入心律转复除颤器(implantable cardioverter defibrillators,ICD)、糖尿病、控制不佳的高血压、肝脏和肾脏疾病、药物滥用、高龄。术前常用的实验室检验指标:血常规、血生化;出凝血检查;术前辅助检查:心电图、胸部 X 线片、CT、心脏超声、冠状动脉造影等麻醉操作相关评估;气道和气管插管评估;如果患者肥胖、阻塞性睡眠呼吸暂停史,常常存在困难气道的风险。此外,还要通过 CT 及胸部 X 线片了解肺部病变是否压迫或侵犯气道,对气管插管是否产生影响等;桡动脉 Allen 试验,以防尺动脉代偿不良时进行桡动脉穿刺造成手掌缺血;脊柱情况:有无外伤史、脊柱侧弯、强直性脊柱炎等;如需行硬膜外阻滞或椎旁神经阻滞还应注意拟穿刺局部皮肤有无感染,肢体感觉和肌力等胸科手术单肺通气的耐受性评估;手术体位和耐受性评估;术前难以解释的症状、体征和辅助检查结果需要进行进一步的专科评估或会诊。

二、麻醉前评估的主要内容

1.病史　大部分肺癌患者有吸烟史,可能有一定程度的慢性支气管炎和肺气肿。因此了解术前的吸烟史很重要,否则术前感染和活动性气道疾病可能造成术后呼吸道并发症。理想的戒烟时间是 4~8 周,戒烟不足 4 周的患者常常呈现围麻醉期气道高反应性,小气道分泌物过多,通气阻力增加;也可诱发支气管痉挛,造成单肺通气时的低氧血症。此外,还应了解和评估患者的运动耐受能力,了解患者的心血管和肺脏的储备功能。

2.体格检查　观察呼吸频率和模式有助于了解患者的肺功能储备,听诊有无哮鸣音和干湿啰音,如有杵状指改变常提示有慢性缺氧或肺癌,气管移位提示纵隔肿瘤、血胸、气胸或纤维胸。麻醉医师应该评估患者对仰卧位的耐受性,如果不能耐受,常提示有充血性心力衰竭或纵隔肿物压迫气道。

3.辅助检查　胸科手术的辅助检查包括实验室检查(如血常规、血生化、出凝血功能、肝炎抗体和其他免疫学检查等项目)、心电图、心脏超声、胸部影像学、肺功能(或血气分析)及纤维支气管镜检查等。实验室检查对于病史和体征检查的结果是一项有益的补充,例如血常规检查,如果红细胞增多可能提示长期吸烟和缺氧,白细胞增多提示感染;肝、肾功能和内分泌检查,如甲状腺功能、血糖等检查对麻醉前综合了解患者的病情有益。

(1)心电图:是最常用、最基本的心脏评估筛查手段,可以发现心肌缺血、心律失常和肺心病等疾病状态,提示是否需要进一步检查。普通心电图上发现心律失常的,有时可能需要进行 24 小时动态心电图检查,以明确心律失常发生的频率、强度和类型;提示心肌缺血的可能需要做平板运动实验或冠状动脉相关检查以明确潜在的冠心病,或通过心脏彩超来明确有无结构性心脏病变和心功能情况。虽然基于节约医疗费用方面的考虑,心脏超声不是必需的常规检查,但对于 60 岁以上的老年人,以及怀疑风湿性、高血压性或缺血性心脏病的患者,术前实施心脏超声检查对明确心脏疾病显然是有益的。

(2)放射影像学检查:除了发现肺、气管、食管、纵隔等异常,还可显示肿瘤与周围器官的关系。

1)与气道的关系:有无气道侵犯或受压梗阻和气管移位,肿瘤侵犯气管或支气管的,可能会影响到麻醉气管插管的选择和放置,累及气管又有平卧呼吸困难症状的,考虑使用清醒镇静下插管,纤维支气管镜引导;累及气管隆嵴和主要支气管的,可能插管后也无法正常通气,需借助特殊的体位或迅速开胸解除压迫后才能维持通气。

2)某些巨大肿瘤与心脏和大血管的关系:可能会在麻醉诱导给予肌肉松弛剂后压迫心血管系统而造成血压的剧烈波动;另外,肿瘤侵犯上腔静脉系统时需要考虑特别的静脉通路设计,达到既能维持快速输血补液又能监测静脉压的目的。对于重要影像学发现需要在麻醉访视时加以重视。

胸科手术需要在术前对患者进行肺功能储备的评估,以估计对开胸手术和肺切除的耐受能力,一般采用肺量测定法进行肺功能评估,对于因各种原因无法准确实施肺量法肺功能检测的,可以测定动脉血气评估。肺量测定法是一种有效廉价且无创的测定肺功能储备和预测肺功能的方法。其结果中提示术后肺部并发症风险增加的异常指标包括 FCV_1<预测值 50%、FEV_1<2L 和 FEV_1/FCV<50%。其他有预测性的测量值包括最大自主通气量(maximum voluntary ventilation,MVV)和肺一氧化碳弥散量(diffusing capacity of lung for carbon monoxide,DL_{CO})。MVV 需要患者尽可能快且尽可能深地呼吸 6~12 秒,是力量依赖性的,反映的是整个心肺系统的情况及患者的合作程度。DL_{CO} 对肺切除患者是重要的风险预测指标,当 DL_{CO} 为预测值的 50%~60% 时提示术后死亡和呼吸衰竭的风险高,可能需要进行分侧肺功能检查,例如肺放射性核素通气扫描、灌注扫描等。以预测肺切除后对术后肺功能的影响,有时受累非组织对现存肺功能贡献较小,切除这部分非组

织后不会引起进一步的肺功能恶化,经过特定的评估后可能一部分初始检查结果认为不适合手术的患者在经过特异性的评估后是可以接受手术的。动脉血气分析是肺量法肺功能检测的一种有效补充,有时患者因理解方面的原因或因病情原因不能配合肺量法检测时,血气分析可以提供有益的参考,$PaCO_2>45mmHg$ 提示术后并发症的风险较高,应尽力纠正支气管痉挛和感染等情况。相反低氧血症并不总是风险增加的标准,开胸和肺切除后动脉血氧分压的改变各有差别,有时肿瘤组织阻塞了支气管和肺的血液供应,相当于造成了"功能性肺切除",此时切除肿瘤周围肺组织不一定出现氧合作用进一步减弱,反而有可能通过提高通气/灌注比而增加氧合。除肺功能和血气分析外,6分钟步行试验和爬楼梯试验等也是简单有效的心肺功能储备评估方法。

纤维支气管镜检查不仅对于明确气管肿瘤和支气管、肺部肿瘤有重要意义,而且对于评估麻醉气管插管的选择有参考价值,对于气管肿瘤需要明确肿瘤的位置、大小、长度、性质、气管阻塞程度、是否容易脱落或出血,以决定合适的麻醉插管方式和策略。

三、胸外科患者系统评估和常见内科合并疾病的术前准备

1.心血管疾病　心血管风险是胸科手术围术期最常见和最主要的风险因素之一,合并心血管疾病的患者实施胸外科手术时在询问病史时要注意了解心脏病病史,例如心绞痛史、不稳定冠状动脉综合征、心肌梗死史,失代偿心力衰竭、明显心律失常和严重瓣膜病,是否安装心脏起搏器或植入心脏除颤器等,注意鉴别心血管疾病症状,明确心脏病患者近期症状变化、目前治疗药物和剂量,明确围术期心血管风险因素,有无吸烟史、饮酒史、应用违禁药物史,检查生命体征(双臂血压)、颈动脉搏动和杂音、有无颈静脉怒张和搏动、肺部听诊、心前区触诊和听诊、腹部触诊、四肢水肿和周围血管的情况,实验室检查中应注意贫血增加心血管系统应激、加重心肌缺血、心力衰竭恶化,应注意在术前及时纠正,一般对有心脏合并疾病的患者,Hct>28%较为安全。

心脏病患者实施非心脏手术时,一般遵循美国心脏病学会(ACC)和美国心脏协会(AHA)共同制定的心脏病患者非心脏手术围术期心血管危险评估指南,该指南从1996年起在Circulation杂志上定期发布,并定期做修正和更新,目前主要参照的是2007年修订版。评估的主要目的是了解目前心脏疾病和治疗的状态,能否进行手术和麻醉,评估围术期风险,制定相应的围术期处理方案。

评估指南的内容可以概括为"两大因素、三张表格和五步评估法",即在评估围术期风险时考虑患者因素和手术因素;评估手段主要参照三张表格即临床风险分级表(表8-2)、心肺储备功能分级表(表8-3)、手术风险分级表(表8-4);五步评估法即评估时的具体步骤分为五步。

表8-2 心脏病患者非心脏手术临床风险分级

临床风险分级	风险因素
活动性心脏病(高风险因素)	不稳定型冠状动脉综合征 不稳定型心绞痛或严重的心绞痛 近期心肌梗死 失代偿性心力衰竭 明显的心律失常 严重瓣膜疾病
临床风险(中危因素)	缺血性心脏病病史(心肌梗死史或病理性Q波) 失代偿心力衰竭或以前出现的心力衰竭病史 脑血管疾病史 糖尿病 肾功能不全
低危风险因素	高龄(≥70岁) 异常心电图(左心室肥大、束支传导阻滞、ST-T改变) 非窦性心律(房颤、起搏心律)未控制的高血压

表8-3 心肺储备功能分级

等级	代谢当量(MET)
优	>10
良	7~10
中	4~6
差	<4

注:代谢当量(metabolic equivalent,MET),例如一名40岁体重70kg的男性在休息状态下基础性氧耗量是3.5mL/(kg·min),即为1MET,可以采用运动或平板法测定

表8-4 可能需要延期手术,进行术前进一步评估和治疗的活动性心脏病

疾病	实例
不稳定型冠状动脉综合征	不稳定型或严重的心绞痛(CCA心绞痛分级Ⅲ或Ⅳ级) 急性心肌梗死(1周以内)或近期心肌梗死(发生心肌梗死1周到1个月)同时伴有心肌缺血的危险因素
失代偿心力衰竭	NYNA心功能4级:急性心力衰竭

（续表）

疾病	实例
严重心律失常	高位房室传导阻滞,二度Ⅲ型 AVB,三度 AVE 有症状的室性心律失常 室上性心律失常(包括房颤),伴无法控制的室性心率(静息状态下室性心率>100 次/分) 有症状的心动过缓 新出现的室性心动过速
严重的瓣膜病	严重的主动脉瓣狭窄[(平均压力梯度>40mmHg,主动脉瓣口面积<1.0cm²]或有明显的临床症状 严重的二尖瓣狭窄(进行性加重的劳累性呼吸困难,劳累性昏厥或心力衰竭)

（1）评估围术期风险时的参考因素

1）患者的一般状况:是否能够生活自理、下床活动,以及 ASA 健康分级等,一般情况差的围术期风险高。

2）患者的临床风险分级:按风险高低依次分为活动性心脏病(高危)、独立临床风险因素(中危)和低风险因素(低危)。

3）患者的心肺储备功能:即使高龄或存在冠心病的无症状患者,如果每天可跑步 30分钟的,仍然提示心肺储备功能良好,可以手术,而对于无心血管疾病病史但存在临床高风险因素的不活动患者,应进行进一步评估心肺储备功能,如心肺联合运动试验、平板法测定等。假定一名 40 岁体重 70kg 的男性在休息状态下基础耗氧量(metabolic equivalents,METs)是 3.5mL/(kg·min),如储备功能不足 4 个 METs 则提示心肺储备功能下降,围术期风险高。

（2）对非心脏手术术前某些特定心血管疾病的处理原则

1）高血压患者:对于高血压患者,术前应了解其高血压分期(注意心、脑、肾功能及眼底检查),明确有无继发性心脑、肾重要脏器并发症,必要时内科会诊协同准备,将血压控制在理想水平(血压低于 140/90mmHg)。根据 WHO 推荐,正常成人收缩压应低于140mmHg,舒张压应低于 90mmHg;舒张压如超过 90mmHg,无论收缩压是否正常,都看作是高血压。围术期治疗高血压的目的不仅有利于降低心肌氧耗、减轻心脏负担,且对预防围术期心、脑血管意外具有重要意义。无论是高血压性心脏病还是缺血性心脏病伴有高血压,主管医师与麻醉医师应掌握患者高血压的程度、病程、对重要脏器的损害程度、治疗用药的种类及效果,并对平时诱发患者血压增高的原因及处理对策有所了解。对术前控制良好的高血压患者,其治疗用药应持续至手术日晨,对血压控制不甚满意的患者应调整用药,必要时延迟手术使高血压治疗达到理想水平。多数抗高血压药物可以沿用到手术当日,但作为外科医师和麻醉医师应熟悉其抗高血压药物的作用机制及对麻醉可能产生的影响,在麻醉选择和管理上应谨慎,避免致循环过度抑制。根据手术大小选择麻醉方案,仅在浅表小手术选择局部麻醉,胸外科手术可选用硬膜外阻滞或椎旁神经阻滞联合全身麻醉,硬膜外或椎旁导管可沿用至术后镇痛,这对高血压患者术后血压的控制是非常有利的,但在术中对联合麻醉所致的相对血容量不足应及时补充,以免造成严重低血压。术前用药宜适当增加镇静、镇痛药的剂量,避免因紧张、恐惧使血压升高,如发现患者入手术室后血压增高,应在充分镇静下观察,必要时用抗高血压药物治疗后再进行麻醉。1 级或 2 级高血压并不是围术期心血管并发症的独立危险因素,确诊高血压的患者,抗高血压药物在围术期应继续使用。对于 3 级高血压的患者(适度镇静情况下,收缩压≥180mmHg,舒张压≥110mmHg),应该权衡推迟手术接受抗高血压治疗;对舒张压在 110~130mmHg 的患者,如之前没有心肌梗死史、不稳定型或严重的心绞痛、肾衰竭、妊娠导致的高血压、左心室肥大、冠状动脉重建、主动脉狭窄、心律失常及卒中的患者可以手术,但手术麻醉风险明显增高。术前高血压患者比非高血压患者更有可能出现术中低血压,而术中低血压比术中高血压有更高的围术期心脏和肾脏并发症发生率,特别在使用血管紧张素转化酶抑制剂(angiotensin converting enzyme inhibitors,ACEI)或血管紧张素 Ⅱ 受体阻滞剂(angiotensin Ⅱ receptor blocker,ARB)的患者更容易出现低血压,可能与血容量下降有关,建议手术当天早晨应停用 ACEI 和 ARB。

2)不同类型和严重程度的心脏病患者:对于先天性心脏病中的房间隔缺损和室间隔缺损,如果心功能仍在 Ⅰ~Ⅱ 级,或既往无心功能不全者,接受胸外科手术并不会增加手术的危险性;但对于房间隔缺损和室间隔缺损已伴有肺动脉高压或有严重肺动脉狭窄、主动脉缩窄的患者,除非急症,一般应先矫正心脏畸形后再行胸外科手术。

3)心脏瓣膜疾病患者:麻醉安危主要取决于病变性质及心功能损害程度。麻醉前应注意瓣膜病变是以狭窄为主还是以关闭不全为主,对血流动力学造成的影响及对肺循环的影响。严重主动脉瓣狭窄对非心脏手术最为危险,可造成明显的心肌缺血,如有症状,择期非心脏手术通常应取消或推迟;对于限期手术,择期手术前患者应行主动脉瓣置换术。如主动脉瓣狭窄严重但无症状,近 1 年未行瓣膜评估者应取消或推迟手术完成评估,如患者换瓣手术风险大或因严重的内科疾病不宜做换瓣手术,可作经皮穿刺主动脉瓣球囊扩张术,为患者创造非心脏手术的机会。二尖瓣轻度或中度狭窄时,应控制好围术期心率,因左心室舒张末期充盈的减少伴有心动过速,可致肺充血;非心脏手术前一般不推荐外科手术纠正二尖瓣狭窄,除非二尖瓣狭窄严重,高风险手术前可行二尖瓣球囊扩张或换瓣。永久或持续房颤的患者具有血栓栓塞的高风险,考虑术前和术后静脉注射亚剂量的肝素或皮下注射低分子肝素抗凝。主动脉瓣反流应注意容量控制和减轻心脏后负荷,严重主动脉瓣反流心率不能过慢,因为舒张期的延长会增加反流量。如胸外科手术在瓣膜置换术前进行,术前应维持其内科治疗用药,如术前已用洋地黄类药物应继续应用至术日,以增强其心功能,但需注意检查与维持水电解质的平衡,尤其要注意防止低钾血症。术前用药应加强镇静、镇痛,以防焦虑、紧张所致急性心功能不全。对严重二尖瓣或主动脉瓣狭窄的患者术前禁忌用阿托品,以防心率增快使每搏量进一步下降致低血压,甚至心力衰竭。主动脉瓣狭窄或关闭不全的患者,均易发生心肌缺血。术前应注意观察,对年龄>60 岁的患者宜进一步查明有无伴有冠心病。

4)冠心病或既往有心肌梗死病史的患者:术前应了解其心功能分级、目前治疗用药及效果、心绞痛发作频度及治疗对策。急性充血性心力衰竭(acute congestive heart failure,CHF)是围术期最危险的因素,既往认为心肌梗死3~6个月后发生围术期再梗死的危险性很大,近期资料将急性心肌梗死30日作为急性期,认为在心肌梗死6~8周之内行手术危险性增加,因此,在此期限内应避免择期手术。非侵袭性应激试验是预测冠心病患者非心脏手术心脏风险的重要手段;血管扩张剂和肾上腺素能激动剂的药理学应激结合放射性核素检查或超声心动图检查,可以为不能接受运动试验的患者预测其围术期发生心脏病的风险。对可疑冠心病或不稳定型心绞痛的患者术前常规行动态心电图和超声心动图检查,以明确是否存在心肌缺血和心律失常及其严重程度,心脏超声检查不仅可明确各心腔的大小、室壁运动情况,还可测定心脏的射血分数(ejection fraction,EF),是术前心脏功能评估时的重要指标之一。对检查有严重问题的患者可进一步行放射性核素造影检查,必要时应考虑冠状动脉造影及治疗。值得注意的是不应进行对围术期患者管理无关的心导管检查,以避免增加不必要的危险和医疗费用。

5)在胸科手术前,一般认为存在以下情况时需要考虑先行冠状动脉血运重建:左冠状动脉主干狭窄,如果其伴随稳定型心绞痛,3支血管病变;稳定型心绞痛,2支血管疾病,同时伴有明显的左前降支的狭窄,EF<0.5或应激实验证实心肌缺血存在;伴有高风险的不稳定型心绞痛或非ST段抬高的心肌梗死患者;急性ST段抬高的心肌梗死患者。冠状动脉旁路移植术(coronary arterybypass grafting,CABG)的长期效果良好,但在CABG术前必须考虑CABG术前检查和手术本身的代价(费用和发病率)。胸外科患者中多见恶性肿瘤,是一种限期手术,应考虑肿瘤手术时机,权衡利弊,甚至同期手术。冠状动脉病变的范围和严重程度是又一重要因素,如广泛的冠状动脉疾病或明显的左前降支病变,其CABG又在可接受的危险范围内,在非心脏手术前施行CABG手术对于改善远期效果,降低非心脏手术时致命的或非致命的围术期心肌梗死是有利的,尤其是在左心功能受抑制的情况下,改善心肌血供的意义更大。

2.呼吸系统疾病　术前对急、慢性呼吸系统疾病或呼吸功能减退患者进行充分的评估与准备,可显著降低围术期呼吸系统并发症和病死率。

手术患者如术前并存急性呼吸系统感染(如上呼吸道感染、支气管炎、肺炎),不仅增加气道敏感性,成为围术期支气管痉挛的诱因,而且可增加术后肺炎、肺不张的发生率,对幼儿或老年患者甚至造成严重的后果。因此,择期手术应在呼吸系统感染治愈后1~2周进行。如为急症手术则在术前取咽部分泌物或痰行培养的同时应用抗生素治疗,并做好术后呼吸系统并发症处理的准备。

随着老年化社会的到来,吸烟、COPD和慢性支气管炎的患者增多,对这些患者行中等以上手术术前应常规行肺功能检查和动脉血气分析,对FEV_1和最大呼气容量(maximum breathing capacity,MBC)<预计值的50%,残气和肺总量比值(RV/TSC)>50%,高碳酸血症的患者说明肺功能明显受损,手术的危险性增大,术后容易发生呼吸问题。术前进行适宜的治疗、加强术中和术后的呼吸管理对术后呼吸功能的恢复甚为重要。术前常规准备应包括控制呼吸道感染、戒烟、祛痰、扩支气管治疗,并让患者进行深呼吸及咳嗽锻炼。关于择期手术前戒烟的理想状态是术前戒烟大于半年,但在临床上往往难以做到。一般戒烟后 12~24 小时血中碳氧血红蛋白(carboxy-hemoglobin,COHb)及尼古丁水平下降;48 小时后 COHb 水平恢复正常;48~72 小时后支气管黏膜纤毛功能开始提高。戒烟 1~2 周后痰液分泌开始减少;4~6 周后肺功能有所改善;6~8 周后免疫功能恢复正常;8~12 周后吸烟对术后肺部并发症的影响完全消失。因此,要降低吸烟患者术后肺部并发症,至少戒烟 8 周是必需的。但在戒烟 24 小时后,COHb 水平下降。COHb 可使心电图上的 ST 段下移,增加围术期心脏并发症,因此,更强调高危心脏病患者术前短时间内戒烟。术前短时间内糖皮质激素治疗(泼尼松,40mg/d×2 天)可明显改善 COPD 或哮喘患者的全身状况。虽然区域麻醉改善肺功能预后的证据有限,但明显肺部疾病患者硬膜外麻醉及延续至手术后的镇痛治疗技术有利于避免全身吗啡类药物所致的呼吸抑制。对高危、高龄患者术前设计好手术方案,选派操作熟练的外科医师施行手术,尽可能缩短手术时间、减少手术创伤、出血、减少输血,对降低术后肺部并发症甚为重要。此外,术后应尽早恢复患者的自主呼吸,鼓励患者深呼吸,自主呼吸不能满足机体需要时应尽早行呼吸支持,避免发生缺氧。此外,积极维持循环功能对维护术后呼吸功能甚为重要。肺动脉导管可用于评估肺切除术后心血管功能。阻断拟切除肺叶的肺动脉后 PaO_2 不应低于 45mmHg,平均肺动脉压力(pulmonary artery pressure,PAP)不应高于 35mmHg,否则手术应慎重。肺功能检查评估患者对开胸手术的耐受性具有重要的参考价值。

3.内分泌疾病

(1)糖尿病:糖尿病是最常见的内分泌疾病之一,麻醉手术应激反应可明显加重糖尿病患者业已存在的代谢紊乱,血糖过高可降低白细胞趋化与吞噬功能,增加术后感染率和并发症。因此,对糖尿病患者术前应充分评估和积极控制血糖。不但要明确其有无心、脑、肾、神经系统并发症,还应对这些重要脏器进行功能评估。长期糖尿病可引起神经系统脱髓鞘病变,造成自主神经系统功能紊乱,患者可表现为直立性低血压,对阿托品及 β 肾上腺素能受体阻滞药较少引起心率变化,胃排空延迟,尿潴留,甚至发生无症状性心肌梗死。躯体神经受累表现在夜间下肢感觉不适,甚至感觉丧失,小创伤后溃疡长久不愈,运动神经病变可致肌肉萎缩。糖尿病患者的术前准备在于治疗糖尿病所致的代谢障碍,改善全身情况,防治其并发症,提高患者对手术的耐受性及降低术后并发症。对糖尿病患者术前必须经内科正规治疗控制血糖浓度在 8~10mmol/L。既往要求口服降糖药治疗的患者在术前 2~3 日改用胰岛素治疗,以防术中低血糖,近年来随着血糖监测技术的普及,已不再强行要求。对术前口服降糖药控制良好的患者,可继续口服药物治疗至术日前一天。手术最好安排在第 1 台手术,术中根据血糖监测值调整胰岛素治疗。

对于糖尿病患者的急症手术,应急查血糖、电解质、血气分析、尿酮、尿糖,争取时间做必要的准备和处理。如果血糖浓度>12mmol/L,或有酮症酸中毒,应尽快注射胰岛素、补充液体和电解质,使血糖浓度控制在 8~10mmol/L。术中再根据血糖监测结果调整胰岛素用量,并及时纠正酸碱、水电解质紊乱。此外,糖尿病患者伴有严重酮症酸中毒时,可因严重脱水,伴有腹痛及压痛,应与急腹症鉴别,酮症酸中毒纠正后,腹痛可缓解甚至消失。

（2）肾上腺皮质功能不全或长期应用激素治疗：对于此类患者应请专科会诊,明确肾上腺皮质功能不全原因及药物治疗的目的,制订适宜患者个体需要的围术期激素治疗方案。一般在术前和术中需要补充糖皮质激素,以增强机体对麻醉手术的耐受性。

术前测定患者的身高与体重,可依据简便公式推算患者是否属于肥胖。正常人的标准体重(kg)可按身高(cm)-100推算。体重超过标准体重的10%～15%即为肥胖,超过标准体重的15%～20%为明显肥胖,超过标准体重的20%～30%为过度肥胖。对于肥胖患者首先区分其肥胖的类型,是属于营养过度所致的单纯性肥胖,还是因内分泌紊乱如下丘脑疾病、肾上腺疾病所致的继发性肥胖,还是由遗传所致的家族性肥胖。不论病因如何,拟行手术的肥胖患者会增加麻醉和手术的难度。无论是在术前还是在术后,保持肥胖患者呼吸道通畅、维护其心、肺功能需要医护人员特别地处理。对于需行气管内插管的肥胖患者,术前麻醉医师应充分检查其上呼吸道结构,做好器具及技术力量的准备,必要时采用保留自主呼吸下气管内插管或经纤维支气管镜引导插管;拔管后也要慎防因舌后坠造成上呼吸道梗阻,致呼吸意外事件发生。肥胖患者的通气功能减退,术前应常规检查肺功能和血气分析,并让患者进行深呼吸锻炼,不仅有利于术中呼吸管理,也有利于减少术后呼吸系统并发症。肥胖患者常伴有糖尿病、高脂血症、高血压、冠心病等,应在术前充分评估并准备,根据手术需要选择必要的术中与术后监护治疗。

4.肝脏疾病　肝脏是人体最大的实质性腺体器官,具有很大的储备和再生能力。肝脏的生理功能复杂而且重要,包括营养物质和能量的代谢贮存、胆汁形成、水和电解质的代谢、酶系统的调节、凝血等,还有分泌、排泄和解毒功能。许多麻醉药(包括全身麻醉药和局部麻醉药)都要经过肝脏转化和降解,对肝功能有一定的影响,但如能根据患者的病情,合理选择用药、维持良好的血流动力学、保证充分的氧供,尚不至于对肝脏造成明显损害;相对而言,过度的手术创伤、失血、低血压、低氧血症、高碳酸血症及长时间应用缩血管药物则可使肝血流量明显下降而损害肝功能。肝脏损害的程度与其缺血、缺氧程度及时间明显相关,已有肝脏疾病的患者对缺血、缺氧的耐受性更差。因此,麻醉管理技巧较单纯药物对肝功能的保护作用更为重要。

（1）对肝脏疾病患者及肿瘤患者术前化疗造成的肝脏损伤术前应明确其病因,病程(急性和慢性)和严重程度(肝功能检查),拟行外科手术治疗的疾病对肝功能的影响等。急性肝损害的患者(如急性病毒性肝炎、药物中毒等)除非其外科疾患威胁生命,一般不宜行择期手术。慢性实质性肝疾病、多种原因所致的肝硬化、门脉高压等,可伴有不同程度的肝功能损害,最终导致肝衰竭。患者对手术的耐受性现常用Child-Pugh分级法来评估,A级的手术危险性较低,对麻醉和手术的耐受力影响不大;B级肝功能不全或濒于失代偿,对麻醉和手术的耐受性明显减退,术后容易出现腹腔积液、黄疸、出血、伤口裂开、肾功能不全甚至昏迷等严重并发症;C级麻醉和手术的危险性极高,除了急症抢救性手术外,禁忌手术。

（2）肝功能障碍对其他重要脏器及代谢影响的程度在术前也应予以评估。

1）中枢神经系统功能障碍:肝功能不良可导致肝性脑,主要表现为睡眠障碍、扑翼样震颤,甚至昏迷。肝性脑病患者的血氨浓度通常增高,但与预后或疾病的严重程度并不一致。严重的低钠血症或对其过度处理，可导致致命的中心性脑桥髓鞘破坏综合征。患者意识改变对镇静、镇痛药的敏感性增加，术前用药应慎重。腹腔积液患者因其腹腔内压增高，加之肝脏患者消化不良，容易发生误吸，术前应再次检查其禁食时间，以防意外。

2）心血管系统：肝脏疾病所致的低蛋白血症、醛固酮和抗利尿激素分泌增高，使体内总的体液量增加（如腹腔积液和水肿），但有效循环血量减少；对血儿茶酚胺的敏感性降低，使体血管阻力下降。若伴有门脉系统高压，则可使腹腔内脏淤血，增加胃肠道静脉曲张和胃炎出血的危险。

3）呼吸系统：肝肺综合征的患者气体交换功能受损，大量腹腔积液（膈肌活动受限）、胸膜渗出和缺氧性肺血管收缩功能下降，导致通气血流比（V/Q）失调，加之胸膜动静脉瘘，可产生严重的低氧血症。

4）泌尿系统：血管内有效循环血量的下降可引起肾缺血而致肾前性氮质血症，但因肝脏将氨合成尿素的能力下降，故血尿素氮水平下降。肝肾综合征的特征为肾血管阻力增加、少尿和肾衰竭伴有肝衰竭。肾内血流（尤其是肾皮质）减少，导致钠潴留。前列腺素代谢异常可能是诱发肝肾综合征的原因，患者容易在应用非甾体抗炎药后诱发肾功能不全，因此，此类患者非甾体抗炎药应慎用。因肝功能障碍所致的肾功能不全，在肝功能恢复后肾功能可随之恢复。

5）凝血功能异常：肝功能不全时，因凝血因子合成障碍，可发生凝血异常。胆汁淤积使脂肪和脂溶性维生素（维生素 A、维生素 D、维生素 E、维生素 K）的吸收减少，参与凝血因子 II、VII、IX 和 X 合成的重要辅助因子维生素 K 缺乏，使这些因子明显减少。此外，门脉高压所致的脾功能亢进、乙醇诱发的骨髓功能下降和凝血因子消耗，均可导致血小板减少症，成凝血异常。对有明显凝血异常的患者，术前应经肠外途径补充维生素 K，按需补充冻干血浆或凝血因子。对这类患者不宜选用椎管内麻醉，以防不测。术前应备血，麻醉前先确保足够粗的静脉通路，以备快速输血用。围术期在有创血流动力学监测下指导输血、补液。

6）代谢异常：严重肝功能损害患者糖原储备减少，糖原异生能力下降，围术期应常规进行血糖监测。肝脏蛋白合成能力下降，可导致低蛋白血症，使药物的游离浓度增加，肝门静脉血流量减少和肝清除能力下降超过药物游离部分增加的影响，最终可导致许多药物的清除半衰期延长。脑内 GABA 受体增加，使患者对镇静药的敏感性增加，麻醉性镇痛药诱发的呼吸抑制作用可更加严重。长期应用利尿药者，容易造成水电解质失衡，多见低钠血症（但体内总钠量过多）低钾血症和代谢性碱中毒。术前应常规检查并予以调整。

肝功能障碍的患者经过一段时间的保肝治疗，可使肝功能明显改善而增加患者对麻醉和手术的耐受性，因此，对肝功能不全的患者术前准备应行保肝治疗，保肝治疗的内容包括高碳水化合物、高蛋白饮食，以增加糖原储备和改善全身情况，必要时每日静脉滴注GIK 溶液。低蛋白血症时，间断静脉输注 25% 白蛋白溶液。多次少量输注新鲜血或血浆，以纠正贫血或凝血因子缺乏；补充维生素；改善肺通气功能，如有胸腔积液、腹腔积液或水肿应限制钠盐，应用利尿药和抗醛固酮药，必要时放出胸腔积液或腹腔积液，但必须注意少量、分次、缓慢引流放液,监测并维持机体水电解质和酸碱平衡。根据术前检查结果,注意其他重要脏器功能的维护。

5.肾脏疾病　老年人或并存动脉硬化、高血压、糖尿病、严重肝病、血管外科患者多合并有肾脏疾病,动脉粥样硬化可累及肾动脉使肾功能下降,糖尿病性肾病也相等普遍。术前要充分了解肾脏功能,并排除其他泌尿系统如肾炎、尿路感染、肾囊肿等疾病。对术前肾功能不全者,应请内科会诊协助治疗,必要时尽早行腹膜或血液透析治疗,术后继续进行。对肾脏功能异常的患者,应尽可能避免使用对肾脏有毒性的药物或过多的 X 线造影检查。维持肾功能不全患者围术期血流动力学稳定,对肾功能保护具有重要意义。术前应行充分的思想解释工作,予以适当的镇静药,避免紧张造成过度应激;术中维持适度的麻醉深度,避免低血容量和低血压;术后给予良好的镇痛。这些措施可防止肾血流的进一步减少,以避免麻醉和手术对肾功能的进一步损害。此外,术前对术中、术后所需用药要慎重选择,尽可能选择对肾脏无毒性或较少影响的药物。

6.血液系统疾病　对贫血的患者,首先应查明其原因,是外科原因丢失还是由于产生减少。中度贫血者,术前经过补充铁剂、叶酸和维生素 B_2,容易纠正。术前只要能维持足够的血容量,使血红蛋白浓度维持在 80g/L 以上,并不增加麻醉的危险性。对急症手术的贫血患者术前可通过输注红细胞悬液来纠正。巨母细胞贫血多见于恶性贫血和叶酸缺乏,应补充叶酸和维生素 B_2,待贫血症状改善后手术。镰刀状细胞贫血时,容易发生栓塞并发症,特别是 PE,尤其是在缺氧或酸中毒时。镰刀状细胞增多,更容易发生栓塞,麻醉和手术的危险性很大。对这类患者术前应输新鲜全血,至血红蛋白水平恢复正常后再手术。输注全血还有相对稀释镰刀状细胞,阻止其堆积成柱而堵塞小血管的功能。血小板只要保持在 $(30\sim50)\times10^9$/L,即可有正常的凝血功能。如血小板计数 $<30\times10^9$/L,或伴有血小板功能减退时,可出现皮肤、黏膜出血征象,手术时创口可呈广泛的渗血和凝血功能障碍。对这些患者术前应常规进行血小板计数及聚集功能、凝血酶激酶时间、凝血酶原时间、激活部分凝血活酶时间(APTT)及凝血酶时间(TT)等检查。异常时应由血液科医师会诊进一步明确诊断,准备并采用针对性治疗进行围术期成分输血,如适当补充凝血酶原复合物、浓缩血小板、新鲜冰冻血浆等。缺血性心脏病患者长期使用阿司匹林治疗可影响机体的血小板功能,一般手术要求在术前 14 天停用阿司匹林,改用低分子肝素治疗。如术前血小板计数低于 30×10^9/L,术前应输注血小板,对一名 70kg 体重的患者,每输注 2~5 单元的血小板,即可纠正凝血异常;每输注 1 单元的血小板,可使血小板增高 $(4\sim20)\times10^9$/L。

第二节　肺隔离和单肺通气技术

一、胸外科手术特点

胸外科手术主要包括气管、肺、纵隔(胸腺)、胸骨后甲状腺和食管等胸腔内的手术,其麻醉处理主要取决于疾病及手术对呼吸、循环系统功能的影响。主要麻醉技术包括肺隔离和单肺通气技术、开胸手术患者的液体容量管理、体温管理、常用麻醉技术、特殊胸科手术的麻醉。

1.胸部手术的特点

(1)开胸后对肺的呼吸功能、心脏和大血管的影响较大。

(2)胸腔纵隔内丰富的交感神经与副交感神经可因神经反射致呼吸、循环功能改变。

(3)原有胸腔内疾病(如COPD、支气管扩张等)对呼吸、循环功能的影响,开胸后对原有器官功能的影响更为加重。

2.开胸对机体生理功能的影响

(1)对呼吸功能的影响:①开胸侧肺萎陷→肺泡通气面积下降→肺泡V/Q异常→缺氧、CO_2蓄积;②纵隔移位及摆动→纵隔移向健侧,吸气期明显,呼气期移向开胸侧;随呼吸纵隔摆动,大血管扭曲,回心血量下降→CO浓度下降→血压下降;③反常呼吸与摆动气→肺内气流吸气开胸侧入健侧,呼气期健侧入开胸侧,形成无效腔通气→肺泡V/Q异常→缺氧、CO_2蓄积。

(2)对循环功能的影响:①开胸侧由负压变为正压→回心血量下降→CO浓度下降→血压下降;②开胸后机械压迫→CO浓度下降→血压下降→心肌缺血,心功能减退,甚至心律失常。

(3)体位对呼吸的影响:肺、食管手术多取侧卧位手术,腹腔内脏器将膈肌推向胸腔内,约上升4cm,肺功能残气量(functional residual capacity,FRC)减少0.8L,全身麻醉使侧卧位患者的FRC进一步减少0.4L。

全身麻醉侧卧位后,由于肌肉松弛,上侧肺的通气较下侧肺好,而血流较少,→>V/Q上升→通气效能下降,上侧肺因手术操作、压迫等又可引起部分肺不张→V/Q下降→通气效能下降,下侧肺因体位及纵隔移位压迫+腹腔内压增加,通气受限,血流较多→V/Q下降→通气效能下降,由此看出,胸科手术麻醉对呼吸、循环功能的管理尤为重要。

二、肺隔离和单肺通气技术

(一)概述

开胸手术最常使用的技术是肺隔离技术,其适应证分为绝对适应证和相对适应证。

1.绝对适应证　①防止病肺漏气如支气管胸膜瘘;②防止侧卧位后病肺分泌物或血液向健侧肺倒灌如肺脓肿、大咯血等;③防止健侧肺术后感染等。

2.相对适应证　既往主要为外科显露目的,现在也包含了避免手术操作对肺直接的机械性损伤的目的,包括食管、胸主动脉瘤等。

近年来随着外科手术的进展,尤其是微创外科和机器人技术应用于胸腔内心、食管和肺的手术中,使得传统意义上两种适应证的分类变得模糊。许多新的手术有赖于麻醉医师提供安全、可靠的肺隔离和单肺通气技术。单肺通气时低氧血症的发生率已从早期的20%~25%下降到如今的1%以下。这主要归功于两大技术在胸科麻醉中的应用:第一是纤维支气管镜作为肺隔离(无论是双腔支气管插管还是支气管阻塞导管)定位的常规;第二是在单肺通气中应用保护性肺通气策略。

(二)肺隔离的方法

主要有三项技术用于肺隔离,包括单腔支气管插管,双腔支气管插管(double-lumenendobronchial tube,DLT)和支气管阻塞导管。

1.单腔支气管插管　有左、右支气管导管,可插入健侧支气管内,气囊充气后行健侧通气。优点是可用于儿童的单肺通气,例如无适宜的双腔支气管导管或支气管阻塞导管可供选用时。主要局限性:当插入右支气管时,可能引起右上肺叶支气管开口堵塞;正确定位较难,且患侧肺在手术后清除分泌物时易引起分泌物堵塞气道的危险。由于技术上难于达到精确定位,临床效果不满意,现已较少使用。

2.双腔支气管插管

(1)Carlen 和 White 双腔支气管插管:Carlen 双腔支气管插管是左支气管导管型,可插入左支气管,而 White 是右支气管型,插入右主支气管,两种均为橡胶制品。管腔截面呈 D 字形,带有隆嵴小钩可跨在隆嵴部。但由于管腔小,带有小舌钩,插管操作时可引起声门损伤、小钩断裂和脱落可造成意外,现在已经很少使用。

(2)Robertshaw 双腔导管:由聚氯乙烯(polyvinylchloride,PVC)制成,D 形管腔大而光滑,无小舌钩,有左、右型。外径型号有 26(内径 4mm)、28(内径 4.5mm)、35(内径 5.05mm)、37(内径 5.55mm)、39(内径 6.05mm)、41(内径 6.55mm)六种。这种插管的优点:①无小舌钩,插管容易;②管腔为"D"型,易通过呼吸管;③支气管气囊为蓝色,光纤维支气管镜定位识别方便;④X 线可显示导管位置;⑤透过透明塑料管可观察呼吸时湿化的气体在管腔内来回移动,清除气管分泌物可以方便观察;⑥右支型设计更为妥帖、合理,可保证右上肺叶通气,套囊设计为 S 形,侧方有开口可方便右上叶通气。

3.插管实施

(1)导管选择:一般常规推荐男性选用 DLT 35~41F,女性 DLT 35~37F。上海市胸科医院通过 4 万余例的应用发现男性 DLT 37、女性 DLT 35 多可满足肺隔离的需求,且便于 DLT 方便插入、减少插管并发症。

(2)插管前检查 DLT:包括气囊是否漏气,气管的气囊可注气 15~20mL,支气管气囊注气 3mL 做检查。然后在导管外涂润滑剂,根据个人患者解剖及个人插管习惯,将 DLT 变弯曲至所需角度,但不宜更改导管前端自身的塑性。

(3)插管:左手置入喉镜,暴露声门后,右手握导管送入声门下(蓝色套囊已进入声门下),即可拔气管导芯,并缓慢旋转导管,使其支气管腔朝向目标支气管送入,深度为 29~31cm,平均(29±3)cm,按照上海市胸科医院的经验,可参照身高计算深度为:身高/10+12.5(cm),例如身高 170cm,按照经验公式计算深度为 170/10+12.5 = 29.5cm,或采用深插后退管法定位,插管时遇到阻力提示导管尖端已进入气管。在插管过程中如果遇到阻力较大时切忌使用暴力,一定要查明原因再做进一步决定,如更改插管方向、更换小一号 DLT、更换单腔气管导管联合使用支气管阻塞导管。

(4)通气:双腔支气管插管完成后,将气管和支气管套囊充气,开始手法通气,双侧肺膨胀均衡,双侧都可听到呼吸音,而且不漏气。

4.双腔支气管插管的定位方法

（1）初步听诊定位的方法

1）核对气管导管的位置：DLT 插入后，将导管气囊充气；②迅速用手控人工呼吸，可见呼气末 CO_2 波形，两侧胸廓活动良好，两肺呼吸音清晰；③如果发现两侧肺呼吸音不一致，气道阻力大，估计 DLT 插入过深，DLT 的气管腔开口可能在主支气管或隆嵴部，则将导管退出 2~3cm。

2）核对左侧支气管导管的位置：①钳夹右侧接口通气连接管，并移去帽盖；②支气管气囊缓慢注气，直至左肺不出现漏气，注气量一般不超过 3mL；③重新松开右侧钳夹，盖好帽盖；④听诊两肺呼吸音清晰，吸气压不超过 20cmH$_2$O，表示支气管气囊无部分或全部堵塞对侧气管、主支气管腔。

3）核对双侧通气情况：①钳夹右侧连接管，应显示左肺呼吸音良好，右肺无呼吸音，且气道压不超过 30cmH$_2$O；②钳闭左侧通气连接管，情况则相反。

4）DLT 位置侧听诊鉴别。

（2）纤维支气管镜的定位：采用纤维支气管镜进行 DLT 定位是胸外科单肺通气技术的一大进步。研究报道采用一般听诊法 DLT 插管技术，其精确定位率仅 50%~70%；而采用纤维支气管镜定位，则精确程度大大提高，现在很多医院麻醉医师已将纤维支气管镜定位作为常规。

具体操作方法如下：如使用左支型 DLT，在按常规方法插入后，再将纤维支气管镜（推荐使用直径≤3.6mm）引入气管腔，可见到隆嵴部，蓝色的支气管气囊上缘与隆嵴平齐，然后纤维支气管镜通过支气管腔检查，应见到左上叶开口。当使用右支型 DLT 时，一定要注意右上叶开口，以保证右上叶通气。

（3）避免 DLT 插管中的气道创伤：DLT 插管操作不当可造成医源性创伤，多见于体型小、女性、食管手术、既往有放疗史的患者。在选择气管插管型号时需要注意：胸部 X 线检查或 CT 上气管和支气管的直径，有无气道解剖异常的证据。在插管操作时应避免暴力，尽可能用最低的容量充气支气管套囊以获得肺的隔离，如果有条件应监测支气管套囊压力至35~40cmH$_2$O，并尽可能缩短肺隔离的时间；避免应用一氧化二氮（N_2O），70%的 N_2O 在术中可使支气管套囊内的气体从 5mL 增加到 16mL；如果术中发现气道阻力增加必须用纤维支气管镜检查。

（三）支气管阻塞导管

是将带套囊的支气管阻塞导管经气管导管置入一侧主支气管（左或右），然后气囊充气封闭支气管，达到肺隔离的目的。目前有以下三种常用的方法。

1.Arndt 支气管阻塞器　Arndt 支气管阻塞器包含引导尼龙丝的支气管阻塞器和多孔的气道连接器。在放入气管内导管后，通过连接器的阻塞孔放入支气管阻塞器，通过引导尼龙丝形成的环将纤维支气管镜放入气管或支气管内。纤维支气管镜应有足够长度使支气管阻塞器能够顺势放入主支气管内，一旦支气管阻塞器的套囊位于支气管内，则拔出纤维支气管镜，再将套囊充足气体（采用恰好封闭支气管的方法）；改变患者体位后重新应用纤维支气管镜检查套囊位置并使其准确定位。

2.Coopdech 支气管阻塞导管　现常用的 Coopdech 支气管阻塞导管为日本大研医器株式会社生产,外径3mm,可用于 F6 以上的气管导管。与 Arndt 支气管阻塞器相比,该导管的置入比较方便,不需要通过纤维支气管镜放入气管或支气管内,故也无引导尼龙丝的装置。导管尖端角度的设计符合解剖结构,操作者可通过旋转导管外部即可将套囊精确放置于目标支气管内。套囊有两种外形,即圆柱形和小纺锤形,注气量分别为 5.25mL和7.33mL。圆柱形套囊旨在最小化对支气管黏膜的损伤,小纺锤形套囊在未充盈时可减少气道阻力。两种气囊注气后囊内压力分别为 5.06kPa 和 13.64kPa,对气管壁黏膜的压力分别为 3.05kPa 和1.85kPa,均可达到对低压囊的要求,降低支气管黏膜损伤的风险。

3.Univent 单腔支气管阻塞器导管系统　特点是在主导管前壁上有凹槽,凹槽内有一空腔为支气管导管通过,支气管导管空腔直径为 2.0mm,其远端有一个套囊,可充气 5mL左右。充气后发挥支气管阻塞的作用。对伸出主导管末端约 8cm,有两个开口,一个为充气囊接口,另一个是可供氧和高频通气,并能进行吸引。外伸出导管有固定帽,当可移动支气管导管进入支气管后,气囊充气固定于正确部位。其主要优点为:①插管方法简便;②年龄适应范围大,也可用于小儿;③支气管导管可供氧及进行高频通气和分泌物吸引;④手术结束,患者需进行机械通气,不需要换管;⑤支气管导管气囊为蓝色,使纤维支气管镜容易辨认;⑥双侧通气转换到单肺通气,只需气囊充气即可。尽管有以上优点,但临床应用仍存在一些问题,如不宜用湿肺、肺脓肿及支气管扩张,大咯血患者。

(四)单肺通气的呼吸管理

单肺通气的呼吸管理主要注意两个问题:一是未经通气的去氧饱和血液分流引起动脉血氧分压下降,二是非通气侧肺萎陷及通气侧肺正压通气所致的肺损伤。因此,在麻醉处理上要尽可能减少非通气侧肺血流以减少肺内分流、降低低氧血症的发生率;其次,在单肺通气时要采用保护性通气策略,以减轻对通气侧和非通气侧肺的损伤。

1.低氧性肺血管收缩(hypoxic pulmonary vasoconstriction,HPV)　是指肺泡缺氧时,肺动脉中的前毛细血管平滑肌的血管收缩反应,是一种广泛存在的维持体内平衡的反应,HPV 通过调节通气/血流比例和减少分流来改善全身 PO_2。这种现象由 Von Euler 等于1946 年首次记载,对麻醉医师尤其是胸科麻醉非常重要。肺不张或吸入氧含量低的混合气体引起的低氧血症,会导致局部血管收缩,从而使肺血流转到通气更好或者不缺氧的肺段,改善通气/血流比值。HPV 有两个阶段,最初(几分钟)快速发生,然后(几个小时)缓慢增加。HPV 尽管受血管内皮调节,其核心作用在于平滑肌细胞。有关机体缺氧而产生 HPV 的机制尚未阐明,有研究表明,肺低氧直接与间接地作用于肺组织细胞,例如血管内皮细胞、肥大细胞、血小板等,其合成与释放多种血管活性物质,引起肺动脉收缩,肺血管阻力增加。体液机制对 HPV 的影响主要包括前列腺素、前列环素、白三烯、血小板激活因子、心房利钠肽及血管内皮细胞释放的因子。HPV 机制的氧化还原理论认为活性氧及电压门控的钾通道、钙通道参与了其机制。

2.单肺通气期间低氧血症的发生机制　单肺通气时低氧血症的发生率为 9%~21%,

其主要机制如下。

（1）仰卧位时：开胸侧萎陷的肺无通气，而肺血流未相应减少，V/Q<0.8。单侧萎陷肺的血流未经氧合而进入循环，造成静脉血掺杂，PaO_2 下降，非通气侧肺内分流量可达 40%～50%，在单肺通气 20～30 分钟下降最严重。随后因缺氧而产生 HPV，使非通气侧血流减少，静脉掺杂缓解，非通气侧肺内分流减至 20%～25%。但产生 HPV 反应缓慢，需历时 1 小时以上，吸入全麻药、扩血管药均有抑制 HPV 反应。

（2）侧卧位时：受重力影响，下肺血流多于上肺，但剖胸后，下肺受纵隔与心脏重力所压，加上横膈抬高，下肺顺应性比上肺差，形成通气不足，血流偏多，V/Q<0.8，导致 PaO_2 下降。因此在单肺通气时，必须给予充足的通气量，以改善 V/Q 异常之比。

（3）心排血量减少：开胸后胸腔负压消失，回心血量减少，手术操作压迫，低血容量，心律失常等因素使心排血量减少。

3.单肺通气期间影响 PaO_2 降低的因素

（1）手术部位：右肺体积较大，接受肺血流灌注的 55%。右侧开胸肺内分流量比左侧开胸时大，单肺通气时 PaO_2 约低 70mmHg。

（2）术前因素：术侧肺血流灌注明显减少者，DLV 时 PaO_2 下降较少。

（3）术前肺功能：术前 FEV_1 和 FEV_1/VC 比值较好者，DLV 期间易出现低氧血症，可能与通气肺 FRC 难以维持及 HPV 反应较弱有关。胸内非肺手术比肺手术患者易出现低氧血症。

（4）双肺氧合功能：侧卧位双肺通气 PaO_2 值较高者，DLV 期间 PaO_2 值也较满意。右侧开胸以 FiO_2 为 1.0 行双肺通气时 PaO_2<400mmHg 者，DLV 期间可能会出现严重低氧血症。

（5）麻醉：虽然所有的吸入麻醉药均能抑制 HPV，增加肺内分流，但与恩氟烷（安氟醚）和氟烷相比，异氟烷、地氟烷、七氟烷对 HPV 的抑制作用非常弱，临床在≤1MAC 时，其作用与静脉麻醉药相似。静脉麻醉药与阿片类麻醉镇痛药对 HPV 无明显影响。

4.单肺通气期间低氧血症治疗

（1）首先排除供氧不足（低 FO_2）或通气障碍（DLT 位置不当）等因素。

（2）核实 DLT 位置，确认肺隔离，并以纤维支气管镜纠正，在右支型 DLT 时，必须保证右上叶通畅。

（3）在确定 DLT 位置正常时如仍存在低氧血症，则可对非通气侧行 CPAP。在 CPAP 前应将萎陷肺膨胀，大多数患者 PaO_2 可望恢复正常，$5cmH_2O$ CPAP 较适宜，如 CPAP 达到或超过 $10cmH_2O$ 的 CPAP 则可能影响手术操作；因此，必要时可采用非通气侧肺高频喷射通气（HFJV）的方法。

（4）对通气侧肺行 $5cmH_2O$ 的 PEEP，可增加 FRC，改善下肺的 V/Q，增加氧合，提升 PaO_2。

（5）上述两种方法同时应用结合，非通气侧肺用 $5cmH_2O$ 的 CPAP 或 HFJV，通气侧肺用 $5cmH_2O$ 的 PEEP，可提升 PaO_2。

（6）当上述方法均无效时，则停止单肺通气，改用双肺通气，待情况改善后，再施行单肺通气。如施行全肺切除,宜及早结扎肺动脉,使分流减少,从而终止低氧血症。

5.单肺通气期间保护性肺通气　由于单肺通气期间容易发生低氧血症,过去多以提高吸入氧浓度至 100%,加大潮气量的方法来提高 PaO_2,这些措施虽然达到了提升 PaO_2、避免全身缺氧的目的,但是纯氧可引起吸收性肺泡萎陷、活性氧损伤,此外,加大潮气量所致的肺容量伤和气压伤越来越得到人们的重视。为了降低术后急性肺损伤,甚至 ARDS,且避免单肺通气中低氧血症的发生率,宜采用保护性肺通气策略。

保护性肺通气策略即在实施机械通气时,既考虑患者氧合功能的改善和二氧化碳的排出,同时又注意防止机械通气负面影响的通气策略。保护性肺通气策略的目的就是避免机械通气对肺的损伤(容量伤、气压伤)减轻机械通气对循环的干扰。在实施单肺通气时尤其要建立保护性肺通气的概念。具体措施如下。

(1)术前呼吸锻炼:良好积极的心态、正确的呼吸方法、体能训练、术前戒烟。

(2)麻醉开始即实施肺保护

1)插管的无菌技术、纤维支气管镜准确定位与肺隔离。

2)避免纯氧吸入:双肺通气选用<60%,单肺通气选用<80%,必要时 $5cmH_2O$ 的 CPAP 或 HFJV($0.5\sim0.8kPa$,100 次/分)于非通气侧,$5cmH_2O$ 的 PEEP 于通气侧肺;如果术中出现 SPO_2 下降,应增加吸入氧浓度、检查导管位置,气管导管的移位往往是低氧血症的首要原因。

3)采用容控呼吸时:设定双肺通气时潮气量 $6\sim8mL/kg$,呼吸频率 $12\sim14$ 次/分,监测气道峰压宜<$20cmH_2O$;单肺通气时潮气量和呼吸频率不变,监测气道峰压宜<$25cmH_2O$,通气功能障碍者气道峰压<$30cmH_2O$。

4)如果容控呼吸不能达到理想的通气效果,可改容控为压控呼吸,以在相同的气道压力下获得更大的潮气量。一般在双肺通气时气道压力设定不超过 $25cmH_2O$,单肺通气时气道压力设定不超过 $30cmH_2O$。

5)如果经过上述措施仍不能达到理想的通气效果,可以采用允许性高碳酸血症,需要注意的是只要无严重的酸血症,患者可以较好地耐受高碳酸血症,但患者对缺氧的耐受性较差。

6)肺泡复原策略:即在每通气 30 分钟,扩张萎陷的肺,维持气道峰压>$35cmH_2O$ 持续 $7\sim10$ 秒;而萎陷侧肺完成手术主要步骤后,经典的复张方法是维持大约 35mmHg 的持续压力作用 30 秒以上以膨胀肺组织,但实际操作时可能对循环有一定影响,对于不能达到膨肺时间的可以采用分次膨肺或应用 PEEP 的方法来补偿。

7)吸入气加温、加湿改善麻醉气体质量,也是肺保护的策略之一。其机制是吸入气加温、加湿,有利于①气管和支气管纤毛运动;②使分泌物变得稀薄,容易排出;③预防微小肺不张;④预防支气管痉挛,从而降低术后肺部并发症。

8)有效的液体控制:维持满足有效灌注的最低容量,避免肺脏液体过度负荷而致肺损伤。

9)良好的术后镇痛:采用有效的静脉或硬膜外镇痛,有利于术后维持良好的肺扩张,从而降低术后肺部并发症。

第三节　胸腔镜手术的麻醉处理

微创外科是现代外科的潮流和方向,随着外科技术的发展和电子仪器设备的技术进展,胸腔镜手术得到了很大的发展和重视,在胸部手术的比例也越来越高,其应用已经显著扩大到各种诊断和治疗性操作,对胸腔镜手术患者的麻醉处理同直接开胸手术类似,尽管可以保留自主呼吸镇静下对患者成功实施小型的胸腔镜手术,主流的麻醉方式仍然是在全身麻醉放置双腔气管插管实施单肺通气的条件下进行。因为只有足够的肺隔离和手术侧肺萎陷才能保证清楚地暴露术野。相比双腔气管插管,支气管阻塞器引流管腔细,有时难以达到满意的肺萎陷效果,尤其是在实施右侧胸腔手术时,有些患者有阻塞性肺疾病,妨碍无通气侧肺的被动排气,影响视野,为促进肺内气体排出,可能需借助负压吸引,彻底清除气道内分泌物,使用100%纯氧通气去氮,在切皮前开始单肺通气。单肺通气时可采用小潮气量较高频率通气的方式保证分钟通气,使非手术侧肺(下侧)的膨胀减小,防止纵隔过度上移影响术野。如果视野显露仍不够满意,可采用CO_2气体吹入术侧胸腔改善,但注意此时可能造成静脉回流障碍,对循环产生影响,产生低血压或高碳酸血症。与常规开胸比,胸腔镜手术的优点是创伤小,镇痛药物需要量和住院时间降低,联合使用非甾体抗炎药(nonsteroidal ant inflammatory drugs,NSAIDs)或肋间神经阻滞可提供足够的术后镇痛,一般不需放置硬膜外导管镇痛。

常见胸腔镜手术的麻醉注意事项如下。

一、胸腔镜肺大疱切除术

术前要全面了解患者气胸胸膜粘连的情况及肺大疱的位置、大小及其对周围组织的压迫,了解术后可保留的肺实质情况;对疑有胸膜粘连的患者,术前一天行人工气胸实验,向患侧胸膜腔注气200~400mL,使肺压缩20%左右;对持续漏气和张力性气胸患者,术前先行有效的胸腔闭式引流,以保证手术和麻醉的安全;术前控制感染,禁烟1周以上。术中采取双腔气管导管插管全身麻醉,术毕注意缓慢张肺,避免肺膨胀不全及复张性肺水肿。

二、胸膜活检术

单纯行胸膜活检术,可在肋间神经阻滞(第3~10肋间)并辅以局部浸润麻醉下进行,操作方法简单,但患者术中处于自主呼吸状态,人工气胸对呼吸循环干扰大,故对心肺功能不良或胸内情况较为复杂的患者慎用。对复杂的胸膜活检术,采用双腔气管导管插管全身麻醉,行单肺通气。此类手术的特殊为患者多存在胸膜粘连,在分离时,可能会出血较多,损伤大血管时止血困难。

三、胸膜固定术

是治疗自发性气胸、恶性胸腔积液、乳糜胸等疾病的方法。术前患者大量胸腔积液或积气,呼吸困难严重,术前应行胸腔穿刺抽气、抽液改善呼吸功能。一般采用双腔气管导管插管全身麻醉,对单纯行滑石粉胸膜固定术者可采用单腔气管导管插管或肋间神经阻滞麻醉(切口上下 2 个肋间)。应注意的是滑石粉可能会造成肺动脉高压和肺毛细血管通透性增高,偶可引起急性肺炎、ARDS、急性肺水肿等。

四、肺活检术

一般采用双腔气管导管插管全身麻醉,呼吸功能损害严重,不能耐受单肺通气者可用单腔气管导管插管,术中行低潮气量通气,小儿因无合适的支气管导管型号,也可采用健侧单腔管支气管插管全身麻醉。对术前肺功能极差者,术后可给予吸氧,必要时呼吸机辅助呼吸。

五、小儿胸腔镜手术

较小的儿童不能插入 双腔气管导管,可行单腔气管导管健侧支气管插管,或选择性支气管堵塞法。<4 岁的儿童由于功能性残气量较小,难以耐受单肺通气,对于此类患儿,全麻插管和保持自主呼吸的方法也可达到患肺相对萎陷,小儿支气管细小且韧性差,插管时须小心进行气囊充气,以免过度充气而撕裂支气管膜部。

第九章 普外科手术麻醉

第一节 胃肠手术的麻醉

一、病理生理改变

1.胃肠手术患者术前主要的生理病理改变及应对 胃肠等腹腔内脏器官的主要生理功能是消化、吸收、代谢;参与机体免疫功能;分泌多种激素调节消化系统和全身生理功能。因此,消化器官疾病必然导致相应的生理功能紊乱及全身营养状态恶化。为保证手术麻醉的安全,减少术后并发症,麻醉前应根据患者病理生理改变及伴随疾病的不同,积极调整治疗,以改善全身状况,提高手术和麻醉的耐受性。

消化道肿瘤、溃疡或食管胃底静脉曲张,可继发大出血。故麻醉前应根据血红蛋白、红细胞比积、尿量、尿比重、血压、脉率、脉压、中心静脉压等指标补充血容量和细胞外液量,并做好术中大量输血的准备。

肥胖、严重腹胀、大量腹腔积液、巨大腹内肿瘤等患者,当术中排出大量腹腔积液,搬动和摘除巨大肿瘤时,腹内压容易骤然下降而发生血流动力学及呼吸的明显变化。麻醉医师应根据病情做好防治,并避免发生缺氧、二氧化碳蓄积、血流动力学骤变及休克。

腹内手术牵拉内脏容易发生腹肌紧张、鼓肠、恶心、呕吐和膈肌抽动,不仅影响手术操作,且容易导致血流动力学剧变和剧烈疼痛。因此,良好的肌肉松弛及完善的镇痛是胃肠手术不可忽略的问题。

呕吐误吸或反流误吸是胃肠手术麻醉常见的死亡原因。胃液、血液、胆汁、肠内容物都有被误吸的可能。

2.肠梗阻时水、电解质和酸碱平衡的变化 肠梗阻时,吸收功能障碍。胃肠道分泌的液体不能被吸收返回全身循环而积存在肠腔,同时肠壁继续有液体向肠腔内渗出,导致体液在第三间隙的丢失。高位肠梗阻时严重呕吐更易出现脱水,同时丢失大量的胃酸和氯离子,造成代谢性碱中毒;如部分患者,低位肠梗阻可引起碱性消化液大量丢失,加之组织灌注不良,酸性代谢产物剧增,可引起严重的代谢性酸中毒。

肠管肿胀影响肠壁血运,肠腔和腹腔渗出增加。合并肠绞窄时,可导致血浆和血液大量丢失。肠梗阻时蛋白质分解增多,肝脏合成蛋白能力下降等,都可加重血浆蛋白的减少和血容量下降。

严重脱水、血液浓缩、血容量减少、电解质紊乱、酸碱平衡失调、细菌感染、中毒等,可引起休克。肠坏死穿孔,发生腹膜炎时,全身中毒症状尤为严重,可引起低血容量性休克和感染性休克。腹压增高和血容量不足可使下腔静脉回流量减少,心排血量减少。

二、术前评估与准备

1.胃肠手术的术前评估要点　除了常规评估外,胃肠道疾病,特别是消化道肿瘤患者,术前多有营养不良、贫血、低蛋白血症、水肿、电解质异常和肾功能损害。胃肠道梗阻可能会影响进食,吸收不良可能妨碍适当的液体吸收。

麻醉前应尽力予以调整,以提高患者对手术、麻醉的耐受性,减少术后并发症。

消化道溃疡和肿瘤出血患者多伴有贫血和低蛋白血症,若为择期手术,必要时应予少量多次输血或补充白蛋白。消化道肿瘤、溃疡或食管胃底静脉曲张患者,可继发大出血,除表现为咯血、便血外,胃肠道可潴留大量血液,失血量难以估计。麻醉前应根据血红蛋白、血细胞比积、尿量、尿比重、血压、脉率、脉压、中心静脉压等指标补充血容量和细胞外液量,并做好大量输血的准备。

消化道疾病发生呕吐、腹泻或肠内容物潴留,易发生水、电解质及酸碱平衡紊乱,出现脱水、血液浓缩、低钾血症,上消化道疾病易出现低氯血症及代谢性碱中毒,下消化道疾病可并发低钾血症及代谢性酸中毒。长期呕吐伴有手足抽搐者,术前术中应适当补充钙和镁。

所有急诊腹部手术的患者,应充分考虑是否存在饱胃的可能。部分择期手术患者,同样存在胃肠瘫可能,常规术前禁食水准备后,仍存在入室后胃潴留大量液体情况。超声评估胃容量有助于对饱胃患者或高危患者误吸风险的评估,采取更适宜的麻醉方案,从而降低围术期发生反流误吸的风险。

2.胃癌患者特殊的术前准备　胃癌患者术前准备主要目的为提高患者对胃癌围术期的耐受性和术后的恢复能力,主要包括以下方面。

(1)纠正和维持水、电解质及类胶质的平衡:胃癌患者常伴有消化道梗阻或摄食困难、呕吐频繁,水及电解质失衡发生率较高。术前根据患者实验室检查针对性纠正患者水及电解质失衡有助于稳定患者内环境,降低围术期并发症发生率,改善患者预后。

对胃癌合并幽门梗阻患者,术前3~4天进行持续胃肠减压、洗胃,并纠正因此而发生的水、电解质和酸碱及氮的失衡。

(2)改善营养:胃癌患者由于摄取不足(梗阻)、消化吸收利用障碍(胃肠肝功能不全)、异常丧失(出血)、异常消耗等因素多伴有不同程度的营养障碍(低蛋白血症)。低蛋白血症可导致水肿、胃肠运动障碍、伤口愈合延缓、吻合口瘘、抵御感染力减弱、休克等,术前应尽量补正。但循环衰竭和脱水患者,因血液浓缩,其血浆蛋白浓度往往正常甚至高于参考值,红细胞总数也未见明显降低。为正确掌握血浆蛋白的情况,必须充分补液,使其日尿量维持在1200~1500mL的情况下进行测定。通常胃肠手术的最低安全界限为血浆蛋白60g/L、血红蛋白8.5g/L以上。此外尚需补充适量的维生素C和多种维生素B。

(3)纠正贫血和抗感染:进展期胃癌甚或部分早期胃癌病例均有程度不同的隐性失血。对贫血较为明显的病例术前应纠正其贫血状态。恶性肿瘤患者由于免疫功能低下,其抗感染能力弱特别是体内先前有慢性感染灶的病例,术前抗生素治疗更显得十分必要。

3.胃肠手术的术前饮食管理 对于无胃肠动力障碍或消化道梗阻患者,建议术前6小时禁食,术前2小时可饮清流质(不超过400mL)。清流质包括清水、糖水、无渣果汁、碳酸类饮料、清茶及黑咖啡(不含奶),不包括含酒精类饮品。研究表明,对于未并存糖尿病者,术前2小时口服碳水化合物饮品可减轻术后胰岛素抵抗,减少饥饿、口渴和焦虑等不适感。两项采用加速术后康复(ERAS)管理措施行胃肠手术的RCT研究均推荐术前2~3小时口服碳水化合物饮品。ERAS术前饮食管理的上述原则,不适用于存在胃肠功能紊乱如胃排空障碍、消化道梗阻、胃食管反流或胃肠手术史等患者,如肠梗阻患者就不适用。肥胖及糖尿病患者是否适用,也需要进一步研究。

4.减重手术术前评估及术中管理要点 术前应针对患者高血压、糖尿病等合并疾病及心血管功能(如左心功能或右心功能、肺动脉压力)等进行评估,并制订气道管理计划。术中管理须包括:采用适宜的机械通气呼吸参数,避免高碳酸血症和酸中毒;使用连续加压装置减轻静脉淤滞,以及优化血管内容量,减轻腹内压增加对心肾功能的影响。

术中除常规监测外,对于伴有心肺系统疾病的超级肥胖患者,以及上肢呈圆锥形、难以通过血压袖带行无创血压监测的患者,还可采用有创动脉置管测压。当外周静脉置管困难时,一般会进行中心静脉置管。其他监测项目还包括鼻咽温、尿量、肌肉松弛监测仪、BIS、潮气量和术中气道压力容积环监测等。

三、术中管理

1.胃肠手术围术期误吸的危险因素 严重误吸是一种相对罕见的麻醉并发症。围术期误吸中,约有一半发生在麻醉插管期间。尽管急诊手术是误吸的主要危险因素,但大部分误吸多见于择期手术。胃内压力增加、食管括约肌张力下降及保护性气道反射减弱,均可导致误吸的风险增加。此外,误吸的高危因素还包括饱胃、妊娠、大量腹腔积液、肠梗阻、胃食管反流、肥胖、胃肠动力障碍性疾病、神经系统疾病ASA分级Ⅳ~Ⅴ级、困难气道、意识改变、长时间的糖尿病和胃麻痹等。

食管下括约肌(low esophageal sphincter,LES)是防止胃食管反流的主要屏障,括约肌内的静息压力大于胃内压。食管下括约肌与胃内压的差值叫作屏障压。LES静息压降低,或胃内压增加,都会引起反流。降低食管下括约肌张力和屏障压的药物有β肾上腺素受体激动药、多巴胺、格隆溴铵、吸入麻醉药、硝酸甘油阿片类药物、硝普钠、硫喷妥钠等。

2.胃肠手术患者误吸后的临床特征 最常见的有3类物质误吸,其临床特征各异,但有时会同时存在。

(1)酸性物质误吸:pH小于2.5且容积大于0.4mL/kg的误吸物质,将立即导致肺泡毛细血管破裂,从而引起间质水肿、肺泡出血、肺不张及气道阻力增加。低氧血症比较常见。虽然上述变化通常于初始时间几分钟之内发生,但有可能继续恶化甚至数小时。酸性物质对肺脏的初级反应即是化学性肺炎,次级反应通常于数小时后发生,由白细胞或炎性介质介导针对原发损伤产生,进而可能导致呼吸衰竭。

（2）非酸性物质的误吸：可破坏肺泡表面活性物质，从而导致肺不张及肺泡萎陷，低氧血症常见。肺泡结构的损坏及次级炎性反应不及酸性物质误吸严重。

（3）颗粒性物质的误吸：不仅导致气道机械性梗阻，同时可触发后续炎性反应。存在肺不张和肺泡过度扩张的转换区域。由于气道的机械性梗阻，患者有可能出现低氧血症及高碳酸血症。如果发生酸性物质混合颗粒性物质误吸，则肺部损伤和临床症状都将更为严重。

3.胃肠手术患者误吸胃内容物可能导致的并发症及处理　胃内容物和口腔内容物误吸可导致3种并发症：首先，大颗粒物吸入可能堵塞呼吸道并导致肺不张。其次，急性吸入性肺炎（aspiration pneumonia，AP）更为常见，胃和口腔内容物引起支气管及肺组织的化学性灼伤。第三，口咽部细菌及化学性肺炎重叠共同导致吸入性肺炎。误吸胃内容物会导致化学性肺炎，特点是：最初为低氧血症，之后是支气管痉挛和肺不张。另外，患者还可能出现呼吸急促、心动过速、咳嗽、发绀和休克。动脉低氧血症是误吸的最早且最可靠的症状。

一旦发生呕吐或反流，应立即采取将患者头偏向一侧和头低位的做法，并充分吸引口腔。正压通气前更需充分吸引气管，以防止吸入物质向远处进一步播散。只有在患者误吸入固体物质造成严重气道梗阻时，才考虑使用支气管镜。用盐水或碳酸氢钠溶液进行支气管灌洗意义不大，且可能弊大于利。处理方法还包括保留患者的气管插管，并保持通气良好。行血气分析和胸部X线检查，根据血气分析结果调节吸氧浓度和通气量，以保持PaO_2和$PaCO_2$在正常范围。如果吸入氧浓度必须保持在60%以上才能维持氧合，则有必要使用呼气末正压通气（positive end expiratory pressure，PEEP），以恢复不张的肺泡通气并改善氧合。麻醉后发生误吸的患者，虽然早期可能状态良好且肺内呼吸音清，无支气管呼吸音和哮鸣音，但仍有可能出现呼吸抑制，多在6~12小时之后体征才会变得明显，故应严密监测患者24~48小时，以防止发生吸入性肺炎。糖皮质激素治疗存在争议，同时不建议常规预防性使用抗生素。

决定误吸后肺损伤程度的3个重要因素是胃内容物的吸入量、pH及是否吸入颗粒物质。胃内容物的量大于25mL且pH小于2.5被公认为是危险因素。胃内容物pH是决定肺损伤程度最关键的因素。

4.胃肠手术误吸的好发时段　围术期任何时候都可能发生误吸，尤其是诱导前、面罩通气期间、诱导过程中置入喉镜前、置入喉镜期间、拔出气管导管期间、拔出气管导管即刻、麻醉后恢复期间，其中置入喉镜期间发生率最高。

5.饱胃患者诱导期间的易发危险及预防　饱胃患者麻醉诱导期间，可能发生的主要危险是胃内容物反流及误吸。

饱胃患者诱导插管可选择快速顺序诱导（rapid sequence induction，RSI），RSI能在允许的最短时间内（从意识消失开始）用带套囊的气管内导管完成气管插管。困难插管病例应选择清醒插管。

6.饱胃患者气管插管的体位　重力可以使胃内容物留在胃里，头高位可以减少反流的发生率，从而降低发生误吸性肺炎的危险。如果已发生大量的逆蠕动和反流，最有效方法是立即采取头低位,并充分吸引,以避免反流物在气管支气管播散污染。头低位至少10°方可防止误吸入肺。

7.快速顺序诱导插管的操作 应作为反流高风险患者的常规诱导方法,以尽可能缩短从意识消失到气管插管的时间间隔。适用于有胃液反流及胃内容物误吸高发风险的非困难气道饱胃和急诊患者,也适用于面罩通气困难但插管不困难的患者。

推荐使用芬太尼、丙泊酚和琥珀胆碱(1mg/kg)或罗库溴铵(0.9mg/kg);在患者意识消失前,采用Sellick手法在环状软骨水平,向上向后方向加压(10N,约1kg物体重量),意识消失后为30N,当面罩通气困难或置入声门上通气工具(spragoutie airway device,SAD)困难时,可以略松开环状软骨加压。对于饱胃患者,应在套囊充气且听诊和呼气末二氧化碳监测仪确定插管位置正确后,才可停止环状软骨压迫。

对于所有要进行RSI的患者,都应采用100%的氧气预吸氧,以增加氧储备并提供额外的时间来确保气道。

给予预吸氧的方式是:正常潮气量呼吸持续3分钟,或者1分钟深呼吸8次,使呼气末氧浓度>90%。

在进行RSI前,可给予麻醉前用药以缓解焦虑、钝化或消除对气道管理的生理性反应,并减少胃容量或升高胃内容物的pH。

进行RSI时,一般认为插管前不通过面罩进行正压通气,以避免胃胀气从而增加反流的可能性。在不施加环状软骨压迫的情况下,充气压力超过20cmH$_2$O的气囊面罩通气可导致胃胀气,并可能会导致胃膨胀。丙泊酚是最常用于RSI的诱导药物,但诱导药物的选择、剂量和给药速度应个体化地选择。接受急诊手术的患者可能还存在低血容量,或是有增加麻醉诱导期间发生血流动力学不稳定风险的其他共存疾病。对于麻醉诱导时发生低血压的风险增加的患者,氯胺酮和依托咪酯可作为丙泊酚的替代选择。

随琥珀胆碱临床应用逐渐消失,快速顺序诱导插管可以使用起效迅速的非去极化肌松药(罗库溴铵),其主要不足在于肌肉松弛阻滞时间延长。舒更葡糖钠可以快速、充分、特异性地拮抗罗库溴铵的肌肉松弛效应。

8.改良快速顺序诱导插管 改良RSI是指在麻醉诱导期间给予面罩通气,同时实施环状软骨压迫。适用于以下情况。

(1)气道评估提示可能困难插管,同时存在较高误吸风险的患者。可在给予肌松药前尝试轻柔的面罩通气,以证明遇到插管困难或者插管时间延长时,继续通气的可能性。此种情况下,仅可进行非常低压力的手控呼吸。

(2)虽已接受预吸氧,仍极有可能在暂停呼吸后发生严重缺氧的患者。在等待肌松药起效的同时,可给予几次低压呼吸(压力<20cmH$_2$O)。

(3)反流和误吸风险不明确,但可能性较高的患者。常规诱导期间施加环状软骨压迫。例如,无症状的食管裂孔疝患者、病态肥胖但无胃食管反流症状的患者,以及已恰当禁食但正在接受阿片类药物的患者。

9.Sellick手法 环状软骨按压手法,由Sellick首先提出,是指在环状软骨处施加压力以闭合食管上段,从而可以防止胃内容物反流到咽部。当患者清醒时环状软骨按压压力建议为 10N(约 1kg 物体的重量),当意识消失后可增加至 30N。

使用环状软骨压迫法最为显著的缺点是,该方法有可能会使置入喉镜、声门上气道装置或面罩通气更为困难。英国困难气道协会 2015 年指南推荐,在初次尝试置入喉镜发现有困难时,即放松对环状软骨的压迫。如果患者发生活动性呕吐,则应放松对环状软骨的压迫,以避免食管破裂。

10.饱胃患者清醒插管时气道表面麻醉　气道表面麻醉,主要针对舌根(该处的压力感受器是咽反射,即呕吐反射的传入部分)、口咽部、下咽部及整个喉部,而不需要对口腔进行麻醉。气道表面麻醉之前,应伍用抗胆碱药以抑制腺体分泌。常用的神经阻滞包括舌咽神经阻滞喉上神经阻滞及经喉神经阻滞(即经气管壁神经阻滞:环甲膜穿刺表面麻醉或使用喉麻管经声门喷药表面麻醉)。舌咽神经支配舌后 1/3 感觉神经、会厌谷、会厌前表面及咽的侧壁和后壁,也是咽反射的传入通路。喉上神经是迷走神经的分支,支配咽下部和喉上部的感觉传导,包括声门上会厌和杓状会厌皱襞的感觉传导。经喉(或经气管)神经阻滞可麻醉气管及声带。

存在困难气道的饱胃患者行清醒插管前,除了应对患者的唇、舌及口咽部喷涂表面麻醉药,还需进一步喷涂咽部更深的结构或行喉上神经阻滞,可以减轻气管插管时的呛咳反应。同时,插管前可给予轻度镇静,如小剂量咪达唑仑或右美托咪定等,以减少不愉快记忆,降低插管反应。

11.为避免误吸的发生或者减轻其不良影响,麻醉诱导前可以采取的措施　最主要的预防措施则是识别具备危险因素的患者。患者需要足够的禁食时间以保证空腹效果。胃动力药,如甲氧氯普胺,能促进胃排空,理论上被认为有益,但尚无有力的实验数据证实此观点的正确性。非颗粒抗酸剂,如枸橼酸钠和 H_2 组胺受体拮抗剂,可减少酸性物质生成,从而升高胃内 pH。当前 H_2 受体拮抗剂的种类很多,如西咪替丁、雷尼替丁和法莫替丁,麻醉医师可以根据具体情况进行选择。西咪替丁可有效增高胃内 pH,但同时存在严重的不良反应,如低血压、心脏传导阻滞、中枢神经系统功能障碍、肝血流减少、其他药物代谢的显著延迟等。雷尼替丁作为一种新型 H_2 受体拮抗剂,其不良反应显著减少,相关文献仅报道过中枢神经系统功能障碍和心脏传导阻滞。法莫替丁的抗酸作用与前两者药物类似,但无显著不良反应。为保证其诱导时起效,需在诱导前 2~3 小时给予 H_2 受体拮抗剂,拔管后仍可获益。质子泵抑制剂代替或辅助 H_2 受体拮抗剂,并不能提高抑酸的有效性。

12.肥胖患者预充氧法的重要性及其操作和诱导　肥胖患者的肺内储氧量较小(功能余气量较低),而氧气消耗速度较快(处于高耗氧状态),是低氧血症的高危人群。肥胖患者气管插管所用时间可能比非肥胖患者更长,因此充足的预充氧对于患者非常重要,采用斜坡位或者后背抬高位比仰卧位更为有效。全身最大化预充氧,要求患者在封闭良好的系统中吸入 100%纯氧至少 3 分钟,充分供应肺泡、动脉、静脉及机体各组织,同时使 SpO_2 达到99%~100%。

清醒诱导前持续正压通气 3~5 分钟可以改善氧合,减少肺不张。麻醉诱导推荐采用头高斜坡位,即保持外耳道水平与胸骨切迹水平齐平,上肢远离胸廓。肥胖患者面罩通气采用 V-E 手法相比于 C-E 手法失败率更低,且能够产生更高的潮气量。可在插管期间采用经鼻给予高流量氧气(15~70L/min)的技术来延长患者耐缺氧时间。

13.胃肠手术的循环管理及液体治疗要点　基于心排血量和氧供优化的个体化目标导向循环管理策略,已被证实可促进术后康复。传统开放性液体治疗往往导致容量负荷过重,增加毛细血管静水压及血管通透性,可致肠道水肿、胃肠蠕动减慢、肠道菌群易位,同时影响吻合口愈合。ERAS 围术期液体治疗目标为保持体液内环境稳态,避免因液体过量或器官灌注不足所致的术后并发症及胃肠道功能障碍。每搏量变异率(SVV)、动脉脉压变异率(PPV)、脉搏波形变异率(PWV)等血流动力学指标及经食管超声心动图(TEE)检查可连续、实时监测机体容量状况并指导液体治疗。液体治疗应考虑晶体与胶体液适度相结合的原则。醋酸晶体平衡溶液有益于某些乳酸代谢异常患者。在液体治疗同时可适量应用小剂量血管收缩药物,防治低血压,维持动脉压波动范围不超过基础值的 20%;某些特殊群体,如部分老年患者及心脑血管缺血性疾病患者等,动脉压应维持在接近或稍高于基础值。正性肌力药物推荐用于心功能不全患者[心指数>2.5L/(min·m²)]。

14.结直肠手术 ERAS 要点　加速术后康复中国专家共识暨路径管理指南(2018)中关于结直肠手术部分推荐要点如下。

(1)术前宣教应常规对患者进行术前咨询与指导。

(2)术前预康复是 ERAS 的重要措施之一。

(3)根据具体情况选择术前肠道准备的方式,行机械性肠道准备时应联合口服抗生素。

(4)择期无胃肠梗阻的患者,麻醉诱导前 6 小时可进食不含油炸、脂肪及肉类的固体食物,2 小时可口服清流质。

(5)术前不常规使用镇静药物。

(6)应予机械性抗血栓预防;对于高危人群可予低分子量肝素药物性预防。

(7)结直肠手术应在术前 30~60 分钟预防性静脉输注抗生素。

(8)麻醉方案及术中管理:采用联合麻醉,术中在保障容量及血流动力学稳定的前提下,限制液体输注量,以减少应激反应及组织水肿,促进术后肠功能的快速康复。

(9)多模式防治术后恶心呕吐。

(10)优先使用腹腔镜等微创技术完成结直肠手术。

(11)择期结直肠手术后无须常规留置鼻胃管。

(12)术中常规进行体温监测并采取必要的保温措施,预防低体温发生。

(13)围术期液体管理:术中监测晶体液及胶体液的输注,优化心排血量,避免容量负荷过重导致的应激反应。

(14)不推荐结肠手术后常规留置腹腔引流,以利于减轻疼痛及术后早期下床活动;直肠手术后,根据术中的情况选择盆腔引流管的种类和数量。

(15)导尿管一般 24 小时后应予拔除,经腹低位直肠前切除术的患者可留置导尿管 2 日左右或行耻骨上膀胱穿刺引流。

（16）预防术后肠麻痹:推荐多模式镇痛及腹腔镜手术;避免液体负荷过重及使用鼻胃管。

（17）术后镇痛采用多模式镇痛方案,尽量避免或减少阿片类药物的使用。

（18）围术期营养及术后饮食管理:术前应常规进行营养风险筛查并积极行营养支持治疗。术后尽快恢复正常饮食,口服辅助营养是重要的营养补充方法。

（19）鼓励患者术后早期下床活动。系统地审查是判断预后及评估依从性的重要方法,有利于对 ERAS 方案的成功执行。

（20）制订以保障患者安全为基础的、可量化的、具有可操作性的出院标准。

15.肠梗阻液体治疗的目标　对肠梗阻患者的液体缺失程度进行评估十分困难。肠腔、肠壁及腹腔渗出造成的液体丢失量通常很大,因此容量缺失情况常被低估。术前营养状态差及蛋白丢失至肠道会导致低蛋白血症,从而使容量进一步减少。

液体治疗的首要目的是恢复正常的血容量,以保证组织和器官的氧供,其次是纠正电解质紊乱,包括可能存在的酸碱平衡紊乱。梗阻段肠管丢失的液体成分和血浆相似,故宜选择平衡盐溶液(如乳酸林格液)行液体复苏治疗。

16.胃肠手术围术期减少阿片类药物的意义及有效措施　阿片类药物可通过迷走神经和外周神经机制引起肠麻痹;也可提高小肠和大肠非蠕动性平滑肌张力,该非蠕动性无效运动导致小肠推进时间明显延长。减少术中及术后阿片类药物的使用是加速胃肠功能恢复、预防术后肠梗阻的主要策略。

减少围术期阿片类药物使用的有效措施包括术式选择腹腔镜手术、合并胸段硬膜外阻滞或神经阻滞技术、选择性 COX-2 抑制剂等多种方式。

四、术后管理

1.饱胃患者拔除气管导管时的注意事项　麻醉诱导期间误吸发生风险很高的患者,在麻醉苏醒期间同样也会有很高的风险。麻醉苏醒前,应采用口胃管或鼻胃管将胃排空。拔管前,患者应该清醒、有意识、对指令有恰当反应、喉反射恢复。需准备与插管时相同水平的监护、设备及助手。

2.胃肠手术患者多模式的镇痛方式　胃肠手术术后应避免使用阿片类药物,尽可能采用多模式镇痛,在这种模式中,选择性 COX-2 抑制剂应是该策略中基本组成部分,与此同时其他非甾体抗炎药对于多模式镇痛也至关重要。

（1）硬膜外阻滞:目前胸椎硬膜外镇痛(thoracic epidural anesthesia,TEA)仍然是开放结肠直肠手术镇痛的金标准,建议术前、术中及术后48~72小时使用 TEA 进行镇痛。但需要注意的是,对于直肠手术,可能伴随下肢运动阻滞和尿潴留的危险,不建议行腰硬膜外阻滞。

（2）脊髓麻醉效果好且并发症少,现常用于促进结直肠术后快速康复。指南建议低剂量阿片类药物联合脊髓麻醉具有良好的镇痛效果,可作为腹腔镜手术全身麻醉的辅助选择。

（3）结直肠手术中加用利多卡因以减少阿片类药物使用已被证实有效,且有研究发现该方法有可能降低术后肠梗阻的发生。

（4）局部腹壁阻滞已成为多模式镇痛的一个重要组成部分,而腹横肌平面阻滞（transversus abdominis plane block,TAPB）是目前研究最为宽泛的一项研究。有证据显示结直肠手术中 TAP 的使用能够更快地恢复胃肠道功能,减少阿片类镇痛药的使用。

（5）除 TAP 外,腹直肌鞘阻滞（rectus sheath block,RSB）、腰方肌阻滞（quadratus lumborum block,QLB）、胸椎旁神经阻滞（thoracicparavertebral block,TPVB）、竖脊肌平面阻滞（erector spinae plane block,ESPB）、肋间神经阻滞等神经阻滞方法也大量应用于胃肠手术术中及术后镇痛,取得了良好的镇痛效果。

第二节　肝脏手术的麻醉

一、概述

1.肝硬化的主要表现及对全身重要器官系统的影响　肝硬化早期（肝功能代偿期）由于肝脏代偿功能较强可无明显症状,后期（肝功能失代偿期）则以肝功能损害和门静脉高压为主要表现,并有多系统受累,晚期常出现上消化道出血、肝性脑病、继发感染、脾功能亢进、腹腔积液、癌变等并发症。

肝硬化的临床表现及对全身重要器官系统的影响,与疾病所处阶段有关。

（1）代偿期（一般属 Child-Pugh A 级）:可有轻度乏力、腹胀、肝脾轻度增大、轻度黄疸,肝掌、蜘蛛痣。

（2）失代偿期（一般属 Child-Pugh B 级、C 级）:表现为肝功能损害及门静脉高压综合征。

1）全身症状:乏力、消瘦、面色晦暗,尿少、下肢水肿。

2）消化道症状:食欲减退、腹胀、胃肠功能紊乱甚至吸收不良综合征。

3）出血倾向及贫血:齿龈出血、鼻衄、紫癜、贫血。

4）内分泌障碍:蜘蛛痣、肝掌、皮肤色素沉着。

5）低蛋白血症:双下肢水肿、尿少、腹腔积液、肝源性胸腔积液。

6）门静脉高压:脾大、脾亢、门脉侧支循环建立、食管-胃底静脉曲张。

2.肝门的解剖和组成及临床最常用的肝段分段方法　肝门分第一肝门、第二肝门和第三肝门。第一肝门和第二肝门是肝脏的重要解剖结构,进出第一肝门的结构主要包括门/静脉肝动脉、肝总管、神经和淋巴管等。供应肝脏的门静脉系统和肝动脉系统经过中央静脉和小叶下静脉汇合成肝静脉,多于第二肝门和第三肝门汇入下腔静脉。汇入第二肝门的下腔静脉口径较大,主要包括肝右静脉、肝左静脉和肝中静脉,绝大多数的肝脏血液靠其引流。第三肝门位于下腔静脉肝后段右半侧与肝脏的交界处,此处有多达 30~50 根粗细不等的肝静脉支,又称肝短静脉。

肝脏血液供应非常丰富,成人肝脏每分钟血流量有 1500~2000mL。门静脉是肝脏的功能血管,由脾静脉和肠系膜上静脉汇合而成,血量占肝脏血供的 70%~80%。肝动脉是肝脏的营养血管,内含丰富的氧和营养物质,其血流量占肝脏全部血流量的 20%~30%。

肝可分为 5 叶:左内叶、左外叶、右前叶、右后叶和尾状叶。临床最常采用 Couinaud 分段法,分为 8 个独立段。

了解上述知识,对于确定病变位置及其与重要血管的毗邻关系、设计手术入路、确定切除范围、预估手术难度、制订麻醉方案、减少术中失血和降低术后并发症等都具有重要意义。

二、术前评估与准备

1.评价肝细胞损伤程度、胆汁淤积程度及肝脏合成功能的血清学指标

(1)反映肝细胞损伤的酶类:常用的转氨酶有丙氨酸转氨酶(ALT)和天冬氨酸转氨酶(AST),其诊断肝细胞损害的敏感性较高,但不能用于准确评价肝功能损伤程度。

(2)检测胆汁淤积的酶类:当存在肝实质损害,或毛细胆管到胆总管开口任何层面的胆汁淤积或胆道梗阻时,均可导致碱性磷酸酶(ALP)和 γ-谷氨酰转肽酶(GGT)升高。

(3)肝脏合成功能检测:①血白蛋白检测,血清白蛋白(ALB)可反映肝脏在一定时间段内合成功能的状态。当肝细胞出现大量坏死,剩余功能不能完全代偿时,可出现白蛋白水平下降;②血氨检测,肝功能严重受损时,氨无法被解毒,在中枢神经系统集聚,会引起肝性脑病。血氨升高主要见于严重肝损伤;③凝血酶原时间,当出现严重肝实质细胞损害时,可导致凝血酶原时间延长。实验室检查中,凝血酶原活动度(PTA)和国际标准化比率(INR)是最常用的评价指标。在国际上通常将 INR>1.5 作为肝衰竭诊断标准之一,而在国内则更多将 PTA<40% 作为公认的肝衰竭诊断界限;④糖代谢相关检测,轻度或中度肝损害时并无明显的血糖改变。血糖降低可见于严重的肝炎和肝衰竭、巨块或广泛浸润的原发性肝癌患者;⑤脂代谢相关检测,胆汁淤积引起排泄受阻的患者,表现为血清总胆固醇(TC)和血清甘油三酯(TG)升高,而肝细胞严重受损时则显著降低;⑥胆红素检测。

2.肝脏功能临床综合评价系统、主要涉及指标和临床意义

(1)改良 Child-Pugh 分级(Child-Pugh score):该评分是肝脏功能障碍的一个指数,临床应用最为广泛。根据评分高低分为 A 级 5~6 分、B 级 7~9 分、C 级>9 分。分值越高,表示肝脏损害越严重、手术危险性越大预后越差。在进行 Child-Pugh 评分时,需通过病史、体检结果实验室检查和影像学检查综合判断以了解患者情况。

Child C 级是任何肝切除的禁忌证。Child B 级、Child A 级伴有门静脉高压征象或伴 ICG R15>30% 的患者只能做亚肝段级的限量肝切除或者肿瘤楔形切除。

(2)终末期肝病模型(model for end-stage liver discase,MELD)评分:MELD 评分是一种通过前瞻性方法建立并验证的肝硬化严重程度评分系统,用于预测肝硬化患者的生存率。既往研究主要评估了该模型用于选择肝移植患者的情况,而在非移植患者,发现使用该模型预测手术风险也颇具前景,故对于术前肝功能较差的患者具有重要价值。在肝硬化患者中,MELD 评分增加与肝功能障碍严重程度增加和 3 个月死亡风险增加有关。

MELD 评分 = 9.57×ln(血清肌酐 mg/dL)+3.78×ln(胆红素 mg/dL)+11.2×ln(INR)+

6.43

得分四舍五入为最接近的整数,分值范围为 6~40 分(>40 分者计为 40 分)。

尽管 Child-Pugh 评分和 MELD 评分时评估有严重疾病进行大手术的患者肝功能不全程度的最主要方法,但很少应用于那些疾病不甚严重或仅进行简单、低风险处理的患者,一些低风险患者一般采取酶学检查即可。

3.吲哚菁绿排泄试验及其在肝切除患者术前评估中的价值

(1)吲哚菁绿排泄试验的概念:吲哚菁绿(ICG)有特定的光吸收峰,便于光学测定且无毒。静脉注入后,全部选择性地被肝细胞摄取,并直接以游离形式由肝细胞分泌至胆汁,ICG 的排泄速度可直接反映肝细胞总量或肝实质的生物学功能总量。血液中的 ICG 浓度与时间呈反比例关系,连续测定 ICG 浓度可绘制浓度时间曲线。ICG 排泄试验以注药后 15 分钟血液中 ICC 滞留比例(ICCR15)、血浆 ICG 排泄率(ICGK)和有效肝血流量(EHBF)等作为衡量指标,量化评估剩余功能性肝细胞量的多少,反映肝脏有效储备功能状态。

(2)临床意义:ICGR15 测定结合螺旋 CT 肝容量体积测定,是评估肝储备功能及确定肝切除程度的有效测量方法,同时也要结合既往病史和当前状态综合评价。Child C 级是任何肝切除的禁忌证。Child B 级、Child A 级伴有门静脉高压征象或伴 ICGR15>30% 的患者只能做亚肝段级的限量肝切除或者肿瘤楔形切除;对于无门静脉高压征象的 Child A 级患者,如果 ICGR15<10%,肝切除后预留肝体积应为 40%~50% 标准肝体积;如果 ICGR15 为 10%~20%,预留肝脏体积应为 60%~70% 的标准肝体积;如果 ICGR15 为 20%~30%,预留肝脏体积应为 70%~80% 的标准肝体积。

4.肝脏手术前准备的注意事项 肝脏手术患者并非都伴有肝功能异常,肝功能良好的患者麻醉用药一般无限制。若存在肝功能损害,则应考虑改善肝功能,避免应用干扰肝脏功能的药物。肝功能不良的患者应完善术前准备,积极予以保肝治疗,原则包括:①给予高蛋白、高糖与低脂饮食;②纠正贫血;③纠正低蛋白血症;④纠正电解质紊乱;⑤纠正凝血异常。存在凝血功能障碍者应予术前 1~2 周补充维生素 K,根据情况也可输注新鲜冰冻血浆,以补充凝血因子。

三、术中管理

1.肝脏切除手术麻醉方式的选择 肝脏手术一般选择静吸复合全麻。绝大多数麻醉药物的消除依赖肝脏的代谢与清除功能,需根据肝功能受损程度选择麻醉方法与用药,以减少肝功能进一步损害。全凭静脉麻醉应予慎重,尤其对于需要长时间静脉输注者,更应仔细评价患者肝功能状态及对静脉麻醉药的代谢能力。全麻复合连续硬膜外麻醉有一定优势,可以减少术中全麻药使用,术后镇痛效果好,同时有利于改善术后恢复质量,但在以下情况不应选择:①存在椎管内麻醉禁忌;②术前肝功能,尤其是凝血功能严重异常;③手术存在较大失血可能;④肝脏切除范围较大,预期术后凝血功能异常;⑤术中拟行肝脏重要血管吻合,术后需要维持适度低凝状态和(或)使用抗凝治疗的患者。

全麻复合外周神经阻滞近年来逐渐受到关注,对于凝血功能正常的患者,可于麻醉诱导前,在超声引导下行竖脊肌阻滞或椎旁神经阻滞。

2.肝脏切除手术麻醉用药的选择 多数药物经过肝生物转化,形成无活性的最终产物或转化为水溶性更强的物质,通过胆汁或尿液排出体外。术后肝功能指标升高的原因,通常源自肝脏疾病本身或手术创伤,与所使用的麻醉药物和麻醉方法关联较为有限。肝脏手术麻醉用药原则是:①重视肝功能评估;②强调药物选择和剂量个体化;③避免使用减少肝血流、加重肝脏负荷、损害肝功能的药物。

(1)吸入性麻醉药:除氟烷外,七氟烷、异氟烷地氟烷、氧化亚氮,肝脏毒性均较低。尤其七氟烷对肝功能无明显影响,可作为肝脏手术全麻维持药的首选。

(2)静脉麻醉药:丙泊酚、依托咪酯、咪达唑仑等,诱导剂量可参考患者全身状态。维持用药时,大剂量或持续反复给药可能引起药物作用时间延长。

(3)阿片类药物:肝功能严重异常患者代谢半衰期常显著延长,可导致术后呼吸恢复时间延迟。阿片类药物还可能引起 Oddi 括约肌痉挛,增加胆道内压力。

(4)肌松药:顺式阿曲库铵消除通过 Hofmann 效应降解,不经肝脏、肾脏代谢,可作为肝硬化患者神经肌肉阻滞药的首选。

肝功能受损明显患者,全麻诱导与维持应降低麻醉药用量,同时保证充分供氧和避免严重低血压。伴有肝性脑病患者,应慎用或禁用咪达唑仑、地西泮、哌替啶等药物。

3.肝脏手术术中监测乳酸的临床意义 乳酸是葡萄糖无氧代谢的最终产物,当组织耗氧增加或缺氧时,无氧代谢增加从而产生大量乳酸。乳酸的转化利用减少是乳酸升高的另一个原因。血乳酸水平>2mmol/L 被定义为高乳酸血症。

血乳酸值是肝功能障碍患者危重程度的重要客观指标之一。肝脏是乳酸代谢的主要器官。肝功能障碍患者,一方面组织缺血缺氧产生大量乳酸,另一方面肝脏转运代谢功能下降,导致乳酸升高,进而造成代谢性酸中毒及内环境紊乱进一步加重,形成恶性循环。

肝脏手术术中乳酸水平升高与以下因素有关:①肝功能损害严重;②术中肝门阻断或肝动脉阻断;③任何原因引起的肝脏血流灌注减少;④大量输注含有乳酸根离子的液体。

4.肝脏手术术中血流动力学管理原则及液体输注应注意的问题 肝脏手术术中应常规行有创动脉血压和中心静脉压监测。血流动力学管理的原则,一方面要维持足够的血管内容量和有效的器官灌注压力(SBP≥90mmHg),另一方面在肝脏切除过程中,维持低中心静脉压(5cmH$_2$O 以下)以减少肝脏淤血及术中出血,根据术中情况予以权衡和调整。中心静脉压监测并不能完全准确地反映血容量状态,必要时可选择经食管心脏超声、动脉波形分析等方法进行目标导向治疗。术中应密切监测尿量。肝脏手术术中存在大量失血风险,应预先开放大口径静脉通路。

大部分肝功能障碍患者术前限制钠盐的摄入,可能存在血容量不足。肝脏手术的术中应保证患者有效的器官灌注压力及充分的有效循环血量。术中液体建议采用:不含乳酸的复方电解质溶液(如醋酸林格液、碳酸林格液)和等渗的胶体液(如5%白蛋白溶液,肾功能正常者可酌量使用人工胶体液),按照(1~3)∶1 输入。

术中肝门阻断和开放阶段,血流动力学往往发生较大波动。肝门阻断使回心血量和有效循环血量减少,可引起低血压,阻断前需维持适宜容量水平,必要时应用升压药物。肝门开放后,可能造成回心血量增加,加重心脏负荷,应采用缓慢开放的方式,控制血压和容量状态,必要时给予利尿药。

5.肝脏切除手术中常用的肝门阻断方式

(1)完全入肝血流阻断:完全入肝血流阻断,又称 Pringle 法,即完全阻断第一肝门的肝动脉和门静脉血流,临床应用最为广泛,但不能控制肝静脉反流性出血。完全入肝血流阻断又分为:持续入肝血流阻断和间歇入肝血流阻断。

1)持续入肝血流阻断:持续阻断第一肝门。对无肝硬化患者,可以耐受常温下 Pringle 法阻断 60 分钟。

对于肝硬化患者,在疾病早期可以耐受阻断 30 分钟。如果阻断时间过长,可能因肝缺血,对正常肝组织和术后肝功能恢复造成不良影响。

2)间歇入肝血流阻断:适用于肝脏病变复杂,预计切除时间长或肝功能较差的患者。具体做法:单次阻断 10~20 分钟,恢复灌注 5 分钟后,再次阻断,如此反复。此方法最大的好处是延长了肝脏的热缺血时间,减轻了肝脏缺血再灌注损伤,减轻了内脏淤血时间。

(2)选择性入肝血流阻断:是指仅阻断病变肝(拟切除)的入肝血流,而不影响剩余肝脏的入肝血流,以达到减少术中失血,避免剩余肝组织发生缺血再灌注损伤,加快术后肝功能恢复的目的。目前多用于单一肝段切除术,通常对阻断时间没有限制。

(3)肝门解剖式入肝血流阻断:通过解剖第一肝门,分离出肝动脉、门静脉和肝管,分离结扎患侧的脉管结构。此法相对费时费力,但是可以发现一些变异的血管,进行相应处理。

6.肝脏切除手术麻醉采用控制性低中心静脉压技术的原因及具体做法 肝脏血供极为丰富。为了有效减少肝脏切除过程中的失血,术者通常阻断第一肝门(每次阻断 15 分钟,开放 5 分钟)的入肝血流,麻醉医师需要通过维持低中心静脉压予以配合。

控制性低中心静脉压技术的原理是:入肝血流阻断后,肝切除中的失血主要来自肝静脉系统。维持低中心静脉压(low central venous pressure,LCVP)($5cmH_2O$ 以下)可使下腔静脉及肝窦压力降低,静脉塌陷,有助于手术过程中肝脏的游离及减少出血。维持 LCVP 的同时,应维持动脉收缩压≥90mmHg,以保证重要脏器的有效灌注。

LCVP 的具体做法包括以下几点。

(1)限制液体输入量,维持中心静脉压 $5cmH_2O$ 以下。也可采用目标导向液体治疗策略,在满足低中心静脉压的条件下,维持每搏量变异率(SVV)在 8%~13%,避免过度补充容量。

(2)当限制液体输入后,CVP 仍然较高时,可酌情静脉泵注小剂量硝酸甘油[0.1~0.3μg/(kg·min)],通过扩张容量血管减少回心血量,降低中心静脉压。

(3)当采用 LCVP,而收缩压较低(<90mmHg)时,可小剂量静脉泵注血管收缩药物(如去氧肾上腺素、去甲肾上腺素等)维持血管张力,以保证重要脏器灌注。

(4)在上述措施的基础上,还可复合以下方法:体位调至头高脚低位以减少回心血量;减小潮气量[理想体重(kg)×(6~8)mL]、减小 PEEP 等。

（5）采用 LCVP,应全程维持尿量≥1mL/(kg·h)。肝脏病变切除后,可适当补充容量。肝脏切除过程中,如失血较多,应加快输液输血速度,维持循环稳定。

7.采用 LCVP 技术时应该注意的问题　肝脏手术本身存在较大的失血风险。LCVP 技术使用过程中,全身处于低血容量状态,如果此时突发意外出血,需要立即采取快速加压加温输血补液措施,同时给予血管收缩药维持血流动力学稳定,积极处理重要器官灌注不足。

中心静脉压维持在较低水平时,如果发生较大的肝静脉撕裂,可能会造成空气从破损静脉进入下腔静脉。如果大量气体进入肺循环,会造成空气栓塞。全麻下肺空气栓塞的诊断主要依靠血压、心率、$P_{ET}CO_2$、血气分析及心电图的变化,同时结合术中情况。预防和处理措施包括:①严密监测生命体征的变化,尤其发生肝静脉损伤破裂出血时,更要密切关注;②尽快堵住肝静脉裂口,防止空气进一步进入;③调整吸入氧浓度至 100%,静脉快速加压输血输液,以增加中心静脉压力,同时泵注肾上腺素、多巴胺等血管活性药物维持循环稳定;④尝试经中心静脉导管回抽气体,早期可能有助于减轻栓塞程度;⑤严重气栓致心搏骤停时,应立即开始心肺复苏,行有效的胸外心脏按压和电除颤治疗。

8.肝脏切除手术的输血指征

（1）浓缩红细胞:患者一般情况良好时,Hb>100g/L,不必输血,Hb<70g/L 的急性贫血,应考虑输注浓缩红细胞。当 Hb 在 70~100g/L 时,应根据患者的代偿能力、一般情况和其他脏器的病变程度考虑输血指征。这些因素包括心血管系统的状况,年龄,预测血液可能进一步丢失,以及患者的氧合状况等。

（2）新鲜冰冻血浆:大量输血而伴有出血倾向者,失血量>5000mL,APTT 延长 1.5 倍以上;肝衰竭伴出血者;第 V 或第 X 因子缺乏有出血者;DIC 纤维蛋白原含量小于 150mg/dL,且有明显出血倾向者。

（3）血小板:原发性血小板减少性紫癜、肝硬化、原发性脾亢等因素造成的血小板计数减少并造成临床出血倾向者;大量输血造成急性稀释性血小板减少症(血小板计数<50×10^9/L)临床上有出血倾向表现者;重度血小板减少(血小板计数<20×10^9/L),须进行重大手术者;DIC 且血小板过度消耗者。

9.肝脏手术围术期 ERAS 路径下麻醉管理可采取的措施　以下措施有助于促进 ERAS 开展:①参与术前宣教,向患者介绍麻醉注意事项、麻醉方式、术后镇痛及其相关问题;②术前 6 小时禁食固体食物,术前 2 小时禁食清流质。无糖尿病病史者,术前 2 小时饮用不超过 400mL 含 12.5%碳水化合物的饮料;③借助超声引导技术,采用静吸复合全麻联合竖脊肌或椎旁神经阻滞的麻醉技术,减少全麻药,尤其是阿片类药物用量。根据患者情况和手术情况,考虑全麻复合连续硬膜外麻醉的可行性;④术中采用目标导向液体治疗策略,维持低中心静脉压(5cmH_2O 以下)减少肝脏切除中的失血。酌情使用小剂量血管收缩药,维持器官有效灌注压力(SBP≥90mmHg);⑤严格掌握输血指征,合理用血;⑥预防性使用抗恶心、呕吐药物;⑦维持术中体温在正常水平,缺乏有效保温措施易造成术中低体温。轻度低温可增加失血,严重者可导致术中低心排、低血压、凝血障碍及术后苏醒延迟等一系列问题的发生;⑧有效的术后镇痛和疼痛管理;⑨尽早拔除气管导管;⑩鼓励早期活动。

四、术后管理

肝脏切除术后并发症主要包括:①手术原因引起的术后出血,如术中止血不彻底、血管结扎线脱落、坏死残留肝组织继发术后感染引起失血、术后凝血功能障碍等;②术后肝衰竭,可能原因有剩余肝组织体积过小或功能恢复不良、剩余肝组织供血不足或流出道梗阻等,术前准确评估肝脏储备功能,严格掌握手术适应证和切肝范围,对于降低术后肝衰竭的发生极其重要;③胆瘘及胆道梗阻,处理措施有解除梗阻、修复胆瘘和胆道引流等;④膈下脓肿,处理措施包括有效抗生素和支持对症治疗;⑤胃肠道出血,处理措施有预防性使用抑酸剂、针对食管胃底静脉破裂出血的治疗;⑥其他,如感染、肺炎、肾衰竭及肠梗阻等。

第三节　胰腺手术的麻醉

一、概述

1.与麻醉管理相关的胰腺解剖特点　胰腺呈三棱形分叶状腺体,位于上腹部左季肋部,横跨 $L_1 \sim L_2$ 椎体和腹部大血管干,前方被胃体胃窦部遮蔽,从右向左上方略呈 30°横卧于腹膜后间隙,为网膜囊后壁腹膜所覆盖,其表面解剖投影在脐上 5~10cm。成人胰腺全长 14~20cm,宽 3~4cm,厚 1.5~2.5cm,重 60~100g,表面有薄层结缔组织被膜。胰腺右侧端为胰头,位于 L_2 锥体右侧,嵌于十二指肠曲左侧;胰腺颈部为胰头向左侧延续,以胃十二指肠动脉和肠系膜上静脉左缘间为标界,被网膜囊幽门部腹膜覆盖;胰腺体部为胰颈向左上方延续,自肠系膜上静脉左侧缘到脾动脉发出的胰大动脉之间,占胰腺大部分体积区域;胰腺尾部在结肠脾曲下方伸入脾肾韧带两层腹膜间;胰腺钩状突在胰头下后向左下方延伸部,通常在门静脉和肠系膜上血管后、主动脉与下腔静脉的前跨过。

了解胰腺解剖特点便于跟踪手术过程,关注术中可能并发的脏器及血管的损伤,如胃十二指肠动脉、胰大动脉、主动脉与下腔静脉破裂出血的及时处理。

2.常见胰腺癌相关手术方式及麻醉配合关注点　胰腺癌常用手术方式包括:①根治性胰头十二指肠切除术;②保留幽门胰头十二指肠切除术;③区域性胰头十二指肠切除术;④全胰十二指肠切除术;⑤胰腺体尾部切除术;⑥胰腺颈体部切除术;⑦胆肠 T 管架桥内引流术等。了解手术方式有助麻醉医师进行麻醉准备及配合更加主动、准确。

以胰腺癌为例,胰腺位置深及腰椎,并从腰椎发出营养肿瘤血管,周围血管丰富,肿瘤极易侵犯一根及多根血管;胰腺肿瘤与门静脉及肠系膜上静脉关系密切,一旦出血,止血非常困难,故术中存在大出血风险;联合血管切除的胰十二指肠切除术,手术时间长、创面大,可出现难以控制的大出血。建议标准监测五导联心电图、无创血压测量、脉搏血氧饱和度呼气末气体浓度温度等,提前做好有创动静脉压力监测;有创动脉压力监测可实时观察血压的动态变化并便于术中行血气、血糖监测;中心静脉导管可监测中心静脉压、作为给药通路;对于危重症患者,在条件允许的情况下,还可连接 Vigileo 系统监测患者的心功能、外周血管阻力、颈静脉血氧饱和度和每搏量变异率,指导术中用药及目标导向液体治疗。备好术前自体血、术中备血及使用血液保护药物。

手术关键在分离解剖出胰腺上下缘门-肠系膜上静脉和切除胰腺,因肿瘤周围炎症反应或淋巴回流障碍,局部组织水肿增厚,正常解剖间隙常不清;术中需麻醉医师给予合理肌肉松弛,推荐深肌肉松弛,创造更佳手术条件。胰腺晚期肿瘤常会浸润、压迫邻近器官,如胰头癌容易导致梗阻性黄疸等临床症状,此类患者易出血;而胰体尾部癌则因症状不特异,易与覆盖其浅面的胃、横结肠或网膜等疾病混淆,诊断时多已中晚期,注意患者内环境改变加强监测。胰腺肿瘤易向周围直接浸润,故手术切除难度大、切除率较低、耗时较长,呼吸道管理包括 PEEP 加小潮气量管理模式,依血气分析及时调整呼吸参数,每隔 2 小时进行一次膨肺。液体输注应考虑呼吸道挥发部分等,仔细评估液体治疗的质与量。

二、术前评估与准备

1.胰腺手术麻醉前评估的要点　胰腺具有外分泌和内分泌功能,在胰腺病变时可致相应生理功能改变及内环境紊乱,故术前明确病因及临床表现,尽可能纠正患者生命体征及内环境异常,做好麻醉前准备,以切实保障围术期手术患者麻醉安全。

常规体格检查应全面,重点评估循环系统、呼吸系统、神经系统、内环境功能状态,有助于制订个体化麻醉及保护性通气管理方案。重视常规检查颞颌关节和颈椎活动度以评估是否为困难气道(1 型糖尿病患者术中插管困难发生率约为 30%);实验室检查重视近期血常规、血气、血糖及其他相关生化指标,严重糖尿病并存冠心病等心血管疾病高风险患者,常规实施心电图及心脏超声检查,必要时行冠脉造影;心电图检查关注心肌缺血证据尤其是无症状心肌缺血和心肌梗死。关注 X 线检查结果:心脏扩大、肺血管充血、胸膜渗出等。重视患者的吸烟史,胰腺癌患者吸烟所致的呼吸系统疾病,致术中术后并发症风险增加仅次于肺癌。关注术前体重指数,血白蛋白标志物如总蛋白和白蛋白,均反应患者营养状态,如不良易发生术后并发症如感染、伤口愈合不良、应激反应减弱等。美国麻醉医师协会病情评估分级 ASA>Ⅱ级(贫血、心、肝、肾等脏器功能不全)、营养不良、白蛋白低,是预测术后肺部并发症的重要因素。

伴发高血糖患者大约 50% 可能存在自主神经病变,尤其是高龄、冠状动脉疾病、使用 β 受体拮抗剂患者。

要高度警觉已有自主神经病变的糖尿病患者,此类患者的自主神经病变可限制心血管内容量变化的代偿,呈现心血管系统不稳定状态,诱导后易出现严重低血压甚至心源性猝死,应积极预防并及时处理围术期心律失常、低血压和无症状心肌梗死发生。另外,自主神经功能失调还可致胃排空延迟,关注误吸的同时对于有心脏问题的患者术前使用抗栓剂、甲氧氯普胺一定要慎重。胰腺癌患者约 80% 合并糖尿病或糖耐量减弱,糖化血红蛋白(HbA1c)水平有助于鉴别围术期发生高血糖患者;糖尿病患者长期血糖控制不佳增加心肌梗死、脑血管梗死和肾缺血风险、影响伤口愈合,也是下呼吸道感染增加的独立危险因素;围术期应严密监测血糖,更要避免低血糖带来的危害。

应注意评估胰腺癌患者合并黄疸的情况。黄疸出现的早晚和肿瘤的位置密切相关,多因胰头癌压迫或浸润胆总管所致,呈进行性加重;肿瘤距胆总管越近,黄疸出现越早,胆道梗阻越完全,黄疸越深;黄疸伴皮肤瘙痒,常有出血倾向;多数患者出现黄疸已是中晚期,患者因肿瘤消耗等造成消瘦、乏力、晚期出现恶病质,与脓毒血症、出血、肝脏衰竭和死亡率具有较高相关性;相关风险需告知患者并在麻醉访视单里再次重点强调。

2.胰岛素瘤手术麻醉前需要的特殊准备 对于术前诊断明确的患者,术前准备主要目的是预防低血糖的发生,可采取下列措施:内科治疗包括少量多餐和夜间加餐,以减少低血糖的发生。也可选择二氮嗪、苯妥英钠、生长抑素、糖皮质激素等治疗;术前也可用二氮嗪准备,剂量为每日 200~600mg,术中可继续使用二氮嗪以减少低血糖发生的可能性;术前禁食期间,根据患者平时低血糖发作情况,必要时补充葡萄糖,以免发生严重低血糖。但应在手术 2~3 小时前补充葡萄糖,用量不宜过大,以免影响术中血糖检测结果;急性低血糖的处理同前,快速补充葡萄糖以控制或缓解低血糖症状。低血糖发作时,轻者可口服适量的葡萄糖水,重者需静脉输注 50% 葡萄糖液 40~100mL,必要时可重复,直至症状得到缓解。

三、术中管理

1.胰腺手术常用麻醉方式和药物影响 在凝血系统功能正常的基础上,全麻联合硬膜外阻滞是不错的选择,在神经根水平阻滞感觉神经及交感神经等传入途径,可较好抑制应激反应维护正常糖代谢,达成内分泌相对稳定,同时便于术后患者自控硬膜外镇痛(patient-controlled epidural analgesia,PCEA)取得更完善术后镇痛效果。单纯硬膜外阻滞麻醉难以满足手术要求,疼痛阻滞不全、手术牵拉、挤压肿瘤引发反射性血压下降、恶心、呕吐等,均可导致血糖剧烈变化,对血糖稳态及心肌收缩力产生不良影响。较常选择的气管插管全身麻醉,可降低脑代谢和氧耗,但单纯全麻因不能完全阻断迷走、交感神经、躯体神经传入,手术刺激引起相关激素明显变化导致较强应激反应,也可严重影响糖正常代谢;全麻期间患者意识消失可掩盖低血糖症状,还可被较深麻醉或低血容量误导,需麻醉医师精确区分。

胰腺手术患者,还应注意某些全麻药物可对机体代谢产生影响,如依托咪酯抑制皮质醇合成、苯二氮䓬类药物可减少皮质醇分泌;卤化剂经体外实验证实可促进胰岛素分泌;糖尿病伴自主神经病变患者慎用阿曲库铵吗啡等易致组胺释放的药物;对术前存在内分泌功能异常尤其是合并心、脑血管、肾疾病的患者,因其对镇静药和阿片类药物敏感性改变,需关注药物选择及剂量的个体化调整。

2.胰岛素瘤手术的麻醉方式选择 胰腺位于上腹深部,加之胰岛素瘤较小不易寻找,故麻醉方式应能满足手术切除及手术探查等操作的需要,维持适当的麻醉深度和良好肌肉松弛程度。全麻及硬膜外阻滞麻醉均可用于此类患者,但现多以全麻为宜。对肿瘤定位困难者需行开腹探查,或异位肿瘤,以选用全麻为宜。全麻应尽量选用对血糖影响小的药物,并且在全麻期间应注意鉴别低血糖昏迷。对于精神紧张肥胖、肿瘤多发或定位不明确的患者全麻更为合适。如为开腹手术,全麻辅助硬膜外阻滞有利于术后康复。硬膜外阻滞麻醉可满足手术的要求,对血糖影响小,保持患者清醒可评价其神志改变,但硬膜外阻滞必须充分,否则可因手术刺激引起反射性血压下降、恶心呕吐。同时应控制麻醉平面,以免造成呼吸抑制、血压下降。

3.胰岛素瘤的麻醉管理要点　胰岛素瘤的主要治疗手段是手术切除肿瘤。患者围术期面临因血浆胰岛素水平改变致血糖改变引发的生命危险。该手术术中血糖波动大,尤在探查挤压切除肿瘤时,大量胰岛素入血可诱发严重低血糖;而肿瘤完全切除后胰岛素分泌减少、手术麻醉刺激引起应激反应又可出现高血糖。麻醉难度大、风险较高,麻醉医师一定要通过和患者、术者沟通,了解病程及辅助检查结果,充分评估手术麻醉难度,向管床医师强调重视术前准备,强调对水电解质紊乱(尤其是血钾、血钙、血镁)、营养失调、代谢性酸中毒、血糖、感染等进行纠正,做好重要脏器心、脑、肺、肾等功能保护和改善;围术期严密监测患者生命体征、血糖变化、血气内环境变化,及时发现和处理肿瘤切除前可能再次出现的严重低血糖、肿瘤切除后可能出现的顽固性高血糖;建议术前根据患者情况2~3小时输注适量葡萄糖液,肿瘤切除前30分钟停止输注,预防术前禁食禁饮期间恶化低血糖、同时又避免影响术中血糖检测结果。

4.胰腺手术患者围术期血糖管理的加强　胰腺手术在解决胰腺和(或)邻近器官疾病同时,由于胰腺已存疾病影响及胰腺切除致胰腺内分泌功能损害,进一步对血糖代谢产生影响;围术期手术创伤麻醉疼痛、感染、发热及紧张焦虑情绪,都使机体产生应激反应,进而分泌大量胰岛素拮抗激素(肾上腺皮质激素、儿茶酚胺、生长激素、胰高血糖素等)和炎症细胞因子,使机体分解代谢加速,糖异生、糖原分解、蛋白质分解、脂肪分解及酮体生成等显著增强,致血糖升高甚至难以控制,需加强监测的同时合理调整胰岛素用量,努力达成有效血糖控制以降低围术期并发症发生率和死亡率。

对于需使用胰岛素控制血糖者,胰岛素使用应开始于手术前至少2小时,血糖高于11.1mmol/L易导致糖尿和脱水(1U胰岛素可降低1~1.7mmol/L血糖),应维持围术期血糖水平6.7~10mmol/L。每日所需胰岛素除以24(重症患者推荐联合内分泌科给予治疗意见)为初始胰岛素输注量(U/h),建议将10U胰岛素加生理盐水配成100mL混合液输注。长期大量使用类固醇、严重感染、接受高营养支持或应用升压药患者,胰岛素需求用量较大。胰岛素输注同时配合5%葡萄糖100~150mL/h、250mL生理盐水和20mmol/L氯化钾混合液;术中监测血糖血钾以合理保证提供足够糖类,抑制肝产生葡萄糖及蛋白质分解代谢、血钾处于安全窗内。低血糖表现可因手术麻醉中麻醉药、镇静药、镇痛药、β受体拮抗药或交感神经阻滞药及自主神经病变而延迟,建议至少每隔1小时监测血糖(内科医师建议循序渐进利于器官保护),胰岛素需求较高患者每30分钟监测一次,避免低血糖诱发生命危险。

高血糖患者围术期对胰岛素敏感性降低致血糖增高,尤其是胰高血糖素瘤患者术后可能出现血糖严重升高。目前胰岛素仍是围术期控制高血糖理想用药,静脉使用起效快,围术期血糖>10.0mmol/L建议开始胰岛素治疗,应激性高血糖患者可单次或间断给药。

5.胰岛素瘤手术中的血糖管理要点　胰岛素瘤切除术中应监测血糖变化,其目的是及时发现手术处理肿瘤时的低血糖症和肿瘤切除后的高血糖,以及判断肿瘤是否完全切除。

胰岛素瘤患者围术期低血糖常见,可因围术期禁食水时间过长导致血糖过低危及患者安全,应积极防治。血糖≤2.8mmol/L即可出现认知功能障碍,长时间≤2.2mmol/L的严重低血糖可致脑死亡,而合并脑损伤患者难以耐受≤5.6mmol/L以下血糖,对血糖的安全窗有更高要求。围术期严密监测血糖,≤5.6mmol/L时即着手调整药物方案,血糖≤3.9mmol/L应立即停用胰岛素并开始升血糖处理;意识清醒患者可口服10~25g快速吸收碳水化合物;不能口服患者可静脉推注50%葡萄糖20~50mL,无静脉通路患者可先肌内注射1mg胰高血糖素后立即开放静脉通路,并持续静脉滴注5%或10%葡萄糖,每5~15分钟监测至血糖≥5.6mmol/L。

一般认为肿瘤切除后血糖升高至术前2倍或切除后1小时内上升至5.6mmol/L,即可认为完全切除。肿瘤切除后1小时内血糖无明显升高者,应怀疑有残留肿瘤组织存在,需进一步探查并切除残留的肿瘤组织。肿瘤切除后如出现高血糖,可使用小量胰岛素控制。

6.胰腺手术患者围术期液体治疗的关注要点　择期胰腺手术患者入院后已开始纠正水电解质酸碱失衡,但术前一日肠道准备及禁食禁饮可使其再度失衡,致细胞外液容量不足,麻醉后易出现循环不稳定、少尿,术前一日至诱导前应适当补充细胞外液(急诊手术病例术前皆有不同程度失水和血液浓缩、少尿或无尿,术前须相对足量输入平衡液,否则术中、术后循环难以稳定甚至出现休克)。术中在血流动力学监测下,根据出血情况及其他失衡参照指南,输注血浆代用品、白蛋白、血浆、全血以恢复有效血容量,维持循环及内环境稳定。补液以电解质林格液为主,肝功能障碍或器官灌注失衡已有乳酸代谢障碍时,视具体情况选择醋酸林格液生理盐水等。并发有出血性疾病充血性心力衰竭、感染性休克、肾功能不全、淀粉过敏、严重凝血功能障碍患者,避免使用羟乙基淀粉。术中可根据失血量及血气分析结果决定是否输血,Hct≥0.3可根据手术进展、创伤大小、出血渗血情况及患者心血管状态决定;Hct≤0.2尤其是心肺功能欠佳患者需启动输血,有渗血患者在凝血相关检查指导下合理处理;重症及大手术中液体治疗需维持尿量≥100mL/h。有毛细血管渗漏综合征患者,首先应纠正低血容量性休克,宜输注人工胶体液和白蛋白,同时给予大剂量激素。手术结束36~72小时后如无渗血等情况,尤其是重症、大手术患者液体治疗将正平衡转为负平衡,输液维持2000~2500mL/d而尿量可达≥3000mL/d,同时待全身水肿消退,毛细血管通透性恢复正常,根据患者术前术后营养状况及检查指标,必要时可补充白蛋白或开始静脉内营养支持。

保证组织灌注和细胞氧合是围术期液体治疗目标。血流动力学指标包括心率、平均动脉压、心排血指数、尿量(多于100mL/h);氧合及衍生指标包括动脉氧分压、动脉血氧饱和度、混合静脉血氧饱和度、氧供氧耗等;代谢性指标包括动脉血pH、静脉血pH、碱剩余、血乳酸、血糖等;连续监测指标包括脉搏灌注指数、收缩压变异率脉压变异率等,是否努力接近正常或改善是评价患者转归的标准。对于急性出血坏死性胰腺炎患者、行

Whipple手术、胰腺移植手术等胰腺危重症患者,术中应用TEE、Vigileo系统进行目标导向液体治疗有助于患者预后。

7.胰腺手术患者合并糖尿病、脑梗死患者的麻醉管理要点　急性脑梗死是常见的脑血管疾病,好发于中老年人,有起病急病情进展快、预后差等特点,糖尿病是其公认的危险因素之一。研究发现糖尿病人群中脑梗死发病率明显高于非糖尿病人群,且一旦并发脑梗死,往往表现为病情重、预后差、病死率高。急性脑梗死合并糖尿病患者的麻醉管理不仅要关注脑灌注,还要注意监测血糖变化。

低血糖和高血糖对大脑的影响都非常大。低血糖可致大脑神经元伤害,出现认知损害、行为改变、精神运动异常,要预防血糖浓度太低时出现癫痫发作和昏迷。高血糖可导致脑细胞失水或水肿、中枢神经系统功能障碍。故胰腺疾病合并脑梗死患者手术麻醉要点:①血糖监测,普通胰腺相关手术患者推荐术中每1~2小时测定一次血糖,大手术、危重症、胰腺内分泌肿瘤手术、静脉输注葡萄糖或胰岛素患者,应每30~60分钟测定血糖,并根据血糖变化调整测量间隔时间,循序渐进加以良好控制;②血流动力学监测,胰腺相关手术中,胰十二指肠切除术等危重症行手术治疗,需实施完善血流动力学监测,包括但不限于有创血压监测、有创心排血量测定(Vigileo、Picco)和无创心排血量测定(TTE、TEE)等,由于中枢脑血流自动调节曲线右移,通过目标导向液体治疗做好合理液体输注,维持血压高于基础血压20%以内,保证脑灌注压的稳定。脑缺血可引起脑组织肿胀和颅压增高,可适当应用脱水利尿剂减轻脑水肿;③术中通气策略:采用保护性肺通气策略,潮气量6~8mL/kg,4~10cmH$_2$O PEEP,FiO$_2$小于70%,但过度换气可加重脑缺血,因此不宜采用;④体温监测与加温毯、输液加温仪的合理使用麻醉手术方式、药物、患者年龄及一般状态、环境温度、大量快速输血输液、术中体腔开放时长等因素均可造成患者体温变化,术中低体温可造成凝血功能异常,影响患者预后,需重视;⑤麻醉深度监测和脑氧饱和度监测有脑梗死史的患者术前评估有否后遗症及严重程度,脑电活动监测可用于评价麻醉镇静深度,指导临床麻醉中合理控制麻醉深度,避免麻醉过深带来的诸如循环波动、麻醉过浅造成术中知晓等;脑氧饱和度监测可反映脑组织氧供需平衡,及时发现脑氧饱和度降低并进行有效干预,可改善患者预后。让更多的现代化监测手段助力重症患者麻醉维护更加有据可依、同质化管理方向明确。

8.合并糖尿病及重要脏器功能受损者胰腺手术的麻醉管理要点　胰腺癌晚期、胰腺移植的患者常合并糖尿病,心肺肝肾等全身多器官功能受损,手术麻醉的风险极大。合并冠脉疾病胰腺手术患者心血管风险非常高,术前需明确冠脉病变,未矫正的冠脉病变在围术期发生冠脉缺血甚至心肌梗死的风险增加,在进行全面术前评估的同时,需要改善患者心脏灌注情况时,可考虑冠脉介入治疗。

全身麻醉用药选择起效、苏醒快且对循环功能相对干扰较小的药物,如瑞芬太尼、舒芬太尼、地氟烷适量丙泊酚等诱导维持;维持合理麻醉深度、合理血压前提下,考虑给予小剂量硝酸甘油0.01~1μg/(kg·min);在循环稳定前提下,若合并高血压,可选择钙通道阻滞剂。糖尿病伴自主神经病变时,术中出血等原因致低血压的患者对血管活性药物反应差或无反应,尤其存在低血容量时会更危险。术中大出血或胰腺移植术血管开放前后血流动力学波动较大,参考指南跟进血容量补充进而保证合理的心排血量及动脉血压,必要时可使用α受体激动剂、多巴胺$3\sim5\mu g(kg \cdot min)$以维持循环稳定。若术中出现严重血压下降,心动过速可选择去氧肾上腺素、心动过缓可选择去甲肾上腺素和肾上腺素、极度心动过缓建议选择肾上腺素或异丙肾上腺素,阿托品效果可能欠佳。麻黄素对有自主神经病变的患者升压效果可能不理想。移植患者术中大剂量使用抗生素、免疫抑制药、肝素、利尿药均可对血流动力学产生影响,对过敏反应及其带来的严重低血压要保持高度警惕并积极预防及处理,直至循环真正稳定。

糖尿病患者可出现僵直关节综合征,颈胸椎均发生僵硬时,喉镜暴露和气管插管困难比例高达$30\%\sim40\%$,远高于普通人群的3%;需常规检查颞颌关节,严格按照困难/气道要求准备。糖尿病患者自主神经病变可致胃排空延迟,全麻诱导需注意避免误吸发生,必要时清醒气管插管。常规采用保护性肺通气策略,尤其是施行人工气腹手术时优势明显;根据监测数据和血气分析结果进一步调节呼吸参数,避免CO_2蓄积或过度通气;减少不必要吸痰(1~2小时一次),以免损伤气管内膜、诱发气道痉挛、增加感染可能;符合拔管指征患者及早停用呼吸机,拔除气管插管,减少肺部并发症发生。有研究表明,高血糖状态难以控制,可引起晚期糖基化终末产物形成,导致炎症和内皮功能障碍,引起氧化应激加重,可致急性肺损伤(acute lung injury,ALI)/急性呼吸窘迫综合征(acute respiratory distress syndrome,ARDS)发生发展,需特别关注和预防。

患者一般状态较差合并运动神经和肾病变时,因琥珀胆碱可引起血钾升高、肌球蛋白尿,谨慎或避免使用。

充分评估糖尿病患者已有的对心脑血管功能的影响,合并肾衰竭、高血压、缺血性心脏病、自主神经病变、中重度贫血、低蛋白血症,易导致围术期心血管功能紊乱甚至心源性猝死,术中应维持合理的循环血量,密切关注并及时纠正循环变化,保持脏器的良好灌注,严防卒中发生。术前24小时进行血液透析患者,术中适时血气分析指导调整电解质水平,$3.5mmol/L \leqslant 血钾 \leqslant 5.3mmol/L$甚至安全窗更窄,并按指南要求纠正贫血。

对行胰腺移植术患者,持续的高血糖将导致胰岛功能障碍甚不可逆损伤,可使用外源性胰岛素消除高血糖,维持血糖$4.0\sim5.5mmol/L$为佳。胰腺再灌注后,保护液中和移植胰腺中的葡萄糖进入血液可引起一过性高血糖,应静脉给予胰岛素予以纠正;同时还要防止再灌注后移植胰腺中胰岛素大量释放入血引起低血糖,根据情况补充葡萄糖。移植血管开放后可出现不同程度血钾升高和代谢性酸中毒,应预防并及时处理。若移植血管开放前血钾偏高,可静脉缓慢推注钙剂$0.5\sim2g$和(或)快速输注适量的5%碳酸氢钠。及时与术者沟通,必要时从移植血管静脉放血200mL左右,避免和减少高钾保存液进入循环系统致心搏骤停。高钾血症纠正后若仍存在酸血症,排除酮症酸中毒后继续给予5%碳酸氢钠$2mL/kg$治疗,严格监测血糖血气,以保障移植患者生命体征及内环境稳定。严密监测凝血功能变化,决定是否应用抗凝治疗及使用强度和时间;糖尿病患者因血小板功能亢进,凝血因子增加而内源性抗凝物质减少,多呈高凝状态,渐进纠正同时要预防发生血栓风险,强调必要时和术者及相关学科共商处理方案。

9.急性出血坏死性胰腺炎手术围术期的麻醉管理要点 急性重症胰腺炎是严重的外

科急腹症。病情凶险、并发症多、病死率约 20%。手术前应充分了解病情,腹痛越重说明病情越重,腹胀显著说明胰液渗出明显,易刺激发生炎症反应造成肠麻痹,此类患者多合并水电解质紊乱,术前应给予积极纠正,出现黄疸说明胰头部水肿明显,压迫胆总管。

根据患者年龄、全身状况、疾病轻重缓急、重要脏器受损程度、手术时间长短、出血等综合考虑麻醉方法、麻醉药配伍、保护性呼吸治疗策略、监测手段 MDT 下的备用急救方案等。急性重症胰腺炎患者首选气管插管全身麻醉,建议麻醉诱导前即实施有创动静脉压力监测,及时了解机体循环变化情况,可快速诱导气管插管加吸入全身麻醉、全凭静脉麻醉或静吸复合全身麻醉维持。急性胰腺炎患者常伴腹胀、腹压高、胃内容物潴留,诱导或插管时严防呕吐、误吸,必要时轻度镇静保持自主呼吸插管。患者术前因肠麻痹与肠胀气、胰腺水肿、出血、腹腔内脏器水肿并伴大量渗出,尤其是肥胖患者术野显露不好致手术操作困难,全身麻醉维持推荐较深肌肉松弛;加之患者常伴肝肾功能障碍,肌松药可选用爱可松、顺阿曲库铵单次静脉注射或持续输注;老年患者,防治低体温、酸血症水电解质紊乱,酌情减量及延长追加间隔时间,肌肉松弛监测指导术中合理用药量利于术后肌肉松弛恢复。此类患者术前体液丢失可达 30%～40% 的有效血容量,常出现低血容量休克,需输注晶体液和胶体液及 α 受体激动剂以维持有效循环血量及灌注压,术中应加强呼吸功能监测及进行目标导向液体治疗,积极防治间质性肺水肿并注意肾功能保护。术前若合并贫血则应给予浓缩红细胞等血制品输注,维持术中机体血红蛋白稳定(保持血红蛋白水平≥90g/L)。

急性重症胰腺炎麻醉处理重点是治疗其严重并发症。①毛细血管渗漏综合征:麻醉中首先应纠正低血容量性休克,宜输注人工胶体液和白蛋白,同时给予大剂量激素;②间质性肺水肿或 ARDS:综合原则是维持有效血容量,在 CVP 和 MAP 正常前提下,加强利尿达负水平衡以利消除肺间质水肿,机械呼吸中通过加 PEEP、调整吸呼比等方式增加功能性残气量,减少肺内分流至最小范围,同时力争不影响心排血量;③间质性脑水肿:可用 20% 甘露醇 0.5～1.0g/kg 静脉快注降低颅压,严重者可头部浅低温和呋塞米治疗;④胰腺可产生心肌抑制因子,减弱心肌收缩力,甚诱发循环衰竭,应加强监测和治疗,必要时可给予多巴胺等血管活性药物;⑤合并 DIC:若术中出现异常出血应立即检查血小板、凝血酶原时间、活化部分凝血活酶时间、纤维蛋白原、3P 试验(血浆鱼精蛋白副凝固试验)或 D-二聚体,若前 4 项均降低,3P 试验阳性特别是 D-二聚体阳性即可诊断。应按 DIC 治疗,给予小剂量肝素+补充凝血因子及血小板。继发性纤溶期应补充凝血因子+抗纤溶药物;⑥电解质和酸碱紊乱:主要为低磷和低钙,应补充磷酸盐和氯化钙,酸碱紊乱主要表现为呼吸性或代谢性碱中毒,积极纠正;⑦高血糖:血糖升高早期为肾上腺皮质的应激反应,血糖呈轻度增高,可不予处理;后期可因胰岛细胞被破坏,胰岛素不足导致血糖升高,若在长期禁食下血糖仍高于 11.2mmol/L,则反映胰腺广泛坏死,预后不良。

五、术后管理

1.胰腺手术围术期的镇痛方式及管理要点　术后镇痛对患者手术后即刻发生的急性疼痛成效显著,减轻患者痛苦、减少应激反应带来的系列问题、减低急性疼痛转为慢性疼痛可能性等,利于患者康复。胰腺手术术后镇痛方式主要包括以下几种。

(1)静脉注射给药:负荷量阿片类药物以小量分次注入方式,减少呼吸抑制等并发症,基本达镇痛效应后维持量维持镇痛 VIS 评分≤3 分。由于不同患者、不同手术导致疼痛强弱变化,药物恒量输注效应不易预测,患者可自我控制或表达时,推荐使用患者自控镇痛(patient-controlled analgesia,PCA),以达成持续镇痛和迅速制止爆发痛的良好效果。

(2)硬脊膜外腔给药:具有不影响患者神志和病情观察、镇痛完善、不严重影响运动和其他感觉功能、镇痛效果确切、改善冠状动脉血流量减慢心率、减少心肌氧耗利于纠正心肌缺血、改善肠道血流,利于肠蠕动和肠功能恢复等优点。局麻药中加入高脂溶性阿片类药物(如氢吗啡酮或舒芬太尼)不仅可达成镇痛协同作用,还可降低这两类药物的不良反应,是目前最常用配伍且多以 PCA 方式给药。PCA 起效较快镇痛盲区少、血药浓度相对稳定、可通过冲击(弹丸)量及时控制爆发痛,具有用药个体化、疗效与不良反应比值大、患者满意度高等优点,是目前术后镇痛常用和理想镇痛用药方法。胰腺开腹手术首选此镇痛方式,但应注意监测患者是否有凝血功能异常,注意拔除硬膜外导管时机。

术后硬膜外镇痛可在全麻诱导前经 $T_9 \sim T_{10}$ 留置硬膜外导管,给予 0.75%罗哌卡因共 10~12mL;在胰十二指肠切除术完成时,空肠重建前即开始镇痛治疗。将罗哌卡因(2mg/mL)和吗啡(0.05mg/mL)配制在 250mL 的电子镇痛泵里,输注速率为 5mL/h;在同等剂量下,大容量低浓度的罗哌卡因较高浓度的罗哌卡因,运动阻滞的发生率更低。

(3)鞘内注射:有研究表明,胰腺癌手术患者吗啡鞘内注射+术后吗啡 PCA 镇痛较手术结束前阿片类药物静脉注射+术后吗啡 PCA 镇痛,术后 3 日内镇痛效果更好,可降低 NRS 疼痛评分(静息和咳嗽时)且不增加其他并发症发生率。鞘内注射与连续硬膜外镇痛相比,患者 NRS 疼痛评分和并发症发生率无明显差异。鞘内吗啡注射可在术后出现呼吸抑制,需密切关注患者呼吸情况,调整吗啡用量,建议从 $L_3 \sim L_4$ 或 $L_4 \sim L_5$ 水平给予 4μg/kg 单次吗啡鞘内注射;术后吗啡 PCA 镇痛可按照 1.5mg 吗啡推注,锁定时间 7 分钟,4 小时限量 25mg,不设置背景量。

(4)口服药镇痛:适用于神志清醒和术后胃肠功能恢复良好患者术后轻、中度疼痛控制及用作其他镇痛药物补充(现在提出围术期镇痛理念)或多模式镇痛组成。口服给药有无创使用方便、可自行服用等优点,但因肝-肠"首关效应"及某些药物可与胃肠道受体结合,生物利用度不一,药物起效较慢,调整剂量时需考虑药物血液达峰时间,还需考虑血浆蛋白结合率和组织分布容积。术后重度恶心、呕吐和便秘者慎用此给药途径,吞咽功能障碍和肠梗阻患者禁用此给药途径。常用口服药物包括对乙酰氨基酚、布洛芬、双氯芬酸、吲哚美辛、美洛昔康、塞来昔布及可待因、曲马朵、羟考酮、氢吗啡酮、丁丙诺啡的速释和控缓释制剂,注意消化道的不良反应。

多模式镇痛主要指局部麻醉药切口浸润、区域阻滞或神经干阻滞与全身性镇痛药(NSAID、曲马朵或阿片类)联合应用,患者镇痛药总需量及药物不良反应发生率更低,疼痛评分满意度增加,达成更好镇痛效果。

2.胰腺手术实践加速术后康复　加强围术期加速术后康复(ERAS)相关信息的宣教,和术者达成共识,根据患者情况、手术要求列出麻醉计划;合理进行术前准备,尽量选择微创手术,术中合理监测,围术期采用多模式镇痛均在麻醉计划之列。实施术后保护性反射恢复后早期进食水、避免或减少使用胃管腹腔引流管;控制性液体治疗(避免过多或过少);多模式镇痛包括但不限于患者自控静脉镇痛(patient controlled intravenous analgesia,PCIA),PCEA、非甾体解热镇痛药物及腹横筋膜阻滞等区域阻滞镇痛方式;早期下床活动,鼓励患者配合围术期快速康复治疗等。

第十章　妇科手术麻醉

第一节　宫颈癌手术的麻醉

一、麻醉前评估

1.针对宫颈癌患者术前评估应注意的事项　因妇科手术面临的都是女性患者,其心理和生理特性有别于男性,尤其是在涉及某些手术或者隐私问题时,应引起麻醉医师的注意。访视时需掌握一定的谈话技巧,避免因性别和隐私问题而引起患者术前不必要的焦虑和恐惧。妇科患者以中老年女性居多,此类患者多合并糖尿病、心脑血管疾病、肺功能不全等慢性疾病,部分患者或已经过数个疗程的化疗而导致合并贫血、低蛋白血症、电解质紊乱等。中老年女性受激素水平变化等因素的影响多伴有超重、肥胖等,可能增加患者围术期睡眠呼吸暂停发生率,下颌短小,颈粗短可导致通气困难、插管失败,过度肥胖可能导致限制性通气障碍等。女性和妇科手术是术后恶心呕吐(postoperative nausea and vomiting,PONV)的重要危险因素,麻醉前访视时还需询问患者是否有吸烟史,晕动症等,以针对可能出现的PONV采取预防措施。术前评估时应充分了解病情,进行全面、翔实的评估,必要时可建议内科医师会诊以治疗并存疾病。

2.宫颈癌手术的特点和麻醉要求　宫颈癌手术多数经由下腹部、阴道操作,因子宫深在小骨盆,手术视野狭小,术中可能因术者严重牵拉而致患者难以耐受。因此,宫颈癌手术的麻醉应满足以下基本要求:①腹部及盆底肌肉充分松弛,避免因牵拉内脏导致腹肌紧张、鼓肠、恶心呕吐和膈肌痉挛,否则易导致血流动力学剧变、增加患者痛苦;②满足对截石位下血容量再分布、头低脚高体位对通气功能影响的要求,并注意长时间压迫周围神经和肌肉而引发的并发症;③宫颈癌患者中以中老年人群居多,常合并高血压、糖尿病、心脏病、呼吸系统疾病等各种慢性疾病,术前各种并存疾病应得以有效纠正和治疗。

二、麻醉选择与管理

1.宫颈癌开腹手术时麻醉方式的选择及其原因　传统经腹全子宫双附件切除术可以选择椎管内麻醉,也可选择插管全麻。

(1)全身麻醉:手术范围较大如盆腔淋巴结清扫术、预计出血较多、患者一般情况较差或精神极度紧张的患者可选择全身麻醉。经腹宫颈癌手术术中麻醉管理与普通外科手术无异,术中需良好的肌肉松弛条件及严格的呼吸道掌控。过度肥胖、腹盆腔巨大肿瘤、大量腹腔积液的患者,当搬动、摘除巨大肿物或排出大量腹腔积液时,可因腹内压突然下降导致血流动力学剧烈波动。

(2)椎管内麻醉:具有经济、便于术后镇痛管理等优点。妇科手术的麻醉要求同时阻滞胸段脊神经和骶神经、盆腔内自主神经。子宫体与子宫颈分别受到不同神经节段支配,麻醉要求达到充分镇痛、满意的肌肉松弛和抑制牵拉反应。手术切口皮区的神经在 T_{12} 水平,支配子宫的内脏神经在 T_{10}、T_{11} 水平,若要阻滞术中对内脏的牵拉反射,阻滞平面需达 T_6 水平,部分患者甚至要到 T_5 才能消除内脏牵拉的不适感。麻醉平面下界应至少达到 S_5 才能阻滞子宫下段的牵拉反应。

1)蛛网膜下隙麻醉:起效迅速、阻滞完全、镇痛确切、肌肉松弛良好,适用于 2~3 小时的盆腔手术。缺点:恶心呕吐、呼吸抑制、术后头痛、尿潴留、脊髓神经损伤等并发症的发生率较高;对手术时间有一定限制,对血流动力学影响大,不适合于手术时间过长、高龄及有严重并存疾病的患者。局麻药中加入少量吗啡、芬太尼、舒芬太尼或麻黄碱可改善单次蛛网膜下隙麻醉的质量。

2)连续硬膜外麻醉:相比于蛛网膜下隙麻醉,连续硬膜外阻滞最大的优势在于椎管内重复给药及术后自控镇痛。连续硬膜外麻醉可延长麻醉时间、保证手术顺利进行,且对血流动力学影响较小。缺点:内脏牵拉反应较明显;镇痛效果不如蛛网膜下隙麻醉确切;长时间留置导管增加感染和椎管内出血的风险,需加强术后随访。经典的 L_1~L_2 或 L_2~L_3 穿刺单管阻滞或有骶区阻滞不全和用药量偏大的情况,可采用双管法,分别于 T_{12}~L_1 和 L_4~L_5 穿刺置管,既可阻滞胸段脊神经满足开腹手术要求又可阻滞骶神经阻滞宫颈牵拉所致不适感。

3)蛛网膜下隙与硬膜外联合麻醉的优点:①起效迅速、阻滞效果确切;②麻醉时间不受限制,肌肉松弛良好;③麻醉用药剂量小,降低毒性反应发生率;④术后可行硬膜外自控镇痛,便于疼痛管理。

(3)全麻联合连续硬膜外麻醉:现在多数医院已开展全麻联合连续硬膜外阻滞下行腹部手术。此方法优点明显:减少全麻用药,降低麻醉药物不良反应,应激反应轻微,血流动力学平稳,苏醒迅速。保留硬膜外导管可用于术后镇痛,便于术后疼痛管理。

2.宫颈癌患者腹腔镜手术时的麻醉管理特点　虽然在局麻、椎管内麻醉及全身麻醉下均能够完成腹腔镜手术,但因患者难以耐受长时间高腹内压、牵拉内脏所致不适感及 CO_2 刺激膈肌所致的肩胛部疼痛而多采用全身麻醉,而且全身麻醉对呼吸循环的可控性较强,更易保证患者术中生命安全。

(1)全身麻醉:插管全麻可有效控制气道,一般为首选。尤其是肥胖患者时,可通过改变呼吸模式,调节呼吸频率等手段维持氧合、调节 $PaCO_2$。术中建议吸入空-氧混合气体、间断行手法肺复张以减少肺不张的发生率。动脉血气分析和持续呼气末二氧化碳分压($P_{ET}CO_2$)监测有助于及时发现呼吸和 CO_2 吸收情况。一旦出现 $P_{ET}CO_2$ 和 $PaCO_2$ 持续、异常升高的情况,在排除机器故障、钠石灰失效、呼吸回路不畅等情况后,应果断要求术者暂停或终止腹腔镜下手术。CO_2 几乎全部经肺排出,术中未能及时排出的 CO_2 及皮下气肿、纵隔气肿处的 CO_2 则潴留在体内,以骨骼肌和体内为多,术后逐渐经由肺排出,因此术后仍有持续高碳酸血症和酸中毒的风险,此类患者建议术后转入 PACU 继续机械通气以排出体内过多的 CO_2。

喉罩全麻因气道管理问题较为突出,常被舍弃,特别是人工气腹建立后、头低脚高体位时,气道压升高,同时伴有反流误吸的风险,需密切观察喉罩的气密性,确保通气换气无障碍。一旦发生通气不良或有反流误吸倾向风险应及时更换气管插管。近年来兴起的食管型喉罩,可有效隔离食管和气管,封闭性好,封闭压高达 25mmHg 而不漏气,还可通过喉罩放置胃管吸引胃内容物降低反流误吸的风险,安全性较高。

(2)椎管内麻醉:椎管内麻醉较为经济,经济条件差的地区可考虑选用。为消除内脏牵拉反应,麻醉平面至少要达到 T_6 水平,但因支配盆腔内脏的交感神经高达 T_4 对麻醉平面提出了更高的要求。过高的麻醉平面可因迷走神经相对兴奋而导致心率减慢、血压下降等血流动力学紊乱。为减轻患者因内脏牵拉和人工气腹带来的不适感常辅用镇静药物,但应谨慎选择、小剂量应用,避免抑制呼吸、加重高碳酸血症、甚至因呼吸抑制导致心搏骤停。椎管内麻醉不能消除因 CO_2 刺激膈肌导致的寒战和肩胛部疼痛。

3.宫颈癌患者在腹腔镜手术中的深度肌肉松弛　对于腹腔镜手术术中是否要维持深度肌肉松弛目前临床上尚无统一意见。理论和实践中均认为深度肌肉松弛能在较低的气腹压下提供良好的手术视野、更好地改善手术条件、减少 CO_2 吸收,同时可避免鼓肠、术中体动的发生。然而宫颈癌手术时气腹撤去即意味着手术结束,术中的深度肌肉松弛易造成术后肌肉松弛残余,导致术后呼吸功能恢复延迟,延长苏醒时间,增加术后死亡率。因此术中需要维持一个合适的肌肉松弛深度,既能满足术中野清晰、操作方便,又能满足术后快速清醒、避免肌肉松弛残余的发生。术中膈肌收缩是影响术野和手术操作的主要原因,而术后肌肉松弛残余也是影响术后苏醒的关键因素。临床上常用的肌肉松弛监测方法主要针对拇内收肌的肌肉松弛恢复,然而膈肌的肌肉松弛恢复较拇内收肌快,当膈肌收缩引发自主呼吸时,四肢肌肉仍处于深度肌肉松弛状态。因此术中监测膈肌松弛程度可能更有临床意义,但临床上尚没有可直接监测膈肌松弛的方法。较先进的麻醉机可测量呼吸动力学压力-容积环,能连续监测气道压力和肺顺应性的变化,对膈肌的微小收缩较为敏感。

2008 年欧洲麻醉学协会推荐了一种新型氨基甾类肌松药拮抗剂舒更葡糖钠作为逆转罗库溴铵或维库溴铵神经肌肉阻滞作用的常规药物。舒更葡糖钠分子结构为修饰后的 γ-环糊精,一个舒更葡糖钠分子可以高选择性、高亲和性地包裹一个罗库溴铵或维库溴铵分子形成 1:1 稳定复合物,使罗库溴铵或维库溴铵失去活性并迅速经肾脏排出,降低分布在神经-肌肉接头处与烟碱受体相结合的神经肌肉阻滞药物的浓度,使神经肌肉接头恢复正常功能。舒更葡糖钠的分布容积为 11~14L,消除半衰期约 100 分钟,血浆清除率为 84~138mL/min,48 小时内经肾排除 90%。自 2005 年应用于临床,已有多项临床研究证实舒更葡糖钠的安全性和有效性。中华医学会麻醉学分会发布的 2017 版肌松药合理应用的专家共识中指出,临床应用舒更葡糖钠能够快逆转罗库溴铵或维库溴铵诱导的神经肌肉阻滞作用,显著缩短拔管时间,明显降低术后肌松药残留阻滞的发生率,提高罗库溴铵和维库溴铵临床应用的安全性和麻醉质量;在成人、儿童、老年及肾衰竭、肺部或心脏疾病患者中,舒更葡糖钠耐受性良好。舒更葡糖钠没有新斯的明相关不良反应,且使用时不需伍用抗胆碱药物,降低相关不良反应的发生率。

因此,在腹腔镜手术术中用罗库溴铵或维库溴铵维持深度肌肉松弛以提供良好的手术视野、改善手术条件、减少 CO_2 吸收、便于术者操作和避免不必要的体动,术手结束时给予舒更葡糖钠拮抗肌肉松弛残余作用,可以达到苏醒迅速、早期拔管、苏醒质量高的效果。

4.宫颈癌腹腔镜手术常见的并发症及防治

(1)CO_2皮下气肿:发生原因:直接充气到皮下或腹膜撕裂。表现:皮下握雪感,$P_{ET}CO_2$和$PaCO_2$持续、异常升高。防治:①术中使用低腹内压,尤其是发生腹膜撕裂时,低于10mmHg为宜;②术后继续过度通气,直至$PaCO_2$降至正常,尤其是肥胖、肺功能不全患者;③残留的CO_2会导致患者疼痛、躁动,应施以必要的镇痛镇静,同时避免抑制呼吸。

(2)气胸:发生原因:膈肌受损或膈肌裂孔处薄弱,CO_2进入胸腔,也可因气道压过高、肺泡破裂导致气胸。表现:气道压升高,$PaCO_2$升高,$P_{ET}CO_2$可能不升高,PaO_2降低。听诊呼吸音减弱。防治:①降低腹内压;②调节呼吸参数,纠正低氧血症;③加用PEEP,自发性气胸除外气胸多在气腹结束后30~60分钟后缓解,一般不需闭式引流,但自发性气胸需闭式引流。

(3)气体栓塞:发生原因:直接充气进入血管、CO_2经破损血管或受损实质脏器入血。临床表现与气栓量相关,主要有:低氧血症、CO_2蓄积、CVP和肺动脉压升高、血压下降、心排血量下降、心律失常,严重时甚至导致心搏骤停。心前区听诊可闻及车轮样杂音,中心静脉抽出气体可确诊。防治:①气栓多发生于快速充气时,充气速度最好不超过1L/min,以便及时发现;②立即停止腹腔内充气并吸入纯氧;③置患者头低左侧卧位,必要时可通过颈内静脉导管抽吸气体。

(4)单肺通气发生的原因:建立气腹、头低脚高体位时纵隔上移,尤其是肥胖、短颈、无牙患者容易发生。

(5)血压剧烈波动:人工气腹建立后患者的血压会一过性显著升高,尤其是既往有高血压病史的患者。术前应将血压控制到安全范围内再进行手术。

(6)反流误吸:头低脚高体位下更易发生。一旦出现,应立即清除口鼻咽腔内分泌物,暂停人工气腹,必要时胃肠减压。

(7)肩颈部疼痛:①头低脚高体位时体液及气体积聚在上腹部刺激膈肌和膈神经;②膈肌下积血积液也是导致术后疼痛的原因之一。防治:尽量缩短气腹时间、降低气腹压力,建立气腹速度不宜过快,对进入腹腔的CO_2加温加湿,术毕后尽量排出腹腔内的残余气体。

5.宫颈锥切术的麻醉　宫颈锥切术是治疗宫颈癌前病变的主要方法之一,包括子宫颈环形电切术(loop electrosurgical excision procedure,LEEP)和冷刀锥切术。患者取截石位,手术时间约20分钟,麻醉主要解决宫颈牵拉所致的不适感及切除病灶时的疼痛,要求镇痛充分,宫颈松弛。麻醉可选择宫旁神经阻滞、椎管内麻醉或全身麻醉。支配宫颈的神经主要来源于骶前神经丛,大部分在宫颈旁形成骨盆神经丛,分布于宫颈下部及阴道上部,宫旁神经阻滞操作简单、费用低廉、镇痛充分,也有患者难以耐受牵拉所致不适感。现在多采取静脉麻醉下手术,辅以适量镇静镇痛药,保留自主呼吸或植入喉罩控制呼吸。

6.宫颈癌术中放疗麻醉安全性的提高　术中放疗(intraoperative radiation therapy, IORT)指在手术中暴露肿瘤瘤体或切除肿瘤后对瘤体或肿瘤床进行放射治疗。广义的放射治疗还包括术中在肿瘤区域放置临时或永久放射性粒子,临床上所说的术中放疗一般指在手术中应用高能粒子流放射治疗。目前常用的放疗技术有电子线术中放射治疗(intraoperative electron radiation therapy,IOERT)和术中高剂量率近距离后装放疗(intraoperative high dose rate,IOHDR),多选择具有较高光子能量的放射性核素^{192}Ir,照射时间10～20分钟。术中放疗可直视下向肿瘤床、残留灶及淋巴结区单次大剂量照射,单次大剂量相当于分次体外放射治疗(external beam radiation therapy,EBRT)剂量生物效应的2～3倍,并可推开正常组织,精确设定照射野,具有作用直接、定位准确、靶区剂量高、周围组织受量低等优点。

有些医院的手术操作和放射治疗可在联合放疗-手术的专门手术间进行,有些医院则是在普通手术间完成主要手术操作并覆盖无菌敷料后,将麻醉状态下的患者连同监护仪等转移至直线加速器治疗室进行放射治疗,待放疗完成后再转移回普通手术间缝合切口。无论距离远近,转移途中均应配备监护设备、供氧装置和麻醉、急救药品。放射治疗时应常规监测患者生命体征:血压、心电图、脉搏氧饱和度、体温、呼出气体监测、麻醉深度监测和肌肉松弛监测等。治疗后患者应转入PACU苏醒。

术中放疗的麻醉管理难点在于:①放疗时麻醉医师需撤出直线加速器治疗室,仅能通过观察窗口或闭路电视观察患者和监护设备,有条件的医院还可通过麦克风或电子听诊器监测患者呼吸状况;②放射治疗远离中心手术室,一旦患者出现紧急情况或麻醉仪器、供氧系统故障等突发状况时,麻醉医师不能及时得到其他麻醉医师的帮助;③麻醉医师须熟知放射治疗室的抢救药品、急救设备、麻醉设备的存放位置,如需要时可迅速取得;④放射治疗室的硬件设施如中心供氧、负压吸引、氧化亚氮和废气排放装置等可能不完善,没有中心供氧系统时必须有备用氧气钢瓶,麻醉前再次确认氧气连接正确,以防误接到其他气体接口;⑤直线加速器体积较大,加之治疗室在设计时没有充分考虑到麻醉的需要,操作空间狭小,麻醉医师无法靠近患者,不利于麻醉医师及时发现、处理突发状况;⑥为保护其设备,放射治疗室内温度通常较低,患者常出现体温下降;⑦由于术中放疗频率不高,很多医院习惯将一些旧型号甚至是面临淘汰的麻醉机、监护设备或抢救设备放置在放疗室,在手术开始前必须检查并确认所有相关机器设备的工作状态正常。

三、ERAS理念下的宫颈癌手术术后镇痛的实施

女性与男性在对疼痛的敏感性和镇痛药物的反应性方面存在差异。相比于男性,女性的疼痛敏感性更高、痛觉阈值更低、对伤害性刺激的耐受程度更低。在同类疾病中,女性患者的疼痛程度、疼痛范围、发作频率及持续时间均高于男性。

完善的术后镇痛能有效降低患者全身应激反应,降低心血管系统并发症,促进胃肠功能恢复,减少肺部感染和呼吸衰竭发生率,降低下肢静脉血栓和肺栓塞的风险,降低围术期并发症的发病率和死亡率。术后镇痛是ERAS管理的核心,现主张采取多模式、个体化镇痛方案,减轻应激反应,改善患者焦虑紧张情绪,促进早期活动及胃肠功能恢复,加

速术后康复。

应个体化选择镇痛药物及剂量,以确保减轻疼痛并降低妇科手术常见的术后恶心呕吐等并发症的发生率。可选择的药物包括吗啡、舒芬太尼、地佐辛、酒石酸布托啡诺、非甾体抗炎药(NSAID)等,它们单独或配伍后可以对术后患者进行有效镇痛。

1.硬膜外镇痛　该方法较为常见,药物可选用单纯局麻药或者单纯阿片类药物,也可两者复合使用。一般在术前或麻醉前置入硬膜外导管,给予试验剂量确定导管位置,术中也可连续给药。硬膜外镇痛可单次手动推注,也行硬膜外自控镇痛(PCEA),根据镇痛泵内药物配伍和患者实际情况设定泵注参数。PCEA 不仅可以达到完善的镇痛效果,还可以阻断交感神经节前纤维、胃肠道迷走神经相对兴奋,有利于胃肠蠕动和功能恢复。因可能诱发低血压、心肌缺血的风险,不推荐 PCEA 应用于心血管功能欠佳患者。

2.蛛网膜下隙镇痛　由于神经损伤风险较大,该方法已较少用于术后镇痛。单次蛛网膜下隙注射阿片类镇痛药可提供长时间的镇痛作用,起效时间与所用药物脂溶性呈正相关,作用时间取决于药物亲水性。

3.静脉镇痛　术后镇痛除了椎管内镇痛外,静脉镇痛也很常用主要以患者静脉自控镇痛(PCIA)为主,常用药物包括吗啡、芬太尼、舒芬太尼、曲马朵和 NSAID 等。

4.口服镇痛药物　待胃肠道功能恢复后,患者可通过口服药物镇痛,常用药物为NSAID,严重疼痛时也可口服阿片类药物。

5.超声引导下腹横筋膜平面阻滞、腹直肌鞘阻滞等逐渐成为围术期镇痛的重要组成部分,其效果也获得麻醉科和妇科医师的肯定。该技术可只阻滞感觉神经而对运动神经无影响,有利于术后呼吸功能锻炼,避免肺不张及肺部感染,且无呼吸循环抑制和椎管内血肿的风险,尤其适用于老年、正在应用抗凝药物及心血管功能代偿不佳者。

第二节　卵巢恶性肿瘤手术的麻醉

一、ERAS 理念在卵巢癌手术麻醉中的应用

卵巢癌手术因可能需多器官联合切除,包括全子宫、双附件、大网膜、腹壁腹膜、盆底腹膜、盆腔淋巴结切除、腹主动脉旁淋巴结、小肠,以及结肠、直肠、脾、肝脏、胆囊、胰腺肿瘤病灶,甚至膈肌(剥除/切除)、胸腔内淋巴结、肺叶等。巨大的手术创伤会产生一些严重并发症,如术中急性大量失血、低体温、重要脏器低灌注、凝血机制障碍、呼吸功能严重受损等。同时晚期肿瘤患者全身状况较差,术前常经历多次化疗;老年患者多见,心脑血管并发症多,对长时间的手术耐受力差。因此患者术后常需转至重症监护病房(ICU)继续治疗,并发症会直接影响患者术后恢复及初次化疗时间,因此围术期的麻醉管理非常关键。

加速康复外科(enhanced recovery after surgery,ERAS),由丹麦的 Kehlet 教授在 20 世纪 90 年代提出。指采用有循证医学证据的一系列围术期优化措施,减轻手术创伤及应激反应,促进患者术后早期进食和下床活动,以减少并发症,达到快速康复。精准麻醉调

控、血流动力学治疗、血液保护、体温保护、保护性通气策略、多模式镇痛等是 ERAS 的核心环节。

ERAS 理念最早被应用于结直肠癌的手术,经过 20 多年的发展,已广泛应用于多个专科手术。将 ERAS 理念应用于卵巢癌手术麻醉,初期的临床研究结果显示,一系列优化麻醉管理的措施大大减少了患者肺部等重要脏器的并发症,降低 ICU 入住率或缩短入住时间,促进患者胃肠道功能早期恢复,使患者下床活动时间提前,显著改善了此类患者预后情况,因此 ERAS 理念在卵巢癌患者手术麻醉中的应用具有广阔的前景。

二、麻醉术前评估及健康教育

术前访视、评估对术中麻醉管理尤为重要。其意义在于:①术前进行良好的沟通。评估患者的精神/认知状况、言语交流能力、肢体运动状况,以减轻患者紧张焦虑的情绪;②术前的常规检查(血常规、血生化、心电图、胸部 X 线片)对于评估患者的一般情况有所帮助;③对患者进行全面系统的评估,准确地评估患者的心肺功能、肝肾功能、代谢当量水平、营养状况、是否可疑困难气道以利于术中麻醉控制管理;④询问既往史,包括手术麻醉史、用药史(包括抗凝药物等)、放/化疗史、过敏史、脑卒中病史、心血管疾病病史、肺脏病史、内分泌疾病病史,对合并心律失常、未控制的左心衰竭、可逆的凝血功能障碍、严重贫血、血糖控制差的糖尿病、严重的水电解质紊乱等,及时组织相关专科会诊、优化治疗方案;⑤明确增补特殊检查,如 D-二聚体、超声排查下肢深静脉血栓,必要时肺部 CTA 检查;⑥有利于对患者进行 ASA 分级、手术难度分级。

因此,根据术前对患者的精准评估,麻醉医师可以制订个体化麻醉方案,减少患者在围术期的风险,有利于患者术后的快速康复。

1.精神状态的评估　多数患者因被诊断为肿瘤。术前存在不同程度的恐慌与焦虑情绪,担心手术的成功与安全,害怕术中、术后的疼痛及并发症;个别患者还会产生严重的紧张、恐惧、悲观等负面情绪,均会造成不良的应激反应,影响手术的顺利进行和术后的康复。故对患者所担忧的问题采取针对性的解答,以通俗语言说明手术、麻醉的主要步骤和流程,缓解患者紧张恐惧的情绪,增加患者对医护的信任程度,可无形地减少患者的不良应激。术前焦虑抑郁状态可导致麻醉药物使用增加、术后疼痛更加显著及住院时间延长,甚至术后死亡率增加。

2.心脏评估　代谢当量(metabolic equivalent,MET)是维持静息代谢所需的耗氧量,1MET=耗氧量 3.5mL/(kg·min)。建议对患者术前进行运动耐量及心血管危险性评估,尤其是老年患者。进行运动耐量评估。

改良心脏风险指数包括 6 个指标:①缺血性心脏病史;②充血性心力衰竭史;③脑血管病史(脑卒中或一过性脑缺血发作);④需要胰岛素治疗的糖尿病;⑤慢性肾脏疾病(血肌酐>2mg/dL);⑥腹股沟以上血管、腹腔、胸腔手术。评估心因性死亡、非致死性心肌梗死、非致死性心搏骤停发生风险:0 个风险指标=0.4%,1 个风险指标=0.9%,2 个风险指标=6.6%,≥3 个风险指标=11%。

3.肺部评估　①做好详细的病史采集和体格检查,在术前应明确患者的活动耐力情况和肺部疾病情况(肺功能、血气分析等);②术前控制 COPD、哮喘等疾病至最佳状态,必要时加用抗生素,哮喘患者应慎用 β 受体阻滞剂,以免诱发和加重哮喘;③肺部、膈肌有无病灶转移,对肺功能有无影响,有无胸腔积液,术前是否需要胸腔闭式引流等治疗;④戒烟;⑤术前加强呼吸肌、咳嗽训练;解释术后如何做好肺功能恢复锻炼并有效镇痛。

若肺功能 $FEV_1 < 600mL$,$FEV_1\% < 50\%$,$PaO_2 < 60mmHg$,则术后发生坠积性肺炎或咳痰困难的可能性大。

4.卒中风险评估 建议所有老年患者术前进行卒中风险评估,评分 3~6 分者为高度风险,年复发率为 7%~9%。6 分以上者年复发率达 11%。根据评估结果,选择有效的预防性措施,如加强术中血压的监测、维持血压在基线水平以上并选择更安全的麻醉和手术方式。

5.血栓评估 卵巢癌患者存在明显的血液高凝状态,易发生凝血机制紊乱。恶性肿瘤与凝血机制的紊乱存在相互促进的作用,肿瘤促进血栓形成,血栓也在一定程度上促进了肿瘤的生长和转移。一旦发生血栓会严重影响患者的生活质量和生命安全,采取规范的抗治疗可以有效降低其发病率。对患者 D-二聚体的动态检测、体内高凝状态及血栓预防的评估,并进行积极有效的抗凝治疗,对于改善肿瘤患者的预后有着重要意义。

建议术前常规行 D-二聚体检查.如术前患者出现以下症状:下肢疼痛,行走后加重并伴坠胀感,或出现不明原因的胸闷、呼吸困难、心慌、心动过速等,应检查患肢局部有无压痛,是否肿胀,双侧下肢周径是否有差异,行下肢彩色血管多普勒超声血流成像检查,检查下肢有无深静脉血栓,并进行 CT 肺血管三维扫描(CTA)检查排除肺栓塞。

6.术前多学科讨论 根据患者一般情况、肿瘤扩散、手术、患者全身状况,麻醉管理难度,将卵巢癌手术麻醉进行管理难度分级。

(1)麻醉 ASA 分级

ASA Ⅰ级:正常健康患者。无器官、生理、生化或精神系统紊乱。

ASA Ⅱ级:轻微系统疾病,代偿良好。如吸烟(未戒烟)、社交性饮酒、妊娠、肥胖(BMI 为 30~40kg/m²)、控制良好的糖尿病和高血压、轻度肺疾病、非复杂性糖尿病。

ASA Ⅲ级:合并严重系统疾病。如糖尿病伴血管系统并发症;既往心肌梗死史。糖尿病或高血压控制较差、COPD、病态肥胖(BMI≥40kg/m²)、活动性肝炎、酒精依赖或酗酒、心脏起搏器植入后、心脏射血分数下降(40%~50%)、终末期肾病进行定期规律透析、早产儿孕龄<37 周(60 周以内的早产儿)、心肌梗死、脑血管意外、短暂性脑缺血发作病史(TIA)或冠状动脉疾病伴冠脉支架植入(发病至今超过 3 个月)。

ASA Ⅳ级:合并严重系统疾病,危及生命安全。如充血性心力衰竭;不稳定型心绞痛,近 3 个月内发生过心肌梗死、脑血管意外、短暂性脑缺血发作病史或冠状动脉疾病伴冠脉支架植入,合并心肌缺血或严重心脏瓣膜功能异常、心脏射血分数重度下降(30%~35%)、脓毒症、DIC、ARDS 或终末期肾病未接受定期规律透析。

ASA Ⅴ级:垂死的患者,若不进行手术则无生存可能,如胸腹部主动脉瘤破裂,颅内出血伴颅压增高,严重创伤或多器官多系统功能障碍,缺血性肠病导致心功能受损或MODS。

ASA Ⅵ级:脑死亡患者。其器官拟用于器官移植手术。

(2)妇科手术复杂性分级:①全子宫+双附件、大网膜、腹壁腹膜、盆底腹膜、盆腔淋巴结切除、腹主动脉旁淋巴结切除、小肠,每个选项 1 分;②结肠切除、膈肌剥除/切除、脾、肝脏。每个选项 2 分;③直肠-结肠切除吻合术、胆囊、胰腺,每个选项 3 分。综合以上进行手术复杂性评分:①低:3 分以下;②中:4~7 分;③高:8 分以上。

(3)卵巢癌减灭手术麻醉管理难度分级(包括出血风险评估):①Ⅰ型:患者一般情况尚可,肿瘤主要位于小骨盆,没有大量腹腔积液。可能需要肠切除;②Ⅱ型:患者一般情况尚可,除小骨盆内有肿瘤以外,上腹部可有肿瘤转移,无大量腹腔积液,但侵犯肝脏、脾脏,有肿大淋巴结,出血量估计在 2000mL 之内;③Ⅲ型:患者年龄较大、有心血管并发症,伴广泛腹腔转移,大量腹腔积液,侵犯肝脏、脾脏、膈肌,胸腔内转移、腹膜后肿大淋巴结。预计手术出血量超过 2000mL。

三、精准麻醉

1.麻醉深度调控　术中使用 Narcotrend、脑电双频指数(bispectral index, BIS)等仪器监测麻醉深度,利用肌松监测仪监测肌松程度,指导靶向输注镇静、镇痛、肌松类麻醉药物。术中有效控制麻醉药物剂量,精准调控麻醉深度及应激水平,避免麻醉药物使用过多或术中知晓的发生。

2.靶控输注　靶控输注(target controlled infusion, TCI)是以药代-药效动力学理论为依据,通过计算机控制药物注射泵,以血浆或效应室药物浓度为调控目标从而控制麻醉深度,并可根据临床需要随时调整的一种给药技术。TCI 可以迅速达到并稳定于靶浓度,因此诱导时血流动力学平稳、麻醉深度易于控制、麻醉过程平稳,还可以预测患者苏醒和恢复时间,使用简便、精确、可控性好,且少有循环波动和术中知晓。

四、目标导向液体治疗

目标导向液体治疗(goal-directed fluid therapy, GDFT)是指根据患者的性别、年龄、体质量、疾病种类、术前全身状况及容量状态等采取的个体化补液方案,是高危手术患者最优化液体管理的重要组成部分,也是 ERAS 的重要组成部分。围术期液体治疗不恰当会造成多种并发症,尤其是老年患者心肺功能储备下降,易并发心力衰竭。GDFT 通过最优化心脏前负荷,既可维持有效血容量,保证微循环灌注和组织氧供,又可避免组织水肿,减少并发症,缩短术后住院天数。

复杂高危患者发生补液困难、快速大量失血等危急状况时,单纯依靠有创动脉血压、CVP 指导液体治疗常疗效不佳,心脏收缩舒张功能、外周血管阻力及肺水情况未知,血容量调控不准确,常导致微循环低灌注现象(乳酸升高)。因此,应在早期准确地对复杂高危患者进行精准的血流动力学监测,指导液体治疗,迅速恢复和维持机体有效的体循环和脑灌注,减轻患者重要脏器的继发性损害。

发生失血时,外周血管阻力(system vascular resistance, SVR)相应增加,即使心排血量(cardiac output, CO)已经显著下降,MAP 仍可维持正常。直到失血量达到总血容量的18%。50%以上从休克中复苏回来的患者,即使生命体征正常,但仍然存在低灌注现象

(乳酸升高),因此需要更精准的监测。

精准血流动力学监测包括:①桡动脉穿刺置管测动脉压、血气分析;②颈内静脉穿刺置管(三腔管)测中心静脉压、快速补液;③LiDCO(锂稀释法测定心排血量)监测即刻心功能、血管张力、补液反应等指标;④股动脉置管PICCO监测血流动力学参数(容量、心功能、肺水等指标);⑤Swan-Ganz导管(含血管鞘)进行快速补液、测肺动脉压,更准确地测量血流动力学参数。当出现急性大量失血等危重情况时,可借助于以上设施实施精准的血流动力学监测和治疗,包括动脉血气分析、快速大量输血、容量调节、内环境维护、凝血机制调节等抢救措施。

1.LiDCO(锂稀释法测定心排血量)监测　LiDCO是一种连续无创/有创血流动力学监测,利用红外光传感器及双指套袖带,套于一侧示指及中指,模拟动脉波形,监测无创血压,或连接外周动脉的压力换能器,监测有创血压,计算脉压变异度(pulse pressure variation,PPV)、每搏变异度(stroke volume variation,SVV)、CO、每搏量(stroke volume,SV)等血流动力学指标。有创外周动脉计算出的血流动力学指标受外界干扰较少,能准确监测危重患者的生命体征,因此较多使用。

(1)治疗功能分类:①即刻心功能的指标,如心排血量(CO)、每搏量(SV)、心脏功能指数(cardiac index,CI);②血管张力的指标,如系统血管阻力(SVR),并能进行每搏指数(stroke volume index,SVI)、有创血压(invasive blood pressure,IBP)等的连续测量监测;③可以通过每搏变异度(SVV)、脉压变异度(PPV)等指标预计患者对补液等治疗的反应。

(2)其他功能分类:①容量/前负荷的指标:每搏量变异(SVV);②后负荷指标:外周血管阻力SVR;③心肌收缩力指标:心排血量(CO)、每搏量(SV)、心功能指数(CI)。

(3)LiDCO监测血流动力学指标正常范围值如下:

心排血量/心排血量 CO=(HR×SV)/1000,正常值为4.0~8.0L/min。

心输出指数/心排指数 CI=CO/BSA(体表面积),正常值为2.5~4.0L/(min/m²)。

每搏量 SV=(CO/HR)×1000。正常值为每次60~100mL。

每搏指数 SVI=(CI/HR)×1000,正常值为每次35~60mL/m²。

体循环阻力/外周循环阻力 SVR=80×(MAP-RAP)/CO,正常值为800~1200dyne·s·cm⁵。

2.经食管超声多普勒监测　经食管超声多普勒监测(transesophageal echocardiography,TEE),可用于监测急性血流动力学的改变,包括局部室壁运动异常、左室收缩舒张功能及心脏的前后负荷。在这种即时的监测指导下输液,能够最大限度恢复血容量,使血液得以稀释,同时又能够避免因输液过多、前负荷加重而导致心脏衰竭。与传统热稀释法比较,TEE同样可以准确测定患者的心功能而且无创,所以用TEE指导输液是准确可靠的。但是TEE的使用依赖于专业培训人员的专业操作。

3.PICCO监测　PICCO(pulse indicator continuous cardiac output)监测采用的方法结合了经肺温度稀释技术和动脉脉搏波型曲线下面积分析技术,提供的参数不仅涵盖了常规监测手段的大部分内容,还提供了心排血量/心指数(CO/CI)、全心射血分数(global ejection fraction, GEF)、胸内血容量(intrathoracic blood volume。ITBV)、全心舒张末期容积(global end-diastolic volume, GEDV)、外周血管阻力(SVR)等参数、血管外肺水(extravascular lung water, EVLW)、肺毛细血管通透性指数(pulmonary vascular permeability index, PVPI)。心排血量/心指数(CO/CI)、全心射血分数(GEF)反映了心肌收缩功能;容量性指标包括胸内血容量(ITBV)和全心舒张末期容积(GEDV),且不受胸膜腔内压变化的影响。较心脏充盈压(如 CVP、PCWP 等压力指标)更能直接反映心脏前负荷的变化;SVR则反映了后负荷。实时监测这些参数,通过其动态变化可准确地反映心泵功能和血容量的真实情况。ITBV 已被许多学者证明是一项敏感、可重复的指标,比肺毛细血管嵌压(pulmonary capillary wedged pressure, PCWP)、左心室舒张末期容积(left ventricular end-diastolic volume, LVEDV)、中心静脉压(CVP)更能准确反映心脏前负荷的指标。

4.漂浮导管监测 漂浮导管(balloon floatation catheter)又称 Swan-Ganz 导管,主要通过外周或者中心静脉插入心脏右心系统和肺动脉来进行心脏及肺血管压力、心排血量等参数的测定。CVP 是上腔静脉进入右心房的压力,反映右房压,参考值为 5~12mmHg。PCWP 反映前负荷及左心功能。PCWP<8mmHg 时,合并心排血量降低,周围循环不良,说明血容量不足,此时应积极补液。PCWP>18mmHg 时会出现肺淤血,此时需要适当利尿或停止输液。Swan-Ganz 导管通过监测 CVP、PCWP 来评价心脏前负荷情况。

PICCO、Swan Ganz 导管监测下进行液体复苏,不仅有助于心脏达到适宜前负荷,还可监测 CI 及心脏后负荷,调节血管活性药物使用,协同提高心排血量至适宜水平,改善重要脏器灌注。相关研究表明:精准液体复苏可使失血性休克病死率明显升高;对重症患者严格限制液体管理可明显改善预后。

因此,此类患者早期准确地进行血流动力学监测,并迅速恢复和维持机体有效的体循环和脑灌注,可减轻重要脏器的继发性损害。

5.GDFT 具体实施方案 以 SVV<13%,EVLW 为 3.0~7.0mL/kg 为主要目标;CI 为 3.0~5.0L/(min·m²),ITVB 为 800~1000mL/m² 为辅助目标进行补液治疗。基础补液速度为 4~6mL/(kg·h),如出现容量不足时可考虑脉冲式液体治疗(pulse fluid therapy, PFT),即 15 分钟内快速输完 3mL/kg 的乳酸钠林格液或者胶体溶液;术中维持 Hb≥90g/L,HCT≥0.3,MAP≥65mmHg,必要时输注浓缩红细胞、人工胶体、白蛋白或血浆,维持乳酸值<2.0mmol/L。建议治疗方案如下。

(1)当 SVV>13% 时,给予脉冲式液体治疗;当 SVV<13% 且 CI>2.5L/(min·m²),MAP<65mmHg 时,给予去甲。肾上腺素或去氧肾上腺素维持血压;当 SVV<13% 且 CI<2.5L/(min·m²),MAP<65mmHg 时,给予去甲肾上腺素或小剂量肾上腺素维持血压。

(2)以 EVLW≤7mL/kg 为液体治疗为主要目标,当 EVLW>7mL/kg,MAP≥65mmHg 时,可适当降低补液速度,并静脉注射呋塞米,输注人工胶体、白蛋白或血浆,EVLW 目标值≤7mL/kg。

(3)当 ITBV<800mL/m² 时,给予快速脉冲式液体治疗,给予去甲肾上腺素或去氧肾上腺素维持血压;当 ITBV>1000mL/m² 时,静脉给予呋塞米,并减慢补液速度。

6.GDFT 监测套餐 特殊麻醉血流监测方案:①方案 A:有创动脉监测+颈内静脉置

管(三腔),有条件 LiDCO 连续有创血流监测(SV、CO、SVR、CI、SVV);②方案 B:有创动脉监测+颈内静脉置管(三腔)+PICCO 血流动力学监测,更精准地连续监测心脏前、后负荷,心肌收缩力,容量输液反应性等血流动力学指标;③方案 C:有创动脉监测+PICCO 血流动力学监测+颈内静脉置管(三腔+血管鞘),有条件者置入 Swan-Ganz 导管或行 TEE,监测反映前负荷及左心功能的 PCWP 及其他多个指标。

依据患者的手术麻醉难易程度、全身状况综合评估后。选择合适的血流动力学监测治疗方案:①麻醉 ASA 分级Ⅰ~Ⅱ级,妇科手术复杂性分级低,卵巢癌减灭手术麻醉管理难度分级 1,选择卵巢癌肿瘤细胞减灭术麻醉血流监测方案 A;②麻醉 ASA 分级Ⅱ~Ⅲ级。妇科手术复杂性分级中,卵巢癌减灭手术麻醉管理难度分级 2,选择卵巢癌肿瘤细胞减灭术麻醉血流监测方案 B;③麻醉 ASA 分级Ⅲ~Ⅳ级及以上,妇科手术复杂性分级高,卵巢癌减灭手术麻醉管理难度分级 3,选择卵巢癌肿瘤细胞减灭术麻醉血流监测方案 C,制订围术期麻醉方案。

五、血液保护

围术期血液保护是指围术期各个阶段联合应用不同医疗技术有目的地保护患者自身的血液,减少患者自身血液的丢失和对异体血输注的需求。如何降低患者围术期失血,减少血制品输注,进一步提高患者术后生存质量,是围术期血液保护技术的研究重点,也是麻醉医师的任务和目标所在。

1.止血药物的应用　氨甲环酸(tranexamic acid,TXA)是一种人工合成的抗纤溶药,可竞争性结合纤溶酶原上的赖氨酸结合位点,阻止纤溶酶原的激活,保护纤维蛋白不被降解,从而发挥止血作用。2014 年的一项多中心研究显示,在晚期卵巢癌手术中,术前给予单次剂量的氨甲环酸(15mg/kg,100mg/mL)可以显著减少术中的失血量和输血量,研究者推荐氨甲环酸可作为晚期卵巢癌的标准预防性治疗。其他的研究也证实一系列优化输血措施能够减少妇科肿瘤开腹手术的失血,其中就包括依据循证医学而使用的15mg/kg 剂量的氨甲环酸,推荐在切皮后 30 分钟内使用完。因此,在卵巢癌减灭手术中使用氨甲环酸,有着重要的血液保护的作用。

2.羧甲淀粉(代血浆)制品应用

(1)白蛋白:白蛋白是一种极好的血容量扩充剂,5g 白蛋白保留循环内水分的能力相当于 100mL 血浆或 200mL 全血的功能,对低血容量患者可迅速扩容及维持心搏量,在抢救急性创伤性、出血性休克等危重患者时效果显著。白蛋白在胶体渗透压的维持中约起到 80%的作用。在各种原因所致的低白蛋白血症时,血浆胶体渗透压下降,液体向组织间隙扩散,形成组织水肿和胸腔积液、腹腔积液。根据 Starling 定律,足够的血浆胶体渗透压可减少甚至逆转血管内容物的渗出。外源性白蛋白能通过其在血管内外的移动增加胶体渗透压,阻止液体从血管内转移到血管外,稳定有效循环血容量,改善肾小球灌注,从而稳定血压和减轻。肾功能损害。术中补充足够的蛋白,还能改善此类患者的营养状态。

(2)人工合成产品——琥珀酰明胶、羟乙基淀粉(hydroxyethyl starch,HEs)。牛胶原经琥珀化而成的分散型胶体液,可有效维持血浆的胶体透压,改善静脉回流和心排血量,加快血液流速,改善微循环,增加血液的运氧能力,还能减轻组织水肿,有利于组织对氧的利用。该药的渗透性利尿作用还有助于维持休克患者的肾功能。

按相对分子质量划分,有较低相对分子量 HES(相对分子量<100 000)、中等相对分子量 HES(相对分子量 100 000~300 000)和较高相对分子量 HES(相对分子量>300 000)3 种。按取代程度划分,有低取代级 HES(0.3~0.6)和高取代级 HES(≥0.7)两种。较低相对分子量的 HES 扩容强度小,高取代级 HES 因体内停留时间过长可能会发生体内蓄积和凝血机制受损。所以,中等相对分子量低取代级的 HES 在安全性和有效性上有优势。目前临床上常用的是 6%HES(130/0.4)。

3.控制性低中心静脉压(controlled lower central venous pressure,CLCVP) 在临床肝切除术中出血,除了来源于中心静脉和肝动脉之外,还有可能来自肝静脉系统倒流的出血,有时肝静脉系统的出血量,影响手术野的暴露。右心房的压力在中心静脉压力下降的情况下,下腔静脉中由肝血窦和肝静脉流入的回流血量变多,进而使肝脏手术中切口处的出血量减少,从而能够有效控制手术中的输血和出血。

肝脏转移在卵巢癌血行转移中最为常见,进行卵巢癌细胞减灭术的同时切除肝内转移瘤,可改善患者的生活质量并延长生存期,因此主张尽可能切除肝实质内的转移病灶。如何减少此类手术肝脏手术出血尤为重要,CLCVP 常予以实施。

(1)CLCVP 的麻醉实施:通过对输液量的控制、术中硝酸甘油等扩管药物的应用,配合术中头低脚高位,以维持中心静脉压 5mmHg(1mmHg=0.133kPa)以下。降低中心静脉压力后,肝静脉的跨壁压力及肝窦内的压力相应降低,有利于减少横断肝实质时肝静脉系统出血。

(2)补液限制:控制补液是 CLCVP 麻醉技术的关键。根据手术进展情况补充晶体液或胶体液,通常情况下,75mL/h 或 1~2mL/(kg·h)的液体正常输注速度需要严格把控,假如患者在手术时尿量低于 25mL/h 或者动脉收缩压低于 90mmHg 时。即以 200~300mL 液体冲击输注,根据术中出血情况及血红蛋白浓度、凝血功能等决定是否输入血浆、红细胞或血小板。在肝脏部分切除并止血后,以胶体液和晶体液开始实施容量复苏,一般患者 Hb 高于 80g/L 时不需要输注红细胞。患有冠心病或脑血管疾病的患者 Hb 不能低于 100g/L。

(3)血管扩张药的应用:目前,血管活性药及其使用剂量在 CLCVP 技术中暂未形成统一标准,静脉泵注硝酸甘油是目前常用的手段,速度为 0.5~3.0μg/(min·kg),同时静脉输注去甲肾上腺素 0.01~0.10μg/(min·kg),维持 MAP≥60mmHg。术中 MAP≤60mmHg 超过5分钟时,依次采用恢复平卧位、加快输液、减少硝酸甘油输注、提高去甲肾上腺素输注速率等方法处理,直至 MAP≥60mmHg。

(4)体位的选择:垂头仰卧体位(特伦德伦伯体位,头低 15°)能够进行弥补,抵消手术和禁食造成的血容量的降低,同时能促进下肢的静脉回流。此外,手术中空气栓塞的预防及静脉回心血量的提高都能够通过头低位实现。

但有研究指出,虽然右心房和上、下腔静脉能够通过头低位增加其血容量,从而使静脉空气栓塞的概率降低,但是通过 CLCVP 技术却不容易达成,反而会增加出血量。他们研究发现,在术中采取头高位即利用反特伦德伦伯体位,能有效安全地维持 CLCVP,并避免了需要复杂的药物介入来实现 CLCVP。对于头低位难以维持 CLCVP 的患者可以采用头高位。

(5)不良事件:虽然低 CVP 水平与降低失血量相关,但同时也会使空气栓塞、全身组织灌注不足、肾衰竭等并发症的发病风险增高,需严密监护。

4.输血 卵巢癌手术术中常出现大量出血,输血与血液保护问题越加备受关注。

(1)术前评估:既往输血史及有无输血并发症;有无先天性或获得性血液疾病;有无服用影响凝血功能的药物,如阿司匹林、华法林等;有无活动性出血或急、慢性贫血情况;一般体格检查;实验室检查结果,包括血常规、凝血功能检查、肝功能、血型鉴定(包括 ABO 血型和 Rh 血型)、乙肝和丙肝相关检查、梅毒抗体及 HIV 抗体等;术前重要脏器功能评估。

(2)围术期输血相关监测:①失血量监测:密切观察手术失血量(如吸引器和纱布计量);②重要脏器灌注或氧供监测:包括血压、心率、脉搏、血氧饱和度、尿量、血红蛋白量或红细胞压积(HCT),必要时监测血气和酸碱平衡、电解质、混合静脉血氧饱和度和胃黏膜 pH(pHi);③凝血功能监测:包括血小板计数、PT、APTT、INR、纤维蛋白原水平及血小板功能评估等,必要时监测血栓弹性图(TEG)等。

(3)红细胞输入指征:①血红蛋白>100g/L 的患者围术期不需要输红细胞;②以下情况需要输红细胞:血红蛋白<70g/L,尤其在急性失血时;术前有症状的难治性贫血患者;对铁剂、叶酸和维生素 B_{12} 治疗无效者;术前心肺功能不全和代谢率增高的患者(应保持血红蛋白>100g/L,以保证足够的氧输送);③血红蛋白在 70~100g/L,根据患者心肺代偿功能、有无代谢率增高、年龄及有无进行性出血等因素决定是否输红细胞;④临床工作可按下述公式大约测算浓缩红细胞补充量。浓缩红细胞补充量=(HCT 预计×55×体重−HCT 实际测定值×55×体重)/0.60。

(4)血小板输入指征:①血小板计数>100×10⁹/L,不需要输血小板;②术前血小板计数<50×10⁹/L,应考虑输注血小板(产妇血小板计数可能低于 50×10⁹/L 而不一定输注血小板);③血小板计数在(50~100)×10⁹/L,是否输入取决于:出(渗)血是否不可控制;腔隙内手术有继续出(渗)血可能;影响血小板功能的相关因素,如体外循环、肾衰竭、严重肝病等;④经实验室检查确定有血小板功能低下且有出血倾向者;⑤每单位浓缩血小板可使成人增加(7~10)×10⁹/L 血小板数量。

(5)血浆制品输入:新鲜冰冻血浆(FFP)、冰冻血浆、新鲜血浆。目的:补充凝血因子和血浆蛋白。使用 FFP 的指征:PT 或 APTT>正常 1.5 倍,或 INR>2.0,创面弥漫性渗血;患者急性大出血输入大量库存全血或浓缩红细胞(出血量或输血量相当于患者自身血容量);病史或临床过程表现有先天性或获得性凝血功能障碍;紧急对抗华法林的抗凝血作用(FFP:5~8mL/kg)。使用说明:新鲜冰冻血浆内含全部凝血因子及血浆蛋白;每单位 FFP(相当于 200mL 新鲜全血中血浆含量)可使成人增加 2%~3% 的凝血因子;用时需要根据临床症状和监测结果及时调整剂量;不应该将 FFP 作为容量扩张剂。

（6）输冷沉淀[补充纤维蛋白原和（或）Ⅷ因子]指征：①纤维蛋白原浓度>150mg/dL。一般不输注冷沉淀；②以下情况应考虑输注冷沉淀：存在严重伤口渗血且纤维蛋白原浓度小于80~100mg/dL；存在严重伤口渗血且已大量输血，无法及时测定纤维蛋白原浓度的儿童及成人轻型甲型血友病、血管性血友病、纤维蛋白原缺乏症及凝血因子Ⅷ缺乏症患者；严重甲型血友病需加用Ⅷ因子浓缩剂。纤维蛋白原浓度应维持在100~150mg/dL甚至之上，并根据伤口渗血及出血情况决定补充量。一个单位冷沉淀约含250mg纤维蛋白原，使用20单位冷沉淀可恢复到必要的纤维蛋白原浓度。

（7）大量失血的药物治疗：围术期首先排除外科引起的出血后，应考虑使用全身或局部止血药；大失血时，若传统的治疗手段均失败，可考虑使用重组活化Ⅶ因子。

（8）相关因素的治疗：避免围术期低温，当体温<34℃时将影响血小板功能和延长凝血酶激活；及时诊断并有效治疗严重酸中毒和严重贫血，当pH≤7.10时也明显影响凝血功能；维持适当的HCT，HCT明显下降也影响血小板黏附和聚集。

六、体温保护

手术期间低体温的发生率仍然很高，低体温造成的一系列病理生理学改变与围术期心肌缺血、凝血疾病和伤口感染等并发症相关，并会延迟拔管时间并延长在PACU的滞留时间，增加住院费用，对于患者预后有很大影响。如何进行有效的体温保护是现在的研究热点之一，强制气流加温系统、热辐射加温系统等均有体温保护作用，随着研究的深入，带搏动性负压温水系统和经股静脉新型血管内加温方法被证实是很有前景的术中加温技术。

七、保护性通气策略

全麻过程中有多种因素作用于呼吸系统，机械通气是保证患者肺部通气的重要手段，但也有可能诱发机械通气相关性肺损伤（VILI），由此更多的肺保护性通气策略被提出，且部分被证明可降低急性呼吸窘迫综合征（ARDS）和急性肺损伤（ALI）等肺部并发症的发生率。

肺保护性通气策略主要体现在小潮气量、低PEEP、行肺复张策略及控制FiO_2等方面。肺保护性通气策略是在保证机体氧合和氧供的前提下，防止肺泡过度扩张或塌陷，减少VILI的发生，降低术后患者肺部并发症和减少患者死亡率的通气策略。

八、多模式镇痛

术后镇痛对于促进患者术后尽早恢复、降低术后并发症发生率十分重要。临床上术后镇痛模式、镇痛药物的种类很多。有研究表明多模式镇痛对于开腹手术术后镇痛效果良好，有临床推广价值。开腹手术术后镇痛方式包括患者自控静脉镇痛、硬膜外镇痛、肌内注射镇痛、口服镇痛药。随着超声技术的发展，使得椎旁、腹横肌平面阻滞技术和竖脊肌筋膜下阻滞技术在镇痛领域得到广泛开展。镇痛药包括阿片类镇痛药和非甾体抗炎镇痛药。其作用机制及镇痛效果不同。镇痛药物的联合使用可有效减少不良反应的发生，使术后的镇痛效果更加确切。

卵巢癌减灭手术切口长(复杂手术为耻骨联合至剑突),手术拉钩牵拉时间长,探查、暴露术野产生的内脏挤压损伤。需术后有效的镇痛。镇痛方案应包括炎性痛、内脏痛及切口痛的控制,术毕长效局麻药、多点腹横肌平面阻滞或腹直肌鞘阻滞控制切口痛;环氧化物酶抑制剂氟比洛芬酯超前镇痛控制炎性痛,术后48~72小时持续硬膜外或静脉镇痛,加入羟考酮可加强对内脏痛的调控,加入中枢性抑呕药预防恶心呕吐,可全面有效镇痛。

第三节　宫腔镜手术的麻醉

宫腔镜手术是20世纪90年代发展起来的治疗妇科疾病的一门新的技术。它集光纤、光电、微型摄像和图像分析与显像于一体。这些高科技设备应用于临床时,因技术特别,术中可能引发不良反应及严重并发症。因此,麻醉人员必须全面了解相关知识,并应有处理和预防术中意外及并发症的应急治疗技能。

一、麻醉前评估

虽然宫腔镜手术麻醉与其他手术麻醉术前评估大同小异,但大宗流行病学研究表明,术前准备不充分是术后并发症和死亡的主要原因之一。"只有小手术没有小麻醉"告诫人们应谨慎小心实施麻醉,更重要的是重视术前评估。麻醉医师进行术前病情评估时应从以下几方面实施。

1.术前访视患者并参加术前讨论　麻醉前1~3日深入病房访视患者或参加术前讨论,条件较好的医院应开设麻醉门诊进行麻醉前评估,建立患者的安全感和信任感,消除患者因恐惧紧张心理带来的心身方面的损害,同时应了解手术部位、方式、范围和体位,以便确定麻醉方式和设备及药品的准备。术前叮嘱患者禁食水8~12小时,并应向患者及其家属交代有关麻醉的危险性,特别是麻醉意外的发生,可能危及患者生命,以取得患者家属的理解及书面签字。随着我国法制逐渐完善,有的医院已实行麻醉签字公证,有利于麻醉工作开展。

2.熟悉病史,系统体格检查　熟悉患者病史,特别要了解现病史,是否当前并存内科疾患如心脏病、高血压、糖尿病、肝肾疾病、哮喘、贫血、血液病、凝血障碍性疾病,有无抗凝治疗,现是否治愈或是继续治疗,用何种药物治疗,治疗反应如何,有无药物过敏史,这直接关系到麻醉的安全;重视过去史及家族史,曾接受过麻醉否、麻醉次数、麻醉方式及麻醉效果,以及家族中有无遗传性疾病、重症肌无力或恶性高热等,这直接关系到麻醉的效果及预后。因此,术前必须系统地检查全身状况,包括生命体征、心肺听诊、脊柱四肢及神经系统检查,以便确定麻醉方案。

3.检验及查看必要的实验参数

(1)常规检查血、尿常规:主要了解患者是否贫血,贫血程度及肾小管功能。

(2)生化检查:重点了解肝功能、血浆蛋白及白/球比值、血钾、血钠、血糖浓度。有些内科治疗如强心、利尿、降糖可导致电解质紊乱。

（3）心电图、胸透检查:了解心脏电生理活动、心肌供血及肺部情况。

（4）其他特殊检查:有心肺疾病患者必要时检查肺功能、心动超声图及血气分析。有血液病史及抗凝治疗患者必须做凝血功能检查。

4.麻醉手术风险评估　麻醉医师术前应考虑患者是否在最佳身体状态下接受麻醉,此手术给患者健康带来的好处是否大于因并存疾病所致的麻醉手术风险。下列任何一项均可导致术中、术后并发症和增加死亡率的危险。

（1）临床评估 ASA(American Society of Anesthesiologists)超过Ⅲ级。

（2）心力衰竭、洋地黄治疗、电解质紊乱。

（3）心脏危险指数 Goldman 评分>25 分。

（4）肺部疾患及胸部 X 线片证实的肺部异常。

（5）肾衰竭或代谢性酸中毒。

（6）心电图异常。

（7）急性呼吸道感染。

（8）严重贫血、低蛋白血症。

（9）凝血功能障碍性血液病及不可逾越的抗凝治疗。

二、宫腔镜手术的麻醉方法与选择

宫腔镜手术刺激虽仅限于宫颈扩张及宫内操作,但由于支配子宫的内脏神经主要来自于 $T_{10 \sim 12}$、L_1、L_2 的交感神经等及 $S_{2 \sim 4}$ 的副交感神经组成的盆神经丛,易导致全身反应类似如人流综合征(RAAS,即心动过缓、心律失常、血压下降、恶心呕吐、胸闷、面色苍白、大汗等征象)。因此,麻醉的方法及选择取决于以下几点:①诊断性宫腔镜或治疗性宫腔镜用光学纤维镜还是硬镜;②是非住院患者还是住院患者;③患者精神心理状态能否合作;④患者对麻醉的要求;⑤手术医师的要求及手术操作的熟练程度;⑥手术时间长短。

1.表面麻醉　表面麻醉即用穿透性强、作用快的局麻药用于子宫颈管内或注射到宫腔内的表面麻醉方法。药物一般用 0.5%~1%丁卡因或 2%利多卡因,采用棉棒宫颈管填塞法或宫腔内注射法。虽然表面麻醉能缓解扩宫时疼痛和全身不良反应,但不能较好地缓解宫内操作时的神经反射症状,因为它不能安全阻断黏膜下层和肌层对压迫、牵拉及电切、电凝热效应的神经反射。但此法与地西泮镇痛麻醉复合可用于宫腔镜活检、检查及 TCRP 等创伤较小的局部手术麻醉。

2.宫颈旁神经阻滞　宫颈旁神经阻滞分别于宫颈 4、8、10 点距宫口外缘 0.5cm 处,进针约 3cm,各注射 0.5~1mL 的 2%利多卡因,能使 92%的患者宫口松弛,且 RAAS 发生率明显降低。理论上高浓度、大容量宫旁阻滞效果较好,但存在注射痛及全身中毒反应,也不能安全消除宫底及宫体的神经反射。

3.硬膜外麻醉及蛛网膜下隙阻滞　硬膜外麻醉分为连续硬膜外麻醉和单次硬膜外麻醉,是目前使用较广泛且熟练的麻醉方法。可根据手术时间长短及术者技术熟练程度随意调控麻醉时间和麻醉平面。其优点在于:①穿刺成功后阻滞完善,可控性好;②减少应激反应,减少血压升高和心动过速的发生;③可改善胃肠蠕动,减少腹胀,因交感神经阻滞可致副交感神经张力增加;④术中保持患者清醒,能及时告知宫腔手术中可能发生的不良反应如 TURP 综合征;⑤术后恶心、呕吐和嗜睡减少;⑥还可用于术后镇痛治疗。但也有其缺点因麻醉操作技术要求较高,失败率也较高;麻醉起效时间较长,并有发生全脊麻的可能。特别在妇科手术麻醉中有部分患者凝血功能障碍,血流动力学不稳定或脊柱畸形应属麻醉禁忌。而蛛网膜下隙阻滞,虽然操作简便,阻滞完善,但不适合非住院患者,且对血流动力学影响较大,特别是青壮年,术后头痛发生率较高,临床上较少应用。

4.全身麻醉　宫腔镜手术操作只限于子宫腔内,且手术时间较短,无须全身麻醉。但随着人们生活质量及知识水平与认识水平的提高,越来越多的患者要求在安静、平稳、无痛状态下度过围术期。一般选用静脉全身麻醉。麻醉药物应选择作用时间短、苏醒快、镇痛效果好、不良反应少的全麻药物。以往较多采用亚麻醉剂量的氯胺酮,其镇痛效果可达 80%~90%,但也不能完全抑制 RAAS(reaction artificial abortion syndrome,RAAS),且增加肌张能力而不易扩宫;呕吐、口腔、呼吸道分泌物较多,易导致上呼吸道梗阻及误吸,还可引起兴奋、躁动及做噩梦,造成患者心理伤害,目前已较少应用。

(1)静脉全身麻醉:近几年来新的静脉全麻药的开发应用,临床麻醉医师在选择全身麻醉药物时可根据患者状况灵活掌握。

目前较常用的有依托咪酯、异丙酚,而国外较多采用单剂量阿芬太尼和舒芬太尼等,这些药物不良反应相对较少,安全可靠,苏醒快,特别是阿芬太尼类,镇痛完善,镇痛与意识分离,术毕很少感觉疼痛,术中也无任何记忆,作用时间短,但大剂量时均有一过性呼吸抑制,多数能自行缓解。

1)依托咪酯:依托咪酯是咪唑类衍生物。临床应用 0.1~0.3mg/kg,7~14 分钟自然苏醒,无精神不良反应,但呕吐发生率较高,且有注射部位痛及体动,并有抑制肾上腺皮质功能。如与小剂量芬太尼合用,则镇痛完善,苏醒快,不良反应明显减少。

2)异丙酚:异丙酚具有起效快,作用时间短,恢复迅速而平稳,同时有一定的抗呕吐作用。常用剂量为 2.5~3mg/kg,能维持 8~10 分钟。如首次剂量后再用 3~4mg/(kg·h)静脉滴注维持,可随意延长麻醉时间而不影响苏醒时间。但也有一过性呼吸、循环抑制。因此,要求麻醉医师应具备辅助通气设备和技术条件。

3)阿芬太尼:与芬太尼作用比为 8:1,起效和作用维持时间是芬太尼的 1/3,无蓄积,对心血管影响小,镇痛与意识分离,常用量 30~50μg/kg 镇痛维持 15~20 分钟。

4)氯胺酮:有较强的镇痛作用,宫腔镜手术时常用剂量 0.3~1.3mg/kg,稀释后静脉注射,此麻醉剂量对呼吸影响小,苏醒快,但有肌紧张、呕吐、呼吸道分泌物增多、兴奋和做噩梦等缺点。

5)瑞芬太:瑞芬太尼是一种超短效阿片 μ 受体激动剂,具有起效快、作用时间短、无蓄积等特点,而广泛应用于临床。其特点:代谢清除快,$t_{1/2}$Keo＊为 3~4 分钟;通过非特异性血液及组织酯酶代谢,肝肾功能不全患者也可安全使用。而且镇痛效价为芬太尼的 50~100 倍,为阿芬太尼的 20~50 倍。常用剂量为静脉滴注 0.25~1μg/kg,镇痛作用可维持 3~10 分钟。大剂量或静脉滴注太快也可导致心动过缓、恶心呕吐和呼吸抑制。

6)异丙酚-阿片类药靶控输注(target controlled infusion,TCI):随着计算机技术的发展,1992 年 Kenny 等研制出计算机辅助滴定静脉麻醉药,微机控制的输液泵,是以血浆或效应室的目标为调控指标,同时可以显示目标血药浓度、效应室药浓度、给药时间和累计剂量,并可限制最高剂量。目前异丙酚-阿片类药靶控输注已广泛应用于临床麻醉和镇痛。常用 TCI 输注系统有两种:Diprifusor 和 Fresenius base primea。它是可以同时进行镇痛镇静药等双通道或多通道的靶控输注。当今常用异丙酚-瑞芬太尼靶控输注;异丙酚 0.8μg/L 和瑞芬太尼 0.2~2μg/L,有较好的镇痛、镇静作用,也适合年老体弱及多并发症患者的检查和手术治疗。

(2)喉罩通气静脉全麻:喉罩(Laryngeal Mask Airway,LMA)是由英国医师 Brain 于 1981 年根据解剖成人咽喉结构所研制的一种人工气道。根据喉罩的发明先后时间和用途分为三类:第一代为普通喉罩(LMA);第二代为插管喉罩(LMA-Fastrach,Intubating LMA,ILMA);第三代为双管喉罩(ProSeal-LMA)。喉罩的优点:①使用方便、迅速、气道维持更容易;②无须喉镜,与气管插管比较,初学人员放置 LMA 的难度小,成功率高;③对不需要肌松的长时间手术,LMA 取代了面罩的作用;④建立气道以便自主通气和控制通气;⑤LMA 的位置即使不很理想,也多能维持气道通畅;⑥避免气管内黏膜损伤;⑦在浅麻醉状态下也能耐受,耐受 LMA 比气管内导管所需的麻醉药量也减少。⑧麻醉诱导和恢复期血流动力学稳定性提高,置管时眼内压增高程度减少,麻醉恢复期咳嗽减少,氧饱和度提高,成人手术后咽痛发生率也降低。

有许多腔镜手术如子宫黏膜下多发肌瘤、宫腔严重粘连、子宫内膜息肉、增生,先天性子宫阴道纵隔等,由于手术时间较长,为了确保有效通气,在静脉全麻的基础上插入喉罩,既能保证有效通气,降低反流误吸之可能,还能进行机械通气或吸入麻醉。但喉罩通气麻醉应严格掌握适应证,对于颌面、口咽畸形,腺样体增生,饱食肠梗阻等有反流、误吸可能性的患者,应属绝对禁忌证。

(3)吸入全身麻醉:部分宫腔镜手术可采用单纯吸入麻醉完成。麻醉药经呼吸道吸入一定浓度,以维持适当的麻醉深度。目前吸入的气体麻醉药为氧化亚氮,挥发性麻醉药为氟化类麻醉药,如恩氟烷、异氟烷、七氟醚、地氟醚等。由于氧化亚氮的麻醉性能弱,高浓度吸入时有发生缺氧的危险,因而难以单独用于维持麻醉。挥发性麻醉药(如七氟醚、地氟烷)的麻醉性能强,高浓度吸入可使患者意识、痛觉消失,能单独维持麻醉。但肌松作用并不满意,如盲目追求肌松,势必增加吸入浓度。吸入浓度越高,对生理的影响越严重。因此,临床上常将 N_2O-O_2-挥发性麻醉药合用,N_2O 的吸入浓度为 50%~70%,挥发性麻醉药的吸入浓度可根据需要调节,需要肌肉松弛时可加用肌松药。肌松药不仅使肌肉松弛,还可增强麻醉作用,以减轻深麻醉时对生理的影响。使用氧化亚氮时,麻醉机的流量表必须精确。为避免发生缺氧,应监测吸入氧浓度或脉搏氧饱和度(SpO_2),吸入氧浓度不低于 30% 为安全。挥发性麻醉药应采用专用蒸发器以控制其吸入浓度。有条件者可连续监测吸入麻醉药浓度,使麻醉深度更容易控制。

(4)有必要时应实施气管内插管全麻,以确保患者安全。

三、宫腔镜手术中监测

宫腔镜手术麻醉的特殊性在于麻醉医师应知晓宫腔镜手术可能发生不良反应(如

TURP 综合征)和手术操作的并发症,通过监测分析生理参数及其变化,能尽早发现问题,判断问题的严重性,提供早期诊断和识别病情转归依据,并为手术医师对并发症的进一步处理提供更好的麻醉支持和生理保障。

1.常规监测

(1)心电图:特别是对老年人或患有先天或后天性心脏病患者,应常规监测。麻醉和手术中电切或电凝对心肌电生理也有一定的影响,可尽早地了解有否心肌缺血、心律失常等节律变化。

(2)血压:血压由心排血量、血容量和周身血管阻力所决定,特别是椎管内麻醉后,可致相对容量不足而导致低血压;而用液体膨宫时若手术时间长,灌注压高可出现高血容量性高血压。一旦出现高血压或低血压,麻醉医师应尽早查找原因,以便做出正确处理。

(3)脉搏氧饱和度监测:能发觉低氧性缺氧和搏动性血流,并能连续了解肺内气体交换状态,如氧合血红蛋白饱和度和中心氧合状态。妇科患者有相当一部分行宫腔镜手术时均伴有贫血,如血红蛋白在 5~6g/L 时,氧含量不足但氧饱和度满意;低血压时或心泵功能低下,搏动性血流降低,而氧饱和度可能正常。因此,对诊断贫血性缺氧和早期低血压时存在价值和意义。

(4)心前区或食管内听诊:可以监测心音、呼吸频率和通气情况,但不能识别呼吸类型。如用气体膨宫时,易导致气体栓塞。通过此法可及早发现,当听诊发现呼吸音和心音有异常时应立即停止手术,及时处理。

2.特殊监测

(1)电解质监测:主要是血钠浓度监测。由于98%的渗透压是由电解质提供的,而钠几乎占了一半。当血钠浓度<125mmol/L,即感恶心不适;若 110~120mmol/L 时,即感头痛乏力、反应迟钝,<110mmol/L 时抽搐、昏迷。宫腔镜下子宫肌瘤切除时,若膨宫压大于 $100cmH_2O$ 大灌注流量或患者处于低血压状态时易发生稀释性低钠血症,为防治急性水中毒提供可靠依据。

(2)血糖监测:宫腔镜手术膨宫介质有三种。目前常用 5% 葡萄糖,术中定时快速测定血糖浓度十分必要。一旦血糖异常升高,提示冲洗液或膨宫液吸收。

(3)中心静脉压监测:如 CVP 增高,说明有效血容量增多,而且 CVP 的变化比血压变化早。因此,可作为稀释性低钠血症的先兆征象。但其敏感性非同监测 PCWP,如根据 PCWP 的监测指导治疗会更安全。

(4)无创性血管外肺水监测:任何原因引起毛细血管壁滤过变化和毛细血管内外静水压与胶体渗透压差变化,均可导致肺水肿,采用心阻抗血流图(ICG)监测胸腔液体指数(TFI)用以区分心源性或非心源性水肿。

四、宫腔镜术中并发症及防治

1.并发症　以下并发症常由麻醉医师首先发现。

(1)机械性损伤:有统计宫腔镜检查与手术发生子宫穿孔约占 2%,有生理和病理两方面原因,与子宫不良位置如前倾或后倾子宫、解剖异常、子宫萎缩或发育不全、宫腔粘连、宫颈狭窄,以及手术操作时膨宫不理想有关。子宫破裂可因宫颈穿孔及撕裂,子宫假道形成,可发生于扩宫或宫内操作过程中。如在电灼、电切、激光刀或使用锐利器械引起穿孔时,其破损部位不易自愈,若穿孔部位于子宫角及附件处,因血供丰富,可导致大出血及大量膨宫介质进入循环(气体或液体)会导致气栓等代谢和循环紊乱。因此,手术医师必须谨慎选择合适的患者接受宫腔镜手术,应熟练掌握和使用宫腔镜器械,配用膨宫泵可调的流量扩张宫腔,最大限度满足手术视野,有助于提高手术安全性。

(2)出血:宫腔镜手术导致大出血较少见,除非子宫穿孔。但有些患者患有凝血功能障碍性疾病,或因心血管疾病长期服用非甾体抗风湿药物、抗凝治疗,尤其是阿司匹林,可导致大量失血。术前应治疗凝血功能障碍性疾病,有使用阿司匹林者应停用 7~14 日后方可实施手术治疗,有文献报道应停用 20 日以上方可手术治疗。

(3)气体栓塞:多见于使用气体(CO_2)作为膨宫介质,有资料表明静脉破口与膨宫压力阶差>4mmHg 可引起 90mL/s 的气流量,如呈气团样吸收[0.5mL/(kg·min)]即可产生明显的症状。心功能欠佳者可导致死亡。主要表现为心电图、血气值异常、低血压、出现特征性心脏杂音——金属样杂音或水轮音。一旦发生可疑气体栓塞,应立即停止膨宫,改变手术体位于左侧卧位或头低位,提高静脉压,必要时经右心导管抽出气泡。

(4)TURP 综合征:宫腔镜手术的膨宫液体介质在加压下的过量吸收也可发生类同于前列腺切除综合征的急性水中毒。发生 TURP 综合征取决于膨宫液的种类、吸收量和速度。急性水中毒多为血管内吸收所致,即膨宫介质通过破损的小静脉或血窦直接入血;而膨宫液通过缺损的子宫内膜或经输卵管进入腹腔经血管外吸收,使低渗液进入血管外间隙,导致迟发性低钠血症。

膨宫液吸收量和速度取决于以下几点:①膨宫液静脉压:是决定吸收量的重要因素,即使静水压小于 $60cmH_2O$ 也能使膨宫液大量吸收,同等重要的还有压力持续时间;②手术时间:手术时间长短主要与血管内吸收量有关。一般认为手术时间不超过 60 分钟,不会引起严重的 TURP 综合征,但也有报道在手术开始 15 分钟后就发生急性水中毒;③被切除的瘤体大小及子宫内膜切除面积;④失血量:膨宫液吸收量与失血量呈正相关。因为失血多时所需灌洗液的流量也大;⑤宫颈口的松弛度和内镜下水开关的开启程度:引流不畅,宫腔内压增高,吸收量和速度也快。

一般说来,血压增高、脉搏减慢和精神异常兴奋是急性水中毒 3 个早期征象。如果血浆胶体渗透压下降显著,能引起非心源性肺水肿,表现为呼吸急促、粉红色泡沫样痰、口唇发绀等低氧血症。如果血清钠浓度严重降低,能导致低电解质性心血管虚脱,表现为低血压、头痛、恶心呕吐、视觉模糊及意识障碍,如未及时治疗进而可致强直样抽搐和昏迷。

2.防治 一旦发生 TURP 综合征,应立即停止手术,积极恢复正常血容量,减少静脉回心血量,密切监测血清钠浓度和血浆渗透压,排出过多的水分,纠正低钠血症。

(1)呋塞米的应用:经血管内吸收的膨宫液占总吸收量的29%,这就使膨宫液中含有渗透性利尿物质不能很好地发挥其利尿作用,所以应常规给予呋塞米,合并有严重肺水肿时有必要给予强心治疗。

（2）高渗盐溶液应用：使用3%~5%氯化钠溶液纠正异常血容量和低钠血症，同时有渗透性利尿作用，以减轻细胞内水肿。

（3）若发生非心源性肺水肿，大量粉红色泡沫痰、发绀，应限制晶体液输入，适当输入胶体溶液，并用40%乙醇雾化吸氧。

（4）术中尽量保持较低膨宫压力在 $60cmH_2O$ 左右，使用非溶血性等渗或低渗膨宫液，尽量缩短手术时间，是预防 TURP 综合征的主要措施。

第十一章 产科手术麻醉

第一节 剖宫产手术的麻醉

一、概述

1.妊娠相关的各系统生理改变

(1)呼吸系统:妊娠期间潮气量增加,呼吸频率大致不变,分钟通气量增加,孕足月时比非妊娠妇女高约50%。过度通气使$PaCO_2$降低,妊娠第12周降至约30mmHg,但由于肾排泄碳酸氢盐增加,血pH保持稳定。

孕20周开始,增大的子宫推动膈肌上移,使功能残气量减少,孕足月时减少约20%,这意味着氧的储备减少。同时,由于孕妇本身代谢增加,孕妇氧耗比非妊娠妇女增高约20%。储氧能力的减少和氧耗的增加使孕妇更容易发生缺氧。

妊娠期间上呼吸道毛细血管扩张充血,黏膜肿胀,导致鼻塞和上呼吸道狭窄,气管插管易导致损伤。

(2)心血管系统和血液系统:妊娠期血容量和心排血量增加,到孕32周时接近高峰,心排血量的增加主要由心率和每搏量增加引起。在激素的作用下,妊娠期全身血管阻力下降,但平均动脉压基本保持稳定。孕12周以后,增大的子宫移出盆腔,仰卧位时,下腔静脉和腹主动脉受到不同程度的压迫,可使心排血量下降20%而产生仰卧位低血压综合征。

足月孕产妇血容量可增加至非孕期的40%~50%,而红细胞仅增加20%~30%,这种改变的差异导致了生理性稀释性贫血。但由于心排血量增加,氧解离曲线右移,产妇并不会缺氧。妊娠期各类凝血因子明显增多,血小板数量稀释性减少,但活性增加,表现为血液呈高凝状态。

(3)消化系统:妊娠期在增大子宫的影响下,胃的位置发生改变,其排空速度减慢。孕激素和雌激素水平增高使食管下端括约肌张力降低,孕妇反流误吸的风险增加。

2.子宫和胎盘的血供及其影响因素 为了满足胎儿生长发育的需要,受激素作用的影响,孕期子宫血流不断增加,孕晚期子宫血流可增加至非孕期的20~40倍,其中80%~85%供给胎盘。子宫胎盘血流属低阻高速血流,缺乏自身调节,其血流量与平均灌注压成正比,受母体动脉血压和心排血量的控制,故而围术期保证母体充分的动脉血压至关重要。许多因素可影响子宫胎盘的血供,减少其血流:①体循环血压下降;②母体长时间显著的低氧血症;③母体低碳酸或高碳酸血症;④疼痛、不安、浅麻醉等引起的儿茶酚胺释放;⑤宫缩引起的宫内压上升;⑥妊娠合并高血压。

3.孕产妇的麻醉药用量调整 妊娠期患者麻醉药的药代学及药动学均发生了改变。

妊娠期血浆容量增加,导致药物的分布容积增加,因而血浆药物峰浓度降低,消除半衰期增加。另外,妊娠期低蛋白血症常见,使药物的血浆蛋白结合减少,游离药物增加,增强了麻醉效果,尤其是血浆蛋白结合力高而脂溶性低的药物,如苯二氮䓬类。

孕产妇吸入麻醉药的最低肺泡有效浓度在孕 8~12 周减少 30%。妊娠使孕妇硬膜外腔间隙变窄,局麻药扩散更广泛,因此局麻药用量减少,然而妊娠早期局麻药减少的效应同样存在,这可能与妊娠期激素水平改变,引起神经组织对局麻药的敏感性增加有关。孕早期,孕妇血浆胆碱酯酶活性可下降 25%,但琥珀酰胆碱的作用时间并未延长,这与其血浆分布容积增加的抵消作用有关。非去极化肌松药的代谢改变取决于各自不同的代谢方式,0.2mg/kg 的维库溴铵起效更快,作用时间更长;0.6mg/kg 的罗库溴铵起效时间不变,但维持时间更长;经 Hoffman 方式消除的顺式阿曲库铵起效加快,而作用时间缩短。

二、术中管理

1.剖宫产手术常用的麻醉方式　椎管内麻醉是剖宫产手术最为常用的麻醉方法,在某些特殊情况,也可首选全身麻醉。常用方法包括以下几种。

(1)单次腰麻(蛛网膜下隙阻滞):优点是起效快、阻滞效果良好,并且由于局部麻醉药使用剂量小,发生局部麻醉药中毒的概率小。另外,蛛网膜下隙阻滞失败率较低,不会造成局部麻醉药意外血管内注射或大量注入蛛网膜下隙造成全脊麻。脊麻的缺点包括麻醉时间有限和容易出现低血压。

脊麻最常使用的药物是重比重丁哌卡因(丁哌卡因用 10% 葡萄糖溶液稀释),常用剂量为 8~12mg,作用时间为 1.5~2 小时。尽管增加脊麻用药量可以升高阻滞平面,但超过 15mg,低血压的发生率明显升高。低血压可通过预先给予一定量的液体(500mL 林格液)、子宫移位(通常是左移)及准备好麻黄碱等升压药来预防。对于肥胖产妇,坐位是蛛网膜下隙穿刺的最佳体位。重比重药物比等比重药物更容易预测阻滞平面的高度,而且麻醉科医师也可以通过改变手术床位置来调整平面高度。

(2)硬膜外麻醉:硬膜外穿刺点多选择 $L_{2\sim3}$ 或 $L_{3\sim4}$ 间隙,向头或尾侧置管 3cm。局部麻醉药常选用 1.5%~2% 利多卡因、0.5% 丁哌卡因或罗哌卡因,维持阻滞平面于 T_6。用药剂量可比非孕妇减少 1/3。该方法起效较慢,对循环影响较小。在剖宫产术中,经硬膜外途径给予大量局部麻醉药具有潜在的毒性,且孕妇硬膜外血管常处于充盈状态,穿刺置管应小心,以免误入血管。硬膜外导管有移动的可能,因此即使采用负压回抽试验也不能完全排除导管进入蛛网膜下隙或血管的可能。注药前回吸给予试验剂量、分次给药、选择更安全的药物(如利多卡因)或较新的酰胺类局部麻醉药(如罗哌卡因和左旋丁哌卡因)等措施可减少局部麻醉药中毒的危险。

局部麻醉药中添加少量芬太尼(2μg/mL)或舒芬太尼(0.5μg/mL)有助于改善麻醉效果。可乐定也用来添加至硬膜外局部麻醉药中,但常产生镇静、心动过缓及低血压。硬膜外已经置管行分娩镇痛的患者,拟行急诊剖宫产时,可直接利用原导管有效地实施硬膜外麻醉。

为预防仰卧位低血压综合征,孕妇最好采用左侧倾斜 30° 体位,或垫高孕妇右髋部,使之左侧倾斜20°~30°,这样可减轻巨大子宫对腹膜后大血管的压迫。

(3)腰麻-硬膜外联合麻醉(CSEA):腰硬联合麻醉(combined spina-epidural anesthesia,CSEA)综合了蛛网膜下隙阻滞和硬膜外阻滞各自的优点,发挥了脊麻用药量小、起效快、效果确切的优点,又可发挥连续硬膜外阻滞的灵活、可用于术后镇痛的优点。由于腰麻穿刺针细(26G),前端为笔尖式,对硬脊膜损伤少,故脊麻后头痛的发生率大大减少。近年来,CSEA已广泛用于剖宫产手术的麻醉中。

穿刺点常选择$L_{2~3}$,使用"针过针"技术,由硬膜外穿刺针进入硬膜外腔后,经该穿刺针置入长带侧孔的微创性腰穿针直至刺破蛛网膜,见脑脊液自动流出,证明穿刺成功。注入局部麻醉药后,退出穿刺针,头侧方向置入硬膜外导管3cm,必要时可从硬膜外腔给药,以实施连续硬膜外麻醉或PCEA术后镇痛。

(4)全身麻醉:全身麻醉适用于有椎管内麻醉或区域阻滞麻醉禁忌证、术中须抢救和确保气道安全的孕妇手术。其优点是诱导迅速,可立即开始手术,保证气道和通气的最佳控制,减少了血容量不足时低血压的发生;缺点和风险是可能导致反流误吸、新生儿抑制、术中知晓、气管内插管拔管困难等。目前较通用的全身麻醉剖宫产方法如下。

1)术前评估和准备:评估检查气道,询问麻醉史、用药史、过敏史及禁食水情况等。检查上肢静脉通道是否通畅。术中监测措施包括心电图、血压、脉搏血氧饱和度、呼气末二氧化碳监测。做好困难气道插管的准备。准备好吸引器、短柄喉镜,6.0~7.0号气管导管,以及处理困难气道的相关器械。

2)麻醉诱导:诱导前吸纯氧3~5分钟,或纯氧深呼吸气5~8次(氧流量5~6L/min)。手术的各项措施(如消毒、铺巾等)准备好之后开始麻醉诱导。采用快速顺序诱导:静脉注射丙泊酚1.5~2.5mg/kg加氯琥珀胆碱1.0~1.5mg/kg或罗库溴铵0.6~1.0mg/kg。如果血流动力学不平稳,也可静脉注射依托咪酯0.2~0.3mg/kg或者氯胺酮1~1.5mg/kg。接受硫酸镁治疗的孕妇肌松药适当减量。丙泊酚可透过胎盘,临床不推荐大剂量(>2.5mg/kg)使用。氯胺酮如果剂量过高则可能产生精神症状及子宫张力增加,也会对新生儿产生呼吸抑制。常用的全身麻醉镇静镇痛药物如咪达唑仑、芬太尼及其类似物、吗啡、哌替啶等不宜用于胎儿娩出前,因会导致胎儿呼吸抑制。

3)麻醉维持:麻醉维持可采用吸入麻醉药或者静吸复合麻醉维持,如50%~70%氧化亚氮加七氟烷维持适当的麻醉。避免过度通气,防止胎儿酸中毒。胎儿娩出后,可适当追加芬太尼或舒芬太尼等阿片类镇痛药。降低吸入麻醉药浓度,以免影响宫缩。七氟烷的MAC要控制在小于1.0%。

4)苏醒拔管:可于手术结束前5~10分钟停用吸入麻醉药,并用高流量氧气洗出,以加速苏醒;或采用全凭静脉麻醉苏醒。产妇完全清醒、喉反射恢复后,拔除气管插管。

目前普遍认为,剖宫产全身麻醉并发症是产科麻醉相关死亡发生的主要原因。产妇因肥胖,舌体肿大,咽喉气管黏膜水肿,口腔黏膜脆易出血等可能导致困难气道发生率显著升高。反流误吸、插管失败或插管困难引起的低氧血症是产科全身麻醉导致产妇死亡的主要因素。大多数产科气管内插管在紧急状态下进行,对气道的准备不充分、困难气道设备没有及时到位、麻醉科医师缺乏经验,这些因素都会导致产科全身麻醉气道不良事件发生率增加。随着各种困难气道设备使用的增多,对于普通喉镜插管失败病例,可选用可视喉镜、喉罩甚至纤维支气管镜辅助插管。必要时可以使用喉罩解决通气问题。

近年来,各种喉罩用于产科全身麻醉逐渐增多,特别是可置入胃管的喉罩使用逐渐增多,为预防产科全身麻醉反流误吸提供了更多的选择。国外报道 ProSeal 喉罩用于3000 例剖宫产全身麻醉,第 1 次置入成功率为99.7%,其余 8 例第 2 次均置入成功,没有发生通气失败的病例。在一项4067 例 Supreme 喉罩剖宫产全身麻醉的研究中,没有误吸病例,仅发生了 1 例反流。多项针对喉罩用于产科全身麻醉的研究指出,全身麻醉剖宫产使用喉罩并未出现通气困难,在气管插管存在困难的产妇中存在一定的优势。

胃内容物误吸也是导致产妇死亡的重要因素之一,针对这个问题,已引入多种改进措施来降低反流误吸发生率,包括按压环状软骨的快速顺序诱导技术、使用抑酸药枸橼酸铋钾和 H_2 受体阻滞剂及气管插管前避免行面罩加压通气等。

2.椎管内阻滞穿刺间隙和局麻药物的选择及麻醉平面的控制　腰麻穿刺点可选择$L_{2~3}$ 或 $L_{3~4}$ 间隙。常用药物为 0.5%丁哌卡因 7.5~15mg 或 0.5%罗哌卡因 7.5~15mg,有效时间为 1.5~2 小时。在局麻药中加入少量吗啡、芬太尼或舒芬太尼可改善腰麻的质量。硬膜外麻醉穿刺点选择 $L_{1~2}$ 或 $L_{2~3}$ 间隙。常用药物有 1.5%~2%利多卡因 300~400mg 或 0.75%罗哌卡因 100~150mg 或 0.5%丁哌卡因 75~150mg,在紧急剖宫产时可用3%氯普鲁卡因或 1.6%碳酸利多卡因。同样,在局麻药中加入芬太尼 50~100μg 或舒芬太尼 10~20μg,可提高硬膜外麻醉的质量。CSEA 的穿刺点选择同腰麻。蛛网膜下隙应用 0.5%丁哌卡因或 0.5%罗哌卡因。如需硬膜外追加用药,首先用 2%的利多卡因 3mL实验剂量后,再根据平面给药。

剖宫产的麻醉平面至少应达到 T_6,这样既满足手术的镇痛需求,又能减轻术中腹膜或肠的牵拉反应。但应避免平面过高,超过 T_4 可引起肋间肌麻痹,造成呼吸困难、血压急剧下降等不良反应。

3.硬膜外阻滞意外穿破硬脊膜后的处理及硬脊膜穿刺后头疼的治疗　妊娠晚期,受下腔静脉受压的影响,硬膜外静脉丛充盈,硬膜外腔间隙变窄,加之产妇体重增加腰椎前弯,穿刺困难,穿刺有可能出现意外的硬脊膜穿破。发生意外穿破硬脊膜时最好改换其他麻醉方法,也可谨慎选择以下处理方式:第一,另寻间隙重新置入硬膜外针,确认在硬膜外腔后缓慢给予局部麻醉药物,以免药物通过硬脊膜破孔进入蛛网膜下隙,发生全脊麻。第二,可在鞘内置入硬膜外导管行持续腰麻,术后保留鞘内导管 24 小时使鞘内导管周围发生炎症反应而封闭硬脊膜的缺损,从而减少脑脊液的漏出。

据统计,硬脊膜穿破后头痛(post dural puncture headache,PDPH) 的发生概率高达76%~85%,一旦发生硬脊膜穿破后头痛。根据中华医学会麻醉学分会 2017 年版椎管内阻滞并发症防治专家共识,轻度到中度头痛的患者,采用支持治疗,如卧床休息、注意补液和口服镇痛药治疗;中度到重度头痛等待自行缓解的病例,需给予药物治疗。常用咖啡因 250mg 静脉注射或 300mg 口服或口服乙酰唑胺 250mg。症状严重且经 24~48 小时保守治疗难以缓解的病例,可考虑硬膜外液体充填疗法。

4.仰卧位低血压综合征对产妇和胎儿的影响及防治　仰卧位低血压综合征在妊娠晚

期比较常见,妊娠子宫在仰卧位时压迫下腔静脉,使血液回流受阻,回心血量骤减,导致血压迅速下降。麻醉后由于腹肌及子宫附着韧带的松弛,子宫失去支撑,血管更易受压,仰卧位低血压的症状更加明显。仰卧位低血压综合征对产妇和胎儿均产生不利影响:①胎盘早剥,孕妇仰卧位时,下腔静脉受压,静脉回流受阻,子宫静脉压升高,蜕膜层静脉淤血或破裂形成蜕膜层血肿,易导致胎盘早剥;②胎儿宫内窘迫,母体血压下降导致子宫胎盘血流下降,胎儿缺血缺氧,如长时间缺氧不能得到及时纠正,胎儿发生酸碱失衡内环境紊乱,严重时可导致胎死宫内的严重后果。

仰卧位低血压综合征的防治:①面罩吸氧,将右侧臀部垫高 15°~30°(如效果不佳,可考虑左侧垫高,个别产妇有子宫左旋的可能);②加快液体输注,增加循环血量;③血压下降超过基础值 20%,适量给予麻黄碱或去氧肾上腺素等血管活性药物,收缩血管使回心血量增加。有研究发现去氧肾上腺素更有益于胎儿氧供平衡,酸血症的发生率低,但在升高血压时可引起反射性心率减慢,可能需要阿托品调整。

5.使用低分子量肝素产妇椎管内麻醉的实施　实施椎管内麻醉存在硬膜外血肿的风险,应用抗凝治疗使风险增加。麻醉前需药效逆转或等待足够的时间,方可行椎管内麻醉。具体停药时间与抗凝药物的种类和剂量有关。

美国妇产科医师学会的指南指出,每日两次皮下注射 5000 单位的普通肝素,在停药4~6 小时后可行硬膜外置管或拔管,7500~10 000 单位需停药 12 小时;每日肝素使用量超过20 000需停药超过 24 小时;连续使用普通肝素超过 4 天的患者还需监测血小板计数是否正常。我国有关凝血功能障碍患者区域麻醉管理的专家共识推荐,硬膜外导管拔除后 4 小时可继续使用普通肝素;行区域阻滞前,预防剂量的低分子量肝素需停药至少 12小时,治疗剂量应延迟到至少 24 小时;麻醉后的 12 小时内不继续低分子量肝素治疗,如果阻滞或置管较困难,出血偏多的话,需延迟到 24 小时。

6.全身麻醉行剖宫产的适应证及麻醉方案　全身麻醉在剖宫产手术中所占的比例不高,但在一些特殊情况下,却是必须采用的麻醉方法。其适应证包括:产妇椎管内麻醉禁忌或操作失败患者;某些急产情况如先兆子宫破裂、前置胎盘失血和胎儿宫内窘迫等。全身麻醉起效快,可立即开始手术。

麻醉方案:①诱导前预吸氧 3~5 分钟或深吸气 5~8 次(5~6L/min);②采用快速顺序诱导。静脉注射丙泊酚 1.5~2.4mg/kg 联合 1.0~1.5mg/kg 琥珀胆碱或罗库溴铵 0.6~1.0mg/kg。如果血流动力学不平稳,也可静脉注射 0.2~0.3mg/kg 依托咪酯或者 1~1.5mg/kg氯胺酮;③使用偏细的气管导管,持续环状软骨加压,直到导管套囊充气,以防止出现胃反流误吸;④麻醉维持可用至少 50% 的氧气和氧化亚氮加挥发性吸入麻醉药,也可采用静吸复合维持;⑤避免过度通气,防止胎儿酸中毒;⑥胎儿娩出后,可追加芬太尼或舒芬太尼等麻醉性镇痛药。

7.胎儿宫内窘迫的原因及预防　胎儿氧合直接依靠母体氧合,孕妇低氧可导致胎儿低氧。另外,子宫胎盘灌注同样影响胎儿氧合。子宫胎盘血流缺乏自身调节,其大小由子宫血管阻力和子宫灌注压决定。母体低血压、应激(疼痛、焦虑)、低氧、高碳酸血症、过度通气和正压通气均可减少胎盘血流。

胎儿宫内窘迫可导致严重后果,需积极采取措施预防。全身麻醉的患者快速诱导前充分预吸氧,椎管内麻醉控制适当平面,避免过度镇静导致缺氧。全身麻醉患者维持患者有效的适度通气,使胎儿的 PCO_2 维持在正常范围,避免出现低碳酸血症或高碳酸血症。保持母体血流动力学稳定,以保证子宫胎盘的有效血流量。

三、术后管理

使用腰麻或硬膜外麻醉,术后可选择椎管内镇痛。多用鞘内或硬膜外注射不含防腐剂的吗啡,镇痛可持续 12~24 小时,但伴有皮肤瘙痒、恶心和呼吸抑制等风险。另外,还可通过静脉注射、患者自控静脉镇痛和肌内注射给予阿片类镇痛药。口服镇痛药包括阿片类镇痛药、非甾体抗炎药、对乙酰氨基酚,可单独或联合使用。其他技术如手术切口局麻药封闭或腹横肌平面阻滞均有助于减少阿片类药物的使用。目前,术后镇痛尚无最佳方案,提倡多模式镇痛,以降低阿片类药物的用量。

四、麻醉并发症

1.低血压 足月孕妇处于仰卧位时会出现血压下降、心动过速及股静脉压升高,这是由于妊娠子宫压迫下腔静脉导致静脉回流降低及心排血量降低所致,也被称作"仰卧位低血压综合征"。许多麻醉药及椎管内麻醉产生的交感神经抑制作用可导致血管扩张,进一步降低静脉回流,加重低血压。低血压的发生率和严重程度取决于阻滞平面的高低、产妇的体位及是否采取了预防性措施。

孕妇出现低血压后,麻醉科医师应及时扩容、改变体位,必要时给予血管加压药。

(1)扩容:对剖宫产产妇在区域麻醉前可输入达 10mL/kg 的晶体液,以增加血管内容量。含糖液不应用于扩容,可能导致产妇和胎儿高血糖症,随之产后发生新生儿低血糖。在新生儿酸碱状态方面使用乳酸林格液和 0.9% 的氯化钠似乎并无差别。一些人更喜欢用胶体液预扩容,因为其血管内半衰期更长。

(2)变化体位:向左侧倾斜手术台 15°~30°,或者右臀下放置楔形物会缓解大多数孕妇的主动脉和下腔静脉压迫。但是这些做法不一定绝对有效,麻醉科医师必须高度关注孕妇及胎儿的体征。

(3)使用血管加压药:当上述方式不足以改善低血压时,辅用升压药可以取得较好效果,常用药物为麻黄碱或去氧肾上腺素。

2.困难插管 产科麻醉中呼吸道管理是一个非常重要的问题。大多数麻醉相关性死亡是由于困难气道导致的低氧血症。最常见的呼吸不良事件是插管失败。妊娠导致的体重增加、胸廓增大及咽喉水肿等体格因素会增加气管内插管的难度。

3.反流误吸 妊娠期间胃功能受到机械性刺激与激素的双重影响,导致胃排空延长、酸性产物增加、胃食管反流发生率高,胃内容物反流进入咽喉部而可能发生误吸,甚至导致化学性肺炎、细菌性肺炎或肺不张。

(1)禁食要求:美国麻醉科医师学会产科麻醉分会指南推荐产妇可在分娩期间直至麻醉诱导前 2 小时内饮用适量的清液体。择期剖宫产的妇女进行麻醉或分娩镇痛操作之前 6~8 小时不应摄入固体。

(2)预防用药:没有一种药物或食物被认为在预防误吸时更有效。预防误吸的理想药物应当是快速起效、增加胃排空速度、增加胃 pH,而同时减少胃容量。推荐应用非特异性抗酸剂、H_2 受体拮抗剂或多巴胺受体拮抗剂。静脉内给予甲氧氯普安可明显加快行择期剖宫产孕妇的胃排空。昂丹司琼是另一种常用于辅助预防误吸的极好的止吐药。

(3)诊断:诊断肺误吸时常比较困难。对于有风险的患者应当保持高度警惕。最明显的体征是口咽部存在胃内容物,尤其在应用喉镜检查时可见。患者可能发生心动过速、哮鸣、低氧血症、低血压及呼吸困难。胸部 X 线检查的典型表现为弥漫性片状浸润,患者表现出肺泡-动脉氧张力梯度增加及吸氧后也无改善的低 PaO_2。

(4)治疗:如果采用全身麻醉,应当进行环状软骨压迫下快速顺序诱导直至确认插管。可使用快速起效的氯琥珀胆碱进行诱导,尽量避免面罩加压通气。尽管采取了以上预防措施,误吸仍然会发生。如果患者发生中度至重度的误吸,或误吸了固体,应当立即应用带套囊的气管内导管进行插管。插管后,建议重复吸引以清除固体物质。不再推荐进行支气管肺泡灌洗,因其可加压使颗粒物质深入肺内进一步损伤肺组织。患者应当在足够的吸入氧浓度下进行至少 8 小时的机械通气。不再推荐常规给予抗生素及类固醇进行治疗。持续监护患者的动脉血气、胸部 X 线及临床状态。

4.椎管内神经阻滞剖宫产的神经并发症　区域麻醉导致神经损伤的危险因素包括神经缺血(推测与应用血管收缩药或患者长时间低血压有关),放置穿刺针或导管时损伤神经、感染和局部麻醉药选择不当等。另外,患者术中体位摆放不当、手术敷料包扎过紧及手术创伤也会导致神经损伤,但却常常被归咎于区域麻醉。椎管内麻醉剖宫产的神经并发症临床表现包括以下几点。

(1)神经根或神经干损伤:神经受到局部麻醉药直接毒性、穿刺针损伤、压迫、牵拉、缺血及完全横断的伤害。穿刺针的直接创伤可导致严重的神经损伤,尤其是当穿刺针刺穿神经束膜进入神经束。穿刺针针尖或硬膜外导管刺激神经时患者多描述为一过性麻木感,而如果刺入脊髓、神经根或神经干内则患者表现为剧烈的神经疼痛。麻醉后患者可出现脊神经功能异常,严重者可出现脊髓横断性损害。腰椎管狭窄或胎头压迫所导致的神经根或神经干损伤,多表现为一支或多支脊神经或某神经干的功能障碍,表现为一侧下肢麻木、感觉迟钝或无力、股神经痛、耻骨联合痛、会阴部痛等。机械性损伤可表现为一支或数支脊神经支配区域感觉缺失,单侧或双侧下肢肌肉运动异常,严重时可表现为双侧横断性截瘫等。

(2)短暂神经综合征:局部麻醉药及其他化学性毒性损害的表现主要有短暂神经综合征(transient neurological symptoms,TNS),应用各种局部麻醉药时均可见,骶尾部可能是对局部麻醉药比较敏感的部位,脊髓背根神经元兴奋引起肌肉痉挛,在接受腰麻后 4~5 小时腰背部可出现中度或剧烈的疼痛,放射向臀部和小腿,也可伴随有感觉异常,但无明显运动和反射异常,一般 7 日内均可恢复,不遗留感觉运动障碍。

(3)马尾综合征:马尾综合征(cauda equina syndrome,CES)表现为低位脊神经根损伤的症状,可出现直肠、膀胱功能障碍,会阴部感觉异常及下肢运动麻痹等。

5.椎管内神经阻滞的其他并发症

（1）硬脊膜穿刺后头痛（postdural puncture headache，PDPH）：PDPH 病因是复杂的，最常见的原因是脑脊液从刺破的硬脊膜不断流出造成脑脊液的压力降低所致；另一个原因可能为颅内血管扩张。其典型症状为由平卧位转为坐位或直立位时出现剧烈头疼，尤其在咳嗽或突然活动时疼痛加剧，在平卧位时疼痛缓解。PDPH 可在穿刺后立即发生，也可发生在数日后，据统计，最常见是在穿刺48小时内发生，大多数头疼在7日内即可自行缓解。

（2）全脊麻：全脊麻是罕见但非常严重的并发症，多由硬膜外麻醉的大剂量局部麻醉药误入蛛网膜下隙所致，或由于硬膜外导管移位误入蛛网膜下隙所致。临床表现为注药后迅速出现广泛的感觉和运动神经阻滞、意识不清、双侧瞳孔扩大、呼吸停止、肌无力、低血压、心动过缓甚至室性心律失常或心搏骤停等。

第二节　妊娠期高血压患者的麻醉

一、疾病的基础知识

1.妊娠期高血压疾病的分类及诊断标准　妊娠期高血压疾病（hypertensive disorders of pregnancy，HDP）是妊娠期特有的疾病，美国妇产科医师协会（ACOG）在1972年首次提出 HDP 的分类模式，后由美国国家高血压教育项目工作组（NHBPEP）修订。目前公认的分类标准见表11-1，诊断包括慢性高血压、妊娠期高血压、子痫前期、子痫和慢性高血压并发子痫前期。2018年国际妊娠期高血压研究学会（Inter-national Society for the Study of Hypertension in Pregnancy，ISSHP）对 HDP 的分类提出了新观点，将 HDP 分为两大类，6种亚型（表11-2）。首次推荐将新型高血压：白大褂高血压、隐匿性高血压和一过性高血压列为 HDP 的特殊类型。

表 11-1　妊娠期高血压疾病的分类及诊断标准

分类	诊断标准
子痫前期	妊娠20周后新发高血压[a]，合并蛋白尿[b]，或无蛋白尿，但有以下任一症状 血小板减少症（血小板计数<100×10⁹/L） 肝功能异常（血清转氨酶高于正常值2倍及以上） 新发肾功能损伤（肌酐>1.1mg/dL 或肌酐值增倍） 肺水肿 新发脑或视觉障碍
妊娠期高血压	妊娠20周后新发高血压，以及无蛋白尿，以及无子痫前期合并的多系统功能障碍
慢性高血压	妊娠前确诊的高血压 妊娠20周前确诊的高血压 产后持续性高血压

（续表）

分类	诊断标准
慢性高血压并发子痫前期	符合慢性高血压的诊断标准，合并子痫前期

注：[a]高血压定义为收缩压≥140mmHg，和（或）舒张压≥90mmHg，至少测量 2 次，每次间隔至少 4 小时；[b]蛋白尿定义为：尿蛋白≥0.3g/24h，或尿蛋白/肌酐比值≥0.3，或随机尿蛋白≥＋（30mg/dL）。

表 11-2　ISSHP 妊娠期高血压分类及诊断标准

分类	亚型	诊断标准
妊娠前诊断或妊娠 20 周前	慢性高血压（原发性和继发性）	妊娠前诊断或妊娠 20 周前确诊的高血压
新发现的高血压	白大褂高血压	诊室血压升高（≥140/90mmHg），但在家庭或工作时血压正常（<135/85mmHg）
	隐匿性高血压	诊室血压正常，但在其他时段血压升高，行 24 小时动态血压监测或家庭血压监测明确诊断
	一过性妊娠高血压	妊娠中晚期新发的高血压，无须任何治疗即可缓解
	妊娠高血压	妊娠 20 周后血压升高，但不伴蛋白尿、脏器功能损害及胎儿生长受限
妊娠 20 周后发现的高血压	子痫前期	妊娠期高血压出现以下 1 种或多种表现 （1）蛋白尿 （2）其他母体器官功能障碍，包括： 1）急性肾损伤（肌酐≥90μmol/L；1mg/dL） 2）肝功能异常（ALT 或 AST>40IU/L）伴或不伴右上腹疼痛 3）神经系统并发症（如子痫、精神状态改变、失明、脑卒中、阵挛严重头痛、持续性视觉模糊） 4）血液系统并发症（血小板计数<150×10^9/L、DIC 溶血） （3）子宫胎盘功能障碍（如 FGR、脐动脉多普勒波形分析异常或死胎）

注：FGR 为胎儿生长受限。

2.子痫前期伴严重表现的诊断标准　ACOG 2019 年更新了诊断标准，不再区分轻度或重度子痫前期，提出子痫前期伴严重表现（表 11-3）。对于妊娠期高血压患者和不伴有严重表现的子痫前期患者，常采用相似的治疗方法，并同样应当受到重视和加强监测。而血压大于 160/110mmHg 的重度高血压患者，即使尿蛋白阴性，仍需诊断为子痫前期伴严重表现。

表 11-3　ACOG 子痫前期严重表现诊断标准(2019)

诊断标准

(1)高血压:收缩压≥160mmHg 和(或)舒张压≥110mmHg,需 2 次测量,间隔>4 小时(除非在此之前已行降血压治疗)

(2)血小板减少:血小板计数<$100×10^9$/L

(3)肝功能异常:转氨酶升高超过正常上限 2 倍,持续右上腹或中上腹疼痛,药物不能缓解,排除其他诊断

(4)肺水肿

(5)新发头痛:药物不能缓解,排除其他原因

(6)视物模糊

3.子痫前期的危险因素　大多数子痫前期发生在健康的初产妇,然而有先存血管疾病、代谢异常、慢性高血压或糖尿病会增加子痫前期的风险,子痫前期的危险因素包括:①年龄≥35 岁;②孕前 BMI>30kg/m²;③既往子痫前期病史;④初产;⑤多胎妊娠;⑥慢性高血压;⑦孕前糖尿病、孕期糖尿病;⑧肾脏疾病;⑨系统性红斑狼疮;⑩抗磷脂抗体综合征;⑪血栓形成倾向;⑫辅助生殖技术;⑬梗阻性睡眠呼吸暂停。

4.子痫前期患者的病理生理改变　子痫前期是一种以广泛血管内皮损伤、全身小动脉痉挛为特点的全身性系统性疾病,因此子痫前期对患者几乎所有的器官都会产生不利影响,造成血管、血液系统、肝脏、肾脏等系统和器官的功能与形态学改变,甚至在其发病几十年后还会出现心血管疾病和肾脏疾病的潜在风险。

(1)血管改变:子痫前期患者循环血容量相对不足,血液浓缩,且各种血管活性物质(包括前列环素、血栓素 A₂、一氧化氮和内皮素等)相互作用导致强烈血管痉挛。由于子痫前期常伴有毛细血管渗漏和胶体渗透压降低,积极的补液治疗存在肺水肿的风险。

(2)血液系统:子痫前期,尤其是伴有严重症状的患者,可能发生各种血液学改变,包括高凝状态、血小板减少和溶血等。血小板减少是血小板活化、聚集和消耗的结果,是疾病严重程度的标志。

(3)肝脏:子痫前期伴严重表现患者的肝功能可发生显著改变。AST 比 ALT 升高的程度更大,可能有助于区分子痫前期与其他潜在原因导致的肝脏疾病。LDH 升高是由肝功能异常和溶血引起。随着子痫前期进展,肝脏合成功能改变,导致凝血功能异常。

(4)肾脏:子痫前期典型的肾脏改变为肾小球内皮增生。肾血管痉挛,肾小球滤过率降低,导致重度子痫前期患者少尿。尿酸产生增加,近端肾小管中再吸收增加,排泄减少,导致子痫前期患者高尿酸血症。

(5)胎儿结局:子痫前期患者中,子宫胎盘缺血的临床表现包括胎儿生长受限、羊水过少、胎盘早剥及胎儿监测显示胎儿状态不稳定。因此,子痫前期患者早产的风险增加。

5.妊娠期高血压疾病的并发症　妊娠期高血压疾病的孕妇并发症包括弥散性血管内凝血、充血性心力衰竭和肺水肿、胎盘早剥、产后出血、急性肾衰竭、肝破裂、脑血管意外及感染性休克。产妇死亡的首要原因是颅内出血。

胎儿并发症包括早产伴呼吸窘迫、宫内发育迟缓、羊水过少、颅内出血、小于胎龄及胎粪误吸。宫内发病和死亡的首要原因是胎盘梗死造成的子宫胎盘功能不全,其次是胎盘早剥和绒毛膜羊膜炎。

二、术前评估与准备

1.子痫前期患者需要进行的实验室检查　子痫前期患者需要进行的实验室检查包括血红蛋白及血细胞比容、血小板计数、尿蛋白/肌酐比值或 24 小时尿蛋白定量、血清肌酐水平和血清转氨酶水平。

血小板计数是血小板减少症的一个有效预测指标,对于血小板<$100×10^9$/L 的产妇,可能出现凝血异常(如 PT、APTT 延长,纤维蛋白原浓度下降)。对存在 DIC 高危因素的产妇(如胎盘早剥、肝功能异常、HELLP 综合征),进一步深入研究凝血功能很有必要。对所有子痫前期的孕产妇均应行肝功能检查,因为肝功能异常可能提示病情严重或短时间内需要分娩。

对于最初的实验室结果或每天血小板计数提示存在血小板减少症的患者,至少 6 小时重复进行血小板计数检测,这对于尽早发现血小板计数下降及决定分娩时机和麻醉方式有益。

2.妊娠期高血压患者的降血压阈值、目标血压及降血压药物的正确使用　ISSHP 推荐所有 HDP 降血压治疗阈值为诊室血压≥140/90mmHg(或家庭血压≥135/85mmHg);血压管理目标值为舒张压 85mmHg,收缩压 110~140mmHg,以降低发生严重高血压和其他并发症的风险。

妊娠期常用抗高血压药物均能降低严重高血压发生率,而 ACEI 和 ARBs 类药物对发育中胎儿肾脏有毒性作用、故妊娠期禁止使用。治疗严重高血压的目的是预防充血性心力衰竭、心肌缺血、肾损伤或肾衰竭及缺血性或出血性卒中。无论何种类型的 HDP,急性发作严重高血压[收缩压≥160mmHg 和(或)舒张压≥110mmHg,持续≥15 分钟]时,都需紧急处理并密切监护。常用药物包括口服硝苯地平,静脉注射拉贝洛尔或肼屈嗪。没有上述药物可选择口服拉贝洛尔。ISSHP 推荐了相应的控制严重高血压流程(图11-1)。

3.硫酸镁的正确使用及硫酸镁中毒的救治　硫酸镁可预防有严重特征的子痫前期和子痫患者抽搐,使子痫发生率降低 50%,其控制子痫再次发作的效果优于地西泮、苯巴比妥和冬眠合剂等镇静药物。当子痫前期患者出现严重高血压、蛋白尿加重、血压升高伴神经症状或体征等严重表现时,应给予硫酸镁预防抽搐发生。硫酸镁应用的最佳剂量,普遍采用的治疗方案为:20~30 分钟静脉给药 4~6g,维持剂量每小时 1~2g。分娩发动前行剖宫产术者应在手术前开始用药,并在手术中及术后 24 小时继续用药;阴道分娩者应在分娩后 24 小时持续用药;在建立静脉通道困难的情况下,可以肌内注射硫酸镁,首次以 10g 作为负荷剂量(每侧臀部 5g),之后每隔 4 小时给予 5g。血清镁离子有效治疗浓度为 1.8~3.0mmol/L,超过3.5mmol/L即可出现中毒症状。ISSHP 推荐了硫酸镁预防和治疗子痫的方案及硫酸镁中毒的管理(图 11-2)。

由于硫酸镁几乎只在尿液中排出,除了监测呼吸状态和肌腱反射,还应当将尿量作为监测的一部分。如果患者肾功能受损,血清硫酸镁水平将快速升高,使患者面临严重不良反应的风险。如孕妇同时合并肾功能不全、心肌病、重症肌无力等,或体质量较轻者,则硫酸镁应慎用或减量使用。

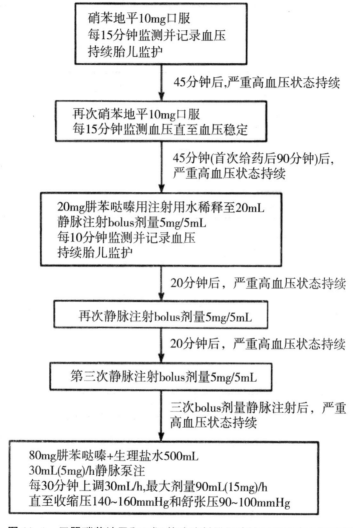

图 11-1　口服硝苯地平和(或)静脉注射肼屈嗪控制严重高血压流程

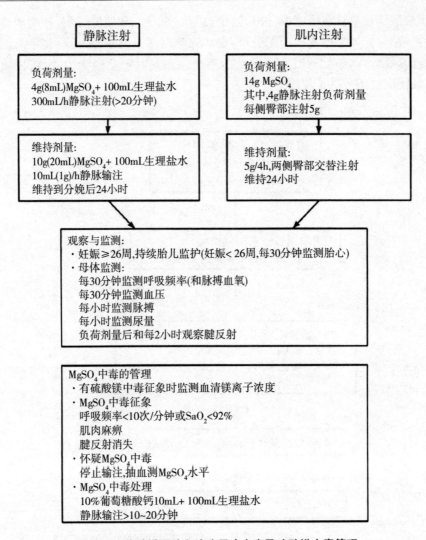

图 11-2　硫酸镁预防和治疗子痫方案及硫酸镁中毒管理

注:不同国家硫酸镁浓度可能不同,必须仔细确认镁浓度,以匹配相应治疗剂量。

　3.妊娠期高血压患者分娩时机的抉择及分娩时的管理　合适的分娩时机需要综合考虑孕周、母体及胎儿监测和评估的状况,权衡母儿的风险利弊,以及根据医疗护理资源的水平来决定。对于子痫前期患者目前比较公认的是以下几点。

　(1)患者病情稳定,可期待至妊娠满 37 周。

　(2)妊娠 34~37 周的子痫前期患者应采用期待治疗。出现以下任何一种情况,应提前终止妊娠:①三种降血压药维持使用,患者仍反复发生严重高血压;②母体脉搏血氧饱和度<90%;③肝肾功能异常进行性加重,进行性血小板减少;④肺水肿;⑤神经系统症状或体征,如顽固性头痛、反复视盲或子痫;⑥胎盘早剥;⑦胎儿情况恶化(脐动脉多普勒血流测定舒张末期持续性反向血流、胎儿监护异常或死产)。

（3）妊娠<34周的子痫前期患者应在具有母婴医学专业知识的医疗中心进行保胎期待治疗。

（4）患有子痫前期，且胎儿处于生存能力极限（国外指南<妊娠24周，国内指南<26周）的妇女，可能需要终止妊娠。如果在妊娠不足34周时分娩，建议使用皮质类固醇促进胎肺成熟，但不能因此而延迟分娩。

妊娠期高血压或子痫前期的临床过程在分娩过程中可以进展，因此所有妊娠期高血压或子痫前期的患者即使无严重特征也必须加强监测（包括密切观察自觉症状、监测母儿情况和积极预防产后出血），以便早期发现，避免进展为严重疾病。子痫前期患者分娩期间管理的主要目标是控制高血压和预防子痫。临产时应口服抗高血压药，如果血压升高≥160/110mmHg，立即口服硝苯地平或静脉注射拉贝洛尔或肼屈嗪治疗。如果进展为子痫前期，应开始硫酸镁治疗。子痫前期患者血容量相对不足，但常伴毛细血管渗漏和胶体渗透压降低，常规补液治疗存在导致肺水肿风险，应限制液体总摄入量，补液量控制在60~80mL/h。

4.子痫的预防和处理　子痫发作时的紧急处理包括一般急诊处理、控制抽搐、控制血压、预防再发抽搐及适时终止妊娠等。子痫诊治过程中，要注意与其他抽搐性疾病（如癔症、癫痫、颅脑病变等）进行鉴别。同时，应监测心、肝、肾、中枢神经系统等重要器官的功能、凝血功能和水电解质及酸碱平衡。

（1）一般急诊处理：子痫发作时应预防患者坠地外伤、唇舌咬伤，须保持气道通畅，维持呼吸、循环功能稳定，密切观察生命体征、尿量（留置导尿管监测）等。避免声、光等一切不良刺激。

（2）控制抽搐：硫酸镁是治疗子痫及预防复发的首选药物。大多数子痫发作是自限性的，硫酸镁不一定能阻止抽搐，但能预防反复抽搐。子痫患者产后需继续应用硫酸镁24小时。

（3）控制血压和监控并发症：脑血管意外是子痫患者死亡的最常见原因。当收缩压持续≥160mmHg、舒张压≥110mmHg时要积极降血压以预防心脑血管并发症。注意监测子痫之后的胎盘早剥、肺水肿等并发症。

子痫患者尽早结束妊娠，但子痫本身并不是选择剖宫产术的指征，即使在子痫发作后，那些产程进展充分的患者也可以继续经阴道分娩。如果患者病情稳定，分娩方式部分取决于孕龄、胎儿情况和子宫颈检查结果等因素。妊娠不足30周未临产且Bishop评分不理想的患者，引产失败率可能会增加，建议立即选择剖宫产手术。

三、术中管理

1.妊娠期高血压患者的容量评估和液体管理要点　子痫前期复杂的病理生理和多变的血流动力学特征使静脉输液复杂化。无论是内皮细胞损伤导致液体渗漏至间质还是液体容量超负荷，均导致子痫前期患者肺水肿的风险增加，静脉输液需要谨慎（<125mL/h），同时监测出入量。开始实施椎管内麻醉时不需要液体预负荷，静脉补液适用于椎管内麻醉后产妇血压显著低于20%基线值或由于母体心排血量下降出现胎心率异常。

然而,在某些情况下需要适当扩容,当循环血容量减少,肾脏灌注受限,产妇出现少尿,或硬膜外麻醉后产妇出现低血压时,建议静脉快速输液 250~500mL。

持续监测动脉血氧饱和度 SaO_2 可指导后续的治疗和管理。在没有可疑的循环血量减少(如出血)的情况下,SaO_2 降低(在排除其他病因情况下),可给予呋塞米利尿,预防肺水肿。如 SaO_2 持续降低还需要考虑心功能不全的可能。进一步超声心动图评估心脏收缩和舒张功能、有创血流动力学监测及脑利尿钠肽测定将进一步阐明心脏功能和循环血容量状态。

2.子痫前期患者待产和分娩中椎管内镇痛的实施 在子痫前期的患者中,连续硬膜外阻滞或腰硬联合阻滞是优选的麻醉方式。其优点为:①良好的麻醉效果,减轻疼痛引起的循环波动;②减轻循环中儿茶酚胺及应激相关激素的水平;③改善子宫胎盘血流;④作为急诊剖宫产手术的区域麻醉措施,避免因全麻带来的风险。

对于子痫前期患者在椎管内麻醉下实施分娩镇痛或者剖宫产与正常孕妇相比,并没有明显差异。但在子痫前期患者中需要注意评价凝血功能,一般产妇血小板计数>80×10^9/L,椎管内麻醉是安全的。对于血小板计数<50×10^9/L 的产妇,不宜行椎管内麻醉。对于血小板计数在(50~80)×10^9/L 的产妇,当需要紧急剖宫产时,椎管内麻醉和全身麻醉之间要权衡利弊,比如患者气道解剖情况、血小板计数变化趋势及是否存在凝血障碍性疾病。同时需注意,在给予伴有高血压疾病的产妇注射含有肾上腺素的试验药物时需要格外小心,意外的血管内注射可引起急性严重的高血压。

3.子痫前期患者剖宫产术中麻醉方式的选择 子痫前期的患者全身麻醉的劣势在于:①因插管困难而反复的气管插管操作将会导致气道水肿等并发症;②伴随气管插管及拔管时的一过性、但严重的高血压。因此,一般来说,只要产妇病情允许,应尽量使用椎管内麻醉。

虽然如此,在有些情况下仍需选择全身麻醉,适应证包括严重的持续存在的母体出血、持续存在的胎心过缓而母体气道无异常、严重的血小板减少症或其他凝血障碍或这些指征的综合。全身麻醉管理要点如下。

(1)在严重高血压患者中,需要建立有创动脉压监测。

(2)做好术前气道评估及困难气道处理预案,预防反流误吸。

(3)在麻醉诱导前,给予降血压药物如拉贝洛尔、尼卡地平、硝普钠或硝酸甘油调整血压至目标安全范围,同时加强胎心监护。

(4)诱导前高流量(5~6L/min)面罩吸氧 3~5 分钟,或 5~8 次最大肺活量通气。

(5)使用丙泊酚 2.0~2.5mg/kg 和琥珀胆碱 1.0~1.5mg/kg、瑞芬太尼 0.5~1.0μg/kg 快速建立麻醉诱导。

(6)50%氧气+50%氧化亚氮+异氟烷/七氟烷 0.5MAC 或者 0.5~1MAC 的七氟烷吸入维持麻醉,直至胎儿娩出。胎儿娩出后可给予非去极化肌松药,适当追加芬太尼 150~250μg 或舒芬太尼 10~30μg 等阿片类镇痛药。降低吸入麻醉药浓度到 0.5MAC 以下,以免影响宫缩。

(7)在手术即将结束时,可给予拉贝洛尔 5~10mg 静脉滴注,以预防苏醒过程中或者气管拔管时带来的高血压。

4.HELLP 综合征的定义、治疗和管理 HELLP 综合征是子痫前期的一种严重表现，以溶血、转氨酶升高和血小板减少为特点。HELLP 综合征孕妇可并发肺水肿、胎盘早剥、产后出血、弥散性血管内凝血（DIC）、肾衰竭、肝破裂等。多器官功能衰竭和 DIC 是 HELLP 综合征孕妇最主要的死亡原因。而在胎儿方面，因胎盘功能减退、胎盘供血不足，可导致胎儿生长受限、胎儿窘迫、死胎、死产、早产或新生儿死亡等严重并发症。

（1）诊断标准

1）血管内溶血：外周血涂片见破碎红细胞、球形红细胞；胆红素 $\geqslant 20.5\mu mol/L$（$1.2mg/dL$）；血红蛋白轻度下降；LDH 水平升高。

2）转氨酶水平升高：ALT$\geqslant$40U/L 或 AST$\geqslant$70U/L。

3）血小板计数减少：血小板计数<100×10^9/L。

（2）HELLP 综合征患者必须住院治疗。在按照重度子痫前期对重要器官监测和保护及治疗的基础上，其他治疗措施包括以下几项。

1）有指征地输注血小板和使用肾上腺皮质激素。血小板计数：①>50×10^9/L 且不存在过度失血或血小板功能异常时，不建议预防性输注血小板或剖宫产术前输注血小板；②<50×10^9/L 可考虑肾上腺皮质激素治疗；③<50×10^9/L 且血小板计数迅速下降或者存在凝血功能障碍时应考虑备血，包括血小板；④<20×10^9/L 时，除建议剖宫产术前输注血小板外，阴道分娩前也强烈建议输注血小板。

2）孕妇状况整体评估，适时终止妊娠。①时机：绝大多数 HELLP 综合征孕妇应在积极治疗后尽早终止妊娠。只有当胎儿不成熟且母胎病情稳定的情况下方可在三级医疗机构进行期待治疗；②分娩方式：HELLP 综合征孕妇可酌情放宽剖宫产指征；③麻醉选择：血小板计数>75×10^9/L，如无凝血功能障碍和进行性血小板计数下降，可选择区域麻醉。

3）其他治疗：在 HELLP 综合征治疗中必要时需进行血浆置换或血液透析，关键是注意全面的母体状况整体评估和病因鉴别，给予合理的对症治疗和多学科管理，存在严重并发症时注意强化危重症管理（表 11-4）。

表 11-4　HELLP 综合征并发症管理

并发症	管理
凝血障碍与出血/DIC	及时止血和多学科监测有助于产后 24~48 小时的自然恢复 输血应该从临床上怀疑凝血障碍开始，即使没有实验室检查 对大量输血无反应的患者予重组因子Ⅶa 可能有效
急性呼吸窘迫综合征	评估是否需要机械通气 随时准备好紧急情况下困难气道的准备（行气管切开）

（续表）

并发症	管理
心血管不稳定与脑卒中	神经影像 由神经外科、神经病学和产科专家组成的团队负责管理治疗 孕妇 tPA 使用存在争议 有 HELLP 综合征病史者应行心血管结局筛选,改变生活方式(包括:运动、控制饮食和减肥)
感染/败血症	肾盂肾炎、肺炎、子宫内膜异位症和败血性流产可发展为 HELLP 综合征 必须考虑充分的液体复苏经验性抗生素和预防感染的措施
肝破裂/肝血肿	手术是肝包膜下破裂的主要原因 对于未破裂的肝血肿,保守治疗是一种选择,包括输血、纠正凝血异常和连续超声或 CT 监测血肿大小

注:tPA,组织纤溶酶原激活物。

4)HELLP 综合征患者术中管理:术前应进行包括心电图、血小板计数、凝血功能和肝肾功能在内的全面检查,并进行交叉配血和输血准备,必要时进行输注血小板的准备。术前插入导尿管以精确评估尿量;推荐常规进行有创血压监测;中心静脉压监测仅在少尿、肺水肿和怀疑心脏病变时应用;伴有肝功能障碍的患者应进行血糖监测,以防低血糖发生;如患者存在低蛋白血症,应及时补充白蛋白。

所有 HELLP 综合征患者实施全身麻醉时均应按饱胃患者处理,采用快速诱导气管插管麻醉。麻醉诱导前置左倾平卧位并充分吸氧去氮。麻醉用药以选择起效快、作用时间短且对患者血流动力学、肝肾功能和胎儿影响小的药物为原则。丙泊酚代谢快,无蓄积作用,是较好的选择,但对血循环不稳定的患者可引起血压显著下降,这时常选用依托咪酯诱导。瑞芬太尼起效快,半衰期短,代谢不依赖肝肾功能,且对新生儿影响小;对高危患者,不仅能减少对肝功能的影响,而且能提供稳定的血流动力学,因而是常用的诱导药。尽管吸入麻醉药对胎儿影响小,但有抑制子宫收缩和代谢后有一定的肝肾毒性而较少选用。但异氟醚几乎不在体内代谢且有一定的扩血管作用,可用于 HELLP 综合征患者的麻醉;肌松药顺式阿曲库铵 Hoffman 消除,代谢不依赖肝肾功能,也可选用;氯胺酮因有交感活性和致癫痫样作用而被禁用。

胎儿娩出后,促进子宫收缩常应用缩宫素,而麦角新碱可引起高血压危象应慎用;米索前列醇虽然可引起血压升高,但通常升压幅度不大,可在密切监测下应用。虽然大多数 HELLP 综合征患者的血压、血小板和肝酶可在产后 48~96 小时恢复正常,但仍有部分患者可于产后加重,出现出血、DIC、子痫甚至是肝破裂。因此,术后建议将 HELIP 综合征剖宫产的患者转入 ICU,以便密切观察,及时处理。

(3)严重并发症的处理:HELLP 综合征并发肝包膜下破裂出血实为罕见,但却极其危重,且容易漏诊、误诊,应引起高度重视。右肝膈面是子痫前期肝包膜下血肿的好发部位。在严密监测下,如肝包膜下血肿不增大,患者血流动力学稳定,一般情况下可保守治疗,但应在治疗基础疾病的同时,采用影像学手段密切观察血肿变化,同时避免外源性压迫肝脏,避免腹压骤增。对剖宫产患者,胎儿娩出时按压宫底尽量轻柔,避免按压上腹部。一旦发生破裂或患者情况恶化,应立即手术治疗,其中大量出血或持续出血是剖腹探查的绝对指征。对大量出血并发 DIC 的患者,治疗的关键是积极输注血浆、血小板,补充凝血因子和纤维蛋白原等,同时纠正机体酸碱、电解质紊乱,输注适量红细胞以维持机体足够的携氧功能。文献报道重组活化Ⅶa 因子纠正产后大量出血作用显著。重组活化Ⅶa 因子可通过激活组织因子(TF)激活外源性凝血途径,同时也可通过 TF-Ⅶa 复合物激活Ⅸ、Ⅹ 因子激活内源性凝血途径,从而达到显著的止血效果;但也有大量血栓沉积于微循环,导致器官功能衰竭的风险。因此建议重组活化Ⅶa 因子仅在大量输血后出现难以控制出血的情况下应用。在充分纠正机体内环境、输注血小板和补充凝血因子的情况下,如止血仍不奏效,则行纱布填塞、肝动脉结扎或局部肝切除,术后放置引流管。妊娠终止 72 小时后,如血肌酐、胆红素、肝酶仍升高,出现急性肾衰竭、肝功能障碍和脑功能障碍,可选择连续血液净化治疗,及时清除体内代谢废物、大量炎症介质和多余水分,调控机体内环境稳定,从而有利于心、肝、肾、脑等功能的逐步恢复。当肝破裂出血不能控制或发生急性肝衰竭时,肝移植则是值得推荐的选择。

四、术后管理

子痫前期患者是分娩后 3 天内发生子痫前期并发症的高危人群,应继续监测血压、实验室检查和观察临床表现。产前应用的抗高血压药物产后应继续使用,至少用到分娩后 6 天,并在数日内缓慢撤药。产后及哺乳期应用抗高血压药物的有效性和安全性研究较少,相关指南建议需要对服用抗高血压药物同时进行母乳喂养产妇的婴儿进行监测。重度子痫前期患者产后应继续使用硫酸镁 24~48 小时,预防产后子痫。并且应注意产后迟发型子痫前期及子痫(发生在产后 48 小时后)的发生。产后 NSAID 类镇痛药物应用尚存争议,NSAID 类药物抑制前列腺素合成,引起血管舒张不足和钠潴留增加,从而有导致高血压加重风险,ISSHP建议产后应避免使用。而最新一些研究显示,NSAID 与产后血压升高无关,并且不延长产后严重高血压持续时间。

对妊娠期高血压疾病患者的长期随访研究表明,与未受高血压疾病影响的女性相比,其长期心血管疾病风险增加。有子痫前期病史的女性在之后几年心血管疾病(高血压、心肌梗死、充血性心力衰竭)、脑血管事件(脑卒中)、外周动脉疾病和日后因心血管疾病死亡的风险,较未患子痫前期女性增加了一倍。子痫前期患者远期心血管疾病风险增加的机制尚待研究,医疗机构需提供更密切的长期甚至终生随访,并充分告知患者上述风险,加强自我健康管理,注意生活方式调整(包括健康的饮食和生活习惯、加强体育锻炼、控制体重、戒烟等),以降低再次妊娠时的发病风险。

第十二章 新生儿外科麻醉

过去数十年,随着外科、麻醉、新生儿科诊疗和重症监测等技术的发展,即便是极低体重、极危重的新生儿,术后生存率都已显著改善。当新生儿面临手术创伤时,既要保证适当的麻醉深度又要维持内环境稳定,因此参与新生儿围术期诊疗的医护人员必须熟悉相关的基本知识。本章将重点关注麻醉相关的术前评估和准备、麻醉设备、麻醉药物(相关的新生儿药理学)、麻醉方式选择、诱导和气管内插管、麻醉维持和复苏、围术期监测和液体治疗,最后还将着重讨论常见的新生儿手术的麻醉要点。

第一节 术前准备

一、手术室和麻醉设备

新生儿围术期麻醉管理的主要目的是提供镇静、镇痛、生命支持、重症监护及良好的手术操作条件。为此,应准备相应的手术室环境条件和麻醉设备。研究表明,新生儿抵达手术室至切皮前,体温下降幅度最大,必须采取措施尽可能保暖和减少热损失。新生儿入室前,手术室室温应保持≥30℃。使用加温水毯或暖风毯并加温至40℃左右。加温毯必须有电安全保障并能精确调控温度,此外在恒温器出现故障时能自动关闭。如果使用辐射加热装置,皮肤温度探测器预警值应设置在36.8℃,以免灼伤患儿。此外,还需要准备覆盖的毛毯和塑料薄膜,以及呼吸回路加温加湿装置和输液加温装置等。

二、呼吸回路和麻醉机

麻醉机呼吸回路的基本要求是减少新生儿呼吸做功和避免重复吸入。无重复吸入呼吸回路中无活瓣,患儿无须用力呼吸打开活瓣,可减少呼吸做功。经典的 Mapleson D 回路与呼吸机风箱连接时,其实际通气量大于循环回路。此外,Mapleson D 回路在控制通气中对新鲜气流的改变和湿化器也十分敏感。现代麻醉机由于具有新鲜气流自动补偿功能,因此能很好地应对这些改变。

小儿因呼吸生理特殊(主要是顺应性和功能残气量低,高氧耗和二氧化碳产生增加),术中要求在通气频率较快的情况下,气体输送量小而管路无压缩容积损失。目前,最先进的麻醉机的机械通气功能已经接近重症监护室(intensive care unit,ICU)所使用的治疗呼吸机。其通气补偿系统可保证潮气量达到预设值,能在呼吸频率较快时精确提供小潮气量。用于新生儿的现代麻醉机,一般最小潮气量可达 20mL,而借助 neoflow 技术,潮气量甚至可低至 5mL。此外,现代麻醉机配置的流量传感器甚至能精确监测小婴儿的气体流量。儿科普遍使用压力控制通气模式,通气过程中应保持尽可能低的气道峰压,力求降低机械通气相关性肺损伤的风险。

三、喉镜和气管导管

鉴于新生儿气道的解剖特点,大多数麻醉医师更倾向于选择直型咽喉镜片,提起会厌以便气管内插管。Miller 0 号和 1 号喉镜片适用于大多数新生儿。

气管导管多为聚氯乙烯材质。麻醉医师必须了解适用于新生儿的气管导管内径和长度,并在临床应用中再次确认。气管导管的理想管径是能够轻易通过声门和声门下,正压通气时可有轻微漏气。导管直径过大会损伤气管壁黏膜,置入过深则可能进入一侧主支气管。因此,一些简易方法可以帮助麻醉医师将导管放置到正确的位置,即体重 1kg 的新生儿,牙龈到气管中段的距离为 7cm,体重每增加 1kg,长度增加 1cm。同型号带气囊的气管导管管径缩小,气流阻力增加,故一般不用于新生儿。听诊双侧呼吸音并确认导管位置满意后,用胶带固定,防止导管意外脱管。即便是插管前或拔管后短暂使用,仍应选择大小合适、无效腔量小的新生儿面罩。除非存在后鼻孔闭锁,新生儿一般无须使用口咽通气道。新生儿使用喉罩(laryngeal mask airway,LMA)的相关气道并发症发生率较高。但是,有时应用喉罩也非常有效,尤其在气管插管困难时。

四、转运

新生儿,尤其是重症患儿或早产儿,心肺功能不稳定,并且转运途中能得到的资源有限,因此术前和术后转运存在较大风险。如果手术室邻近监护室,并且在有经验的医师和护士监护下转运新生儿可降低风险。转运前,麻醉医师必须确认患儿已禁食;已完成血型交叉配型;已予肌内注射维生素 K_1 0.5~1mg;已置入胃管行胃肠减压。

新生儿转运时应使用暖箱或有顶棚加热器的暖床保温,以减少热量损失。蓄电池驱动的输液泵和便携式呼吸机等设备应保证所有治疗(输注液体或药物、呼吸支持等)正持续进行。转运途中,切不可中断对患儿的密切监护,包括观察肤色、呼吸,持续监测脉搏血氧饱和度(pulse oxygen saturation,SpO_2)、HR 和血压等。一旦发现异常,应就地或就近展开救治。极危重或极低体重儿,转运风险巨大,考虑在 NICU 内进行手术可能对其更为有利。最新的研究表明,Fabian 新生儿呼吸机回路中接入 Diamedica 吸入麻醉药挥发罐,结果显示在除高频振荡外的其他通气模式下,挥发罐都能提供稳定的吸入麻醉药浓度而不影响呼吸机的功能。

第二节　麻醉方法

新生儿手术大多为急诊手术,但很少急迫到没有充分时间进行术前评估和稳定患儿病情。患儿术前管理的重点是获得详细的病史、全面体格检查、回顾实验室和相关的影像学资料;此外,还必须了解既定的手术方案、预估术中失血量、选择适当的麻醉方法和监测手段,并评估预后。

一、术前评估

一些新生儿可能出生后数小时内就需要手术治疗。尽管如此,麻醉医师仍有必要了解手术、麻醉相关的信息;信息的来源包括患儿父母、医护同事。精确估计胎龄、了解宫内问题和分娩方式也不容忽视。如果分娩时,新生儿发生窒息,则缺氧对其影响可能始终存在,患儿可能丧失对循环功能的中枢调节能力,一旦血压突然升高可导致颅内出血的严重后果。如果母亲在孕期服用违禁药物,新生儿可在出生后 5~10 日表现出某些戒断症状,包括焦虑、震颤、食欲缺乏、偶有癫痫发作等。母体孕期服用大剂量阿司匹林或对乙酰氨基酚,新生儿出生后几天内出现类似于肺动脉高压的症状,并且胎儿循环持续存在,严重低氧血症患儿应考虑这种可能性。新生儿入院后的血压和心率、体重变化、液体出入量、药物治疗和通气支持情况相对容易获得,对规划麻醉方式和预测麻醉难点有着很大帮助。

麻醉医师应对新生儿进行全面细致的体格检查,排除影响麻醉安全的先天畸形。检查毛细血管再充盈、前囟张力和肝脏大小可以发现水中毒或血容量不足。新生儿黄疸通常显而易见,但贫血和发绀却难以察觉。新生儿肺功能评估困难,呼吸窘迫的体征包括鼻翼翕动、呼吸急促、胸壁凹陷、鼾样呼吸、呼吸音不对称和呼吸暂停。仔细评估气道解剖可预测潜在的插管困难;通过触诊可了解肝、脾和肾脏大小及有无腹部包块,舟状腹提示可能存在膈疝。神经系统评估包括运动能力、肌肉收缩力和张力及新生儿反射(拥抱反射、吸吮反射、踏步反射和抓握反射)。体检中应注意是否伴发其他先天性畸形,尤其是检查心血管系统时;食管闭锁的患儿,其中 1/3 可能伴发某种类型的先天性心脏病。

基本实验室资料包括全血计数、血尿素、血电解质、血糖、血钙、凝血系列和尿比重,有时还需了解动脉血气分析结果;新生儿出生时,70%~80% 的血红蛋白(hemoglobin,Hb)为胎儿血红蛋白(fetal hemoglobin,HbF)。HbF 对氧亲和力大,不利于氧在组织释放。因此术前血红蛋白水平至少 ≥120g/L 才能具备足够的携氧能力,否则应考虑术前输注浓缩红细胞。早产儿血清电解质浓度易受摄入量及环境变化的影响。脱水,血容量不足,低血糖、低钙、低钾或高钾血症都应予以纠正。pH、PO_2、PCO_2 和体温都应保持在正常范围。新生儿凝血机制尚不成熟,但健康新生儿的出凝血功能尚能平衡,没有出血倾向或血栓形成。若新生儿有出生窒息史,则可能存在血小板或凝血因子 Ⅱ、Ⅴ、Ⅶ、Ⅸ、Ⅹ、Ⅺ、Ⅻ 明显减少。若缺氧时间长,则凝血因子需要 1 周或更长时间才能恢复到健康新生儿水平。

美国麻醉医师协会(American association of anesthesiologists,ASA)根据患者的全身状况,将麻醉风险分为 P1~P6 级。按照定义,孕龄小于 60 周的早产儿分级至少为 P3,而评估为 P3 或以上者发生麻醉相关不良事件的风险增加。

二、术前禁食和用药

术前合理禁食对大多数择期手术新生儿有益,目前较一致的观点是麻醉前 2 小时禁摄清饮料,4 小时禁摄母乳,6 小时禁食配方奶粉(因为牛奶所含蛋白质不易被消化)。通过空肠导管持续给予的营养物质也应在术前 4 小时停用。如果环境温度较高或手术开始时间延迟应静脉补充适量液体。若有充血性心力衰竭,应严格限制入液量。未禁食的急诊手术或消化道梗阻的新生儿都应视作饱胃患儿处理。

新生儿术前一般无须镇静,可仅用一种抗胆碱能药,即阿托品0.02mg/kg静脉注射以减少分泌物和预防心动过缓。然而,是否应常规给予抗胆碱药一直存在争议。有研究者认为,新生儿发生心动过缓几乎总是因为低氧血症,因此供氧才是最佳的治疗措施而非事先给予抗胆碱药;但也有认为,新生儿一旦发生心动过缓,静脉给药可能为时已晚,因此必须预先给予抗胆碱能药物。1岁以下婴儿不推荐使用EMLA软膏,因为丙胺卡因的代谢产物可能导致高铁血红蛋白血症。

三、麻醉药物

麻醉的目标是避免疼痛及由此导致的心血管和神经系统不良后果。越来越多的证据表明,新生儿不仅可以感知疼痛,并且能够对疼痛产生生理反应。交感神经系统对伤害刺激的反应包括心动过速和血压升高。大脑自主调节异常时,低体重儿(low birth weight,LBW)易发生脑室内出血和肺动脉高压。新生儿对阿片类药物和强效吸入麻醉药的反应多变,因此术中滴定给药至关重要,在消除患儿意识和疼痛的同时,也避免发生呼吸和循环抑制。全麻药对发育期大脑的神经毒性问题近年备受关注,有建议在确认此类风险之前,应考虑推迟择期手术,然而推迟至多大年龄至今尚不能明确界定。

1.吸入麻醉药　婴儿吸入诱导过程中,循环不稳定和心脏停搏发生率高于老年人。这可能与吸入麻醉药快速平衡、心肌迅速摄取和新生儿心肌敏感性高等原因有关。肺泡内吸入麻醉药浓度升高速率取决于肺泡通气量,以及药物的吸入浓度和摄取。肺泡通气量越大,肺泡内吸入麻醉药浓度上升速率越快。所有强效吸入麻醉药都存在剂量依赖的呼吸抑制。呼吸暂停是新生儿术后的主要问题,与多种因素有关,主要与逐渐脱离控制通气和机体对低氧和高碳酸血症的反应欠佳等有关。研究显示,胎龄37周和47周的新生儿吸入七氟烷诱导后,随机以七氟烷或地氟烷维持麻醉,术前和术后呼吸暂停发生率分别为地氟烷组40%和60%,七氟烷组27%和33%。此外,值得注意的是抑制手术应激所需吸入麻醉药的最小肺泡浓度(minimum alveolar concentration,MAC)随年龄而变化。

(1)异氟烷:异氟烷因具有刺激性气味而难以为患儿所接受,且麻醉中喉痉挛、呛咳等气道相关并发症发生率也较高,因此不用于吸入诱导。有研究表明,异氟烷与年长儿麻醉诱导期的缺氧发生率显著相关。异氟烷不增加心肌对儿茶酚胺的敏感性,且心肌抑制轻、心率稳定、脑氧耗低。因此,即便用于早产儿麻醉,动脉收缩压也能维持在正常范围。异氟烷与非去极化肌松药有协同作用,可以减少后者用量。

(2)地氟烷:地氟烷有呼吸道刺激性,可诱发屏气和喉痉挛等上呼吸道反射,因此不适用于吸入麻醉诱导。但在所有强效吸入麻醉药中,地氟烷消除最快,麻醉后复苏也最为迅速,因此也更易引起苏醒期躁动。

(3)七氟烷:目前,七氟烷已取代氟烷用于新生儿和儿童麻醉吸入诱导。年长儿吸入七氟烷诱导和维持,起效时间短,复苏迅速。七氟烷有剂量依赖性呼吸抑制,可同时减少潮气量和减慢呼吸频率。婴幼儿吸入1MAC七氟烷,心肌抑制轻、心血管作用稳定。鉴于心搏骤停与通气控制之间密切相关,因而七氟烷也能给婴儿带来致命的威胁。吸入高浓度七氟烷麻醉诱导可能导致癫痫样脑电改变,但对此尚缺乏严谨的对照研究。七氟烷所致的苏醒期躁动可能与术后疼痛无关,且与年龄呈负相关。

(4)氧化亚氮:氧化亚氮镇痛作用强大而麻醉作用弱,通常作为辅助用药以降低强效吸入麻醉药的吸入浓度,减少心血管抑制。动物实验发现,吸入氧化亚氮可导致肺血管收缩,增加新生动物的右向左分流,然而新生儿却并非如此。氧化亚氮可引起中度呼吸和心血管抑制。氧化亚氮血浆溶解度高,药物吸入及后续弥散可导致含气腔隙体积增大。因此,存在闭合空腔的先天性膈疝、大叶性肺气肿或肠梗阻等新生儿禁止吸入氧化亚氮。

2.静脉麻醉药物 新生儿机体含水量相对较高,足月儿总水量占体重的80%,早产儿更是高达90%。此外,新生儿脂肪和肌肉含量相对较低。这些对静脉内给药影响很大。水溶性药物达到有效血药浓度所需初始剂量较大;脂溶性药物由于依赖药物的脂肪再分布来消除(例如丙泊酚)而使作用时间延长。新生儿肝肾功能尚不成熟,且药物分布容积较大,可导致药物代谢延迟。由于药物代谢延缓,以及与血浆蛋白结合改变等致使新生儿对药物反应的个体差异很大。因此,新生儿尤其是早产儿,在围术期应用所有药物必须仔细滴定。

(1)咪达唑仑:咪达唑仑是短效的水溶性苯二氮䓬类药物,能产生镇静、抗焦虑和顺行遗忘作用,但有短暂的轻度呼吸抑制。咪达唑仑是唯一经 FDA 批准用于新生儿的苯二氮䓬类药,与阿片类药物合用可为新生儿手术提供充分的镇静和镇痛。与足月新生儿相比,早产儿咪达唑仑的清除率明显降低,半衰期显著延长。早产儿应用咪达唑仑后,可出现低血压、呼吸抑制和气道反射减弱等。与芬太尼合用,对血压影响更大,因此两种药物必须以小剂量滴定使用。

(2)丙泊酚:丙泊酚为强效镇静/催眠药,起效快,作用持续时间短,目前已越来越多地用于新生儿麻醉诱导。然而,丙泊酚用于新生儿麻醉诱导的剂量始终未能明确。有研究认为,丙泊酚 2.5mg/kg 能满足大多数新生儿诱导插管的要求。新生儿丙泊酚血浆清除率低于年长儿和成人,因此术中持续输注或频繁静脉推注可能存在复苏延迟的风险。一些研究强调,新生儿静脉注射丙泊酚 1~3mg/kg,与低氧有关的低血压和低心排血量持续时间延长。尽管猜测这可能与逆转为持续胎儿循环而造成急性肺动脉高压有关,但机制仍不清楚,因此新生儿麻醉诱导中使用丙泊酚需谨慎。

(3)氯胺酮:氯胺酮导致大脑皮质与边缘系统分离,即"分离麻醉"——产生有效的镇静和镇痛,但患儿仍可睁眼。其优势在于镇痛作用较强,在静脉开放困难的患儿,可以肌内注射代替静脉诱导。与其他静脉麻醉药相比,氯胺酮的心血管稳定性更好。婴儿使用较大剂量的氯胺酮可导致呼吸抑制,偶尔有广泛的伸肌痉挛伴角弓反张。3 个月以下婴儿使用氯胺酮的分布容积与年长儿相似,但清除率下降,消除半衰期延长,可能与其代谢率下降和经肾排泄减少有关。

(4)右美托咪定:右美托咪定是选择性 α_2-肾上腺受体激动剂,具有镇静、抗焦虑和镇痛作用且无呼吸抑制。机械通气中的早产儿或足月新生儿的药代动力学研究发现,右美托咪定消除半衰期相比以往报道的年长儿和成人延长,且早产儿的药物清除率更低、分布容积更大。随着年龄增长,右美托咪定的清除率增加,半衰期缩短,提示给药剂量因年龄不同而存在较大差异。除了潜在的戒断症状,危重新生儿长期应用右美托咪定镇静可能是安全的。

3.神经肌肉阻滞剂——琥珀胆碱　琥珀胆碱是唯一用于儿童的去极化肌松药,其优势是起效迅速(30 秒),作用时间短;起效时间取决于患儿年龄和用药剂量,年龄越小,剂量越大,则起效越快。予儿童和青少年琥珀胆碱 1mg/kg,肌松起效时间 35～55 秒;予新生儿 3mg/kg,起效时间更短,为 30～40 秒。与成人相比(1mg/kg),婴儿需要相对较高的剂量(2mg/kg)才能达到肌松作用完全,这可能与新生儿细胞外液和药物分布容积较大有关。琥珀胆碱由血浆假性胆碱酯酶代谢,虽然≤6 个月的患儿血浆中该酶含量较低,但其活性足以充分代谢琥珀胆碱,因此肌松恢复时间与成人(大约 4 分钟)相似。琥珀胆碱可引起心律失常、高血钾,并可能引发药物相关性恶性高热等严重不良反应。鉴于此,1993年,FDA 发出儿童和青少年外科手术使用琥珀胆碱的"黑框警示",但紧急气道管理除外。

4.非去极化肌松药　短效和中效非去极化肌松药在新生儿中具有很大的应用价值。婴儿对非去极化肌松药更加敏感,个体差异也更大。新生儿由于药物分布容积大、肝肾功能尚未完善导致肌松药消除速率减慢、药物作用时间延长,并在血药浓度较低时也可出现神经肌肉阻滞作用。大多数肌松药分布的细胞外液容量与体表面积有关,因此肌松药剂量往往与体表面积而非体重相关。如果距离最后一次给予肌松药已超过 45 分钟,则可合理假设神经肌肉功能几乎已经恢复。但是,更安全的做法是通过临床体征确认神经肌肉功能已完全恢复,或通过外周神经刺激仪对新生儿进行肌松监测。

(1)阿曲库铵和维库溴铵:阿曲库铵和维库溴铵作用持续时间介于琥珀胆碱及传统非去极化肌松药(如泮库溴铵)之间,心血管稳定性好。阿曲库铵和顺阿曲库铵的突出优点是代谢不依赖肝、肾功能(Hofmann 消除和酯解),而取决于 pH 及温度,因此特别适用于新生儿和肝肾功能不全患儿。有研究认为,婴儿、年长儿及成人的阿曲库铵剂量反应曲线相似。然而,研究发现,出生不到 3 天的新生儿阿曲库铵作用持续时间延长。相比年长儿和成人,婴儿使用维库溴铵后肌松恢复时间更长。因此,维库溴铵在这一年龄组患儿应视为长效肌松药。成人使用阿曲库铵后偶有组胺释放,儿童则极为少见。维库溴铵不引起组胺释放。阿曲库铵推荐起始剂量为 0.3～0.5mg/kg,维库溴铵为 0.05～0.1mg/kg。二者的药代动力学特性决定了其更适合静脉持续输注,同时应注意阿曲库铵输注剂量的个体差异较大。

(2)罗库溴铵和舒更葡糖:罗库溴铵与维库溴铵相似,属于氨基甾体类神经肌肉阻滞剂。优点是起效时间近似于琥珀胆碱,不良反应小,作用持续时间与维库溴铵相当。罗库溴铵推荐最佳插管剂量为 0.3～1mg/kg。研究表明,给予相同剂量的罗库溴铵 0.6mg/kg,婴儿起效时间比年长儿稍快,而新生儿比年长儿更敏感。新生儿静脉注射罗库溴铵 0.6mg/kg,作用持续时间延长,约为 90 分钟,但个体间差异很大。罗库溴铵的另一特点是可肌内注射。新生儿罗库溴铵 1mg/kg 肌内注射后,可在 3～4 分钟达到满意的插管效果,作用持续约 1 小时。

一直以来,非去极化肌松药应用的主要问题是其作用持续时间可能超过手术时间。特异性罗库溴铵拮抗药舒更葡糖(sugammadex)解决了这一困境。这是一种环糊精,其内骨架与罗库溴铵的外骨架形成紧密结合的复合体,阻止肌松药与受体结合,可特异性地逆转罗库溴铵的肌松作用。此外,舒更葡糖还能在一定程度上逆转维库溴铵和泮库溴铵等其他氨基甾体肌松药。舒更葡糖不良反应小,无心血管作用。成人使用舒更葡糖逆转深度肌松的剂量不低于2mg/kg,目前尚缺乏新生儿的用药资料。

5.阿片类镇痛药　新生儿能感知疼痛,孕28周早产儿也会对手术刺激产生应激反应。尽管存在呼吸抑制等不良反应,吗啡仍是小婴儿术后镇痛的基本药物。新生鼠脑内吗啡水平高于成年鼠,表明吗啡更容易通过血脑屏障,这可以部分解释新生儿对吗啡敏感的原因。而且这一推断也已经演变成一种共识,即新生儿对阿片类药物更加敏感。因此出于安全考虑,新生儿阿片类药物剂量需作相应调整。吗啡和芬太尼静脉常用剂量范围分别为0.05~0.1mg/kg和0.0005~0.002mg/kg。有研究认为,新生儿和婴儿大手术后维持目标镇痛的吗啡血浆浓度为10~20ng/mL。成人吗啡主要由肝酶代谢,少部分通过硫酸化和肾清除,后者则为新生儿吗啡的主要代谢途径。由于清除率不到年长儿的一半,故新生儿使用吗啡的作用持续时间延长。个体间的巨大差异提示,吗啡用于新生儿和婴儿术后镇痛应从小剂量开始滴定(0.02mg/kg)。

芬太尼是婴幼儿最常用的麻醉性镇痛药。其血流动力学稳定性优于吗啡,尤其是接受心脏外科手术的高危早产儿和足月新生儿,经常使用大剂量芬太尼麻醉以维持心血管稳定性。芬太尼用药剂量个体差异极大,与患儿的年龄、健康状况、外科手术和麻醉辅助用药等因素相关。新生儿芬太尼清除率明显低于年长儿和成人。新生儿药物分布容积较大,静脉注射芬太尼后血药浓度低于年长儿和成人。芬太尼用于新生儿腹部手术,其半衰期相比其他手术延长。由于新生儿心排血量取决于心率,因此芬太尼引起的心动过缓需用抗迷走药物阿托品拮抗。

婴幼儿使用阿片类药物的主要风险是呼吸抑制。吗啡对呼吸的抑制作用表现为减少潮气量,同时减慢呼吸频率。当婴儿和儿童的血浆吗啡浓度达到20ng/mL即可能导致呼吸抑制。新生儿,特别是容易发生生理性呼吸暂停的早产儿,阿片类药物所致呼吸抑制的浓度-效应关系尚未可知。因此,停用阿片类药物后,呼吸监测仍应再持续24小时。

四、麻醉方法

麻醉方式的选择,无论是吸入麻醉、全凭静脉麻醉还是区域阻滞,都将取决于患儿血流动力学的稳定性,拟施行的手术或操作,术前合并疾病,以及术后是否需要持续机械辅助通气。

1.区域阻滞　区域阻滞对于某些高危新生儿可能更有价值。大样本前瞻性研究显示,区域麻醉技术可安全用于新生儿。新生儿不宜使用蛛网膜下隙阻滞,这是由于新生儿椎管短、脊柱平直、脑脊液循环时间快而使得阻滞平面不易调节,往往因为阻滞平面过高而影响呼吸。新生儿硬膜外腔脂肪组织、淋巴管及血管丛丰富,因此腔隙小、药液易扩散使得腰部脊椎间隙穿刺即可达到整个腹部阻滞的效果。新生儿骶管腔容积仅1~5mL,骶裂孔清晰可扪及,注药后阻滞平面可向头侧扩散至胸部,因对机体生理扰乱小而广泛使用。新生儿局麻药的最大安全剂量低于成人,一般采用利多卡因或罗哌卡因用于硬膜外镇痛,因阿片类药物可增加不良反应(尤其是呼吸抑制)的发生率而避免使用。新生儿各种区域麻醉,必须由熟练掌握足够的新生儿解剖、病理生理知识和各种区域阻滞技术的资深麻醉医师施行,同时应遵守严格剂量准则和安全预防措施。

2.气管内麻醉　气管内麻醉是新生儿、早产儿施行较大手术的首选麻醉方法。早产儿施行气管内插管前也应常规麻醉诱导,否则会引起血流动力学波动。麻醉诱导方式取决于多种因素:①患儿年龄、体格大小及生理状况;②反流的相对危险程度;③麻醉医师的个人习惯。大多数情况下,静脉麻醉药复合短效肌松药即可达到满意的麻醉诱导和维持效果。此外,也可选择吸入诱导。无论选择哪种诱导方式,都必须预先建立静脉通路。诱导后应预给氧,使患儿在插管时对缺氧的耐受时间延长。麻醉诱导过程中,新生儿或小婴儿吸吮橡胶乳头或戴手套的手指,往往可以防止哭泣,起到安抚作用。

新生儿舌体大,喉头位置高,会厌长且松软,与气管纵轴向外成角,在声门上方向后突出45°,声带由后上方向前下方倾斜(成人声带轴线与气管垂直)。气管插管时,这些解剖特点常常给暴露咽喉部及置入咽喉镜带来困难。气管内插管时,传统的头部过伸方式不适合新生儿,应将其头部置于中间位或颈部轻度屈曲以使气管插管更加容易。咽喉镜从口腔右侧置入,将舌体推向左侧。随着咽喉镜推进,会厌暴露,再从后方挑起会厌以充分暴露喉部。若声门暴露困难,左手小指可以轻压喉部以改善视野。一旦插管成功,应仔细听诊双侧肺部确认两侧呼吸音是否对称,并牢固固定气管导管。如果患儿术后可能继续需要机械通气支持,建议使用经鼻气管内插管。新生儿口腔狭小,使用 Magill 钳可能存在困难,屈曲颈部可顺利置入气管导管。

新生儿在全身麻醉下不能长时间保留自主呼吸,机械通气可以确保充分的气体交换。压力控制通气是儿科手术中最常用的机械通气模式,其较大的吸入气流可以快速产生克服气道阻力所需要的压力,有利于肺泡复张。同时,预设的最大吸气压力还可以防止肺气压伤。压力控制通气参数通常设置为:新鲜气体流量 $2\sim3L/min$,气道峰压不超过 $20cmH_2O$,通气频率 $30\sim40$ 次/分,吸气时间 0.6 秒。若需要采用容量模式控制通气,可预设潮气量 $8\sim10mL/kg$,通气频率 $30\sim40$ 次/分。吸入气体应加温湿化,防止呼吸道黏膜组织损伤或分泌物风化阻塞气道,同时减少热损失。

五、监测和血管通路

麻醉状态下,新生儿的临床情况瞬息万变,病情变化可能毫无征兆。因此,连续密切监测至关重要。没有任何监护仪可以完全替代麻醉医师的细致观察,但应注意手术体位等可能影响对患儿的直接评估,包括皮肤颜色(发绀或苍白)、胸廓活动(是否双侧对称、呼吸模式和胸廓顺应性)和触诊(皮肤是否温暖、脉搏和外周灌注)。此外,有些信息单靠临床观察也难以获得。监测项目的选择应根据新生儿的生理状况及手术类型。新生儿麻醉诱导前必须建立的最基本监测项目包括心电图、无创血压、中心体温、SpO_2和呼气末二氧化碳(end-tidal carbon dioxide tension,$EtCO_2$)。

1.循环　麻醉诱导和手术过程中需采用五导联心电图实时监测患儿心率和心律。Ⅱ导联和 V5 导联对发现心律失常和缺血改变更有优势。新生儿循环功能储备低,吸入高浓度麻醉气体即可导致低血压。无创血压监测可用于大多数病例,但患儿血压较低则会影响测量准确性。应用无创血压监测应注意选择合适的袖带宽度(约4cm)。重症或术中需要连续监测动脉血压的新生儿,可选择桡动脉或股动脉穿刺行有创血压监测。1周以内的新生儿若留置动脉通路困难,还可选择脐动脉置管。中心静脉导管可提供中心静脉压(central vein pressure,CVP)监测、输注血管活性药物和迅速扩容。对于伴有先天性心脏病或术中可能大量失血的患儿,应监测中心静脉压。右颈内静脉是最常用的中心静脉通路。中心静脉穿刺置管可能导致心包积液、气胸、血肿、误入动脉、中心静脉血栓和感染等并发症。尽管大部分新生儿的中心静脉均能成功穿刺并置管,但仍应考虑此项操作的风险收益比。超声引导下行中心静脉穿刺置管可减少并发症,提高安全性。新生儿极少监测左房压或肺毛细血管楔压。

2.呼吸 心前区或食管听诊器仍是听诊呼吸音和通气监测的简单有效方法。新生儿机械通气时,必须设置适当的气道压力和潮气量报警范围。连续监测SpO_2及$EtCO_2$可评估通气和氧合是否充分。重症和(或)接受大手术的患儿还必须定时监测动脉血气。$EtCO_2$是气管内麻醉的标准监测项目,可无创估测动脉血二氧化碳分压。$EtCO_2$可实时监测呼气末二氧化碳分压,波形可提供有关二氧化碳重复吸入、呼吸机管路脱落或是否发生空气栓塞和高代谢状态的有用信息。$EtCO_2$在呼吸周期中变化较大,而新生儿呼吸频率较快且潮气量较小,因此测量数据可能存在偏差,应结合血气分析结果动态评价$PaCO_2$。SpO_2是监测机体氧合状态最常用的方法。新生儿短暂缺氧后,动脉血氧含量可迅速下降。相反,吸入高浓度氧使早产儿发生视网膜病变(retinopathy of prematurity,ROP)的风险增加。因此,连续监测SpO_2就显得尤为重要。然而,SpO_2可以诊断低氧血症却难以判断高氧。大多数婴儿SpO_2为90%~95%时处于血红蛋白氧离曲线的陡峭部分,可避免严重高氧。SpO_2探头应分别放置在右手指(动脉导管前)和足趾或左手指(动脉导管后)并进行比较,以判断通过动脉导管的未经氧合的血液在肺外分流的严重程度。新生儿术中通气应严格控制吸入氧浓度(fraction of inspiration,FiO_2),FiO_2以维持PaO_2 50~70mmHg,SpO_2 90%~95%为宜。尽管采取严格的措施限制吸入氧浓度,但早产儿仍有导致ROP的风险,术前应告知家长。

3.尿量 尿量是体现循环容量和肾功能的良好监测指标。麻醉期间,新生儿尿量保持在每小时0.5~2.0mL/kg较为理想。1kg以下的新生儿,每小时不到2mL的尿液难以收集并可靠计量,影响尿量的准确评估。

4.体温 新生儿体温调节中枢发育不成熟,体温调节能力差,作为化学产热重要部位的棕色脂肪储备少,而体表面积则相对较大,血管丰富,易于散热,故容易发生低体温。低体温对机体的影响包括心率减慢、低血压、低氧、酸中毒和凝血功能障碍等。因此,术中保持手术室环境温度不低于30℃,吸入气体加温加湿,并使用保温毯和输液加温装置,同时应注意监测中心体温。

5.血糖 新生儿血糖过低(<2.6mmol/L)或者过高(>7mmol/L)都可造成严重后果。新生儿糖原和脂肪储备不足,术前禁食和疾病相关的糖消耗过多等可引起低血糖症。极低体重儿,由于胰岛素产生不足或相对胰岛素抵抗,易发生高血糖。术中积极监测血糖水平,并及早干预对于预防低血糖症所致的脑损伤,高血糖症造成的脱水甚至颅内出血意义重大。

6.近红外光谱仪(near infrared spectrometer,NIRS) 近红外光谱利用2~4个波长间的近红外光,通过 Beer-Lambert 方程测定氧合血红蛋白和脱氧血红蛋白,以无创方法监测局部组织氧合。NIRS 将局部脑组织微血管水平(包括70%小静脉、25%小动脉和5%毛细血管)的血氧饱和度,拟合成组织氧合指数(tissue oxygenation index,TOI)来反映脑组织氧供需平衡情况,健康儿童局部脑 TOI 值约为70%。围术期局部脑 TOI 异常降低往往提示可能导致术后神经功能障碍。NIRS 可用于连续无创监测新生儿脑氧合情况,但用于早产儿的研究很少。在临床实践中,NIRS 还可用于监测过度通气对低碳酸血症、贫血、低血压和脑灌注不良等的影响。

六、液体平衡

新生儿围术期液体管理目标是保持内环境稳定,并防止液体超负荷。新生儿液体管理在不同胎龄、不同体重、不同日龄、不同疾病和同一疾病的不同阶段都各不相同。因此,液体输注方案的制订必须根据具体情况。新生儿围术期补液包括正常维持量、累计损失量和额外损失量3个方面。新生儿液体维持量个体差异很大,大于5日的新生儿液体维持量通常约为4mL/(kg·h)。临床上,新生儿通常在病房即开始液体治疗。假设术前无容量不足,则麻醉诱导前开始常规维持量液体输注。液体成分选择应根据患儿的成熟程度、术前电解质及血糖水平。由于早产儿常可伴有高血糖症及低钠血症,因此输注10%葡萄糖时必须谨慎。在计算液体平衡时,很重要的一部分是要将麻醉和术中稀释药物所用的液体量计算在内。

先天畸形(如腹裂、脐膨出等)可由于黏膜大面积暴露造成明显的液体流失。手术刺激及麻醉药物可改变机体正常的生理反应,血压和心率并不能反映早产儿的血管内容量,麻醉药也可能掩盖因血管内容量变化而导致的细微心血管改变。估算出血量的最好方法是使用小容积吸引装置,并称重湿纱布和定时测定血细胞比容。尿量和尿液浓度有时难以确定,并且与机体容量状态可能缺乏相关性。因此,术中精确估计新生儿液体需要量格外困难。

第三间隙液体丢失量的补充可予3~5mL/(kg·h)乳酸林格液连续输注。预计血液丢失量在超过循环血量的5%~10%范围内时,可予白蛋白等胶体液补充容量。一旦需要使用血制品,应尽可能输注全血和新鲜冰冻血浆等。采用输液泵输注过滤后的血制品最为方便,也是最精确的输注方法。同时,密切监测血压、心率、中心静脉压、动脉血气及尿量、尿比重来评估容量补充是否充分。由于早产儿血浆胶体渗透压低,液体稍稍过量即可造成肺水肿和充血性心力衰竭,故液体治疗中必须注意避免不必要的液体输注。

七、麻醉后复苏和拔管

手术即将结束前,停用吸入和静脉麻醉药物。一旦手术结束,可以使用新斯的明0.06mg/kg复合阿托品0.01~0.02mg/kg拮抗肌松残余;若术中使用罗库溴铵维持肌松,可采用舒更葡糖拮抗。在患儿自主呼吸恢复前,应继续予通气控制,可予纯氧或空-氧混合吸入。吸除气管导管内、口鼻腔和胃内分泌物,操作时需要十分轻柔以免损伤黏膜。气管导管必须在患儿完全清醒,并且呼吸足够平稳后才能拔除。神经肌肉阻滞的逆转及自主呼吸恢复大都比较迅速。导致拔管困难的原因可能为低体温、酸中毒、低血糖或追加肌松药物距手术结束时间过短等。

第三节 特殊手术的麻醉管理

一、食管闭锁

食管闭锁一旦确诊(无论是否存在瘘管)都应置入大口径 Replogle 管或胃管,持续吸引近端食管的盲袋,以预防吸入性肺炎,并保持呼吸道畅通。如今,食管闭锁已不再需要行急诊手术。患儿术前经过调整后,全身情况稳定更有利于术后恢复。

食管闭锁常合并先天性心脏病,因此术前需检查超声心动图以评估心脏情况。食管闭锁的新生儿,气管导管末端的位置可能会影响通气,应在纤维支气管镜下定位气管导管末端。经典做法是将导管末端置于隆嵴上方,瘘管以下防止气体进入胃内。如果隆嵴与瘘管间距过小,则气管导管末端有可能滑入右主支气管或瘘管,造成通气不良和低氧血症,以及 $EtCO_2$ 波形消失。因此,瘘管位置靠近隆嵴可考虑将气管导管末端置于瘘管上端,但气体进入胃内风险增加。尤其对于瘘管较大而肺顺应性差或已经发生腹胀的新生儿,采用这种方式将非常危险。此外,还可以将导管末端置入左主支气管,其优势在于大多数情况下可以封闭瘘口,同时单侧肺通气有利于手术操作,但是也存在明显缺点,包括低氧血症、气管损伤和肺不张。由于手术操作空间有限,且手术部位邻近心肺等重要脏器,因此术中牵拉可影响心肺功能,必须严密监测。术前肺功能良好的婴幼儿,吻合口张力不高且没有复杂的合并疾病,可考虑术后早期拔管。术前就存在呼吸衰竭,肺顺应性差或氧合功能不佳的患儿,则应推迟拔管。

二、先天性膈疝

急诊手术治疗先天性膈疝(congenital diaphragmatic hernia,CDH)是 20 世纪 80 年代的诊疗标准。目前,对疾病特殊的病理生理已经有了更深刻的理解。这类患儿呼吸窘迫的根本原因是肺发育不良和肺动脉高压。因此,目前主张延期至患儿肺循环相对稳定,血气分析等指标基本正常再行手术。

CDH 相关的呼吸窘迫患儿最初治疗措施是控制通气改善氧合。因此,患儿可能一出生就需要机械辅助通气。血气指标难以维持的重症新生儿则应考虑进一步的措施,包括高频振荡通气和体外膜肺氧合(extracorporeal membrane oxygenation,ECMO)。由于疝内容物过度膨胀可进一步对肺造成压迫,故气管插管前应避免面罩加压通气。机械通气的气道峰压设置应尽可能低,允许一定程度的高碳酸血症。氧化亚氮可引起肠管扩张,影响腹腔关闭,应避免使用。新生儿对吸入麻醉药耐受性较差,容易造成血流动力学不稳定。因此,术中大都采用阿片类药物复合肌松药维持麻醉。如果术前已使用高频振荡通气,或吸入一氧化氮(NO)降低肺循环阻力,则术中应继续使用。术后,多数患儿仍需要机械通气辅助以保证氧供,避免酸中毒和高碳酸血症,同时应注意镇静、镇痛和保持肌松。

三、肠梗阻

新生儿肠梗阻一经诊断,需要迅速手术干预。虽然肠梗阻的病因很多(环状胰腺、肠闭锁或狭窄、肠重复畸形、胎粪性肠梗阻、肿瘤、小肠结肠炎),但这些病变在手术治疗时的麻醉管理相似。术前应纠正电解质失衡,开始液体治疗,胃肠减压以减少腹部膨隆(导致呼吸窘迫),并降低胃内容物反流误吸的风险。此类患儿应视作饱胃,可予丙泊酚和琥珀胆碱静脉注射快速诱导并预给氧去氮,气管内插管时轻轻下压环状软骨,头高位可能并不能降低患儿内容物误吸的风险。

四、胃脐膨出和腹裂

腹裂和脐膨出的胚胎起源、部位和所合并的先天异常都不相同:脐膨出通常伴其他中线缺损性疾病,最可能合并心脏畸形,因此术前需要予超声心动图检查。腹裂在早产儿发生率较高,腹腔脏器缺乏腹壁覆盖可导致细胞外液丧失和感染风险增加。新生儿腹裂需要急诊手术。

这类患儿术前管理的重点是减少液体流失、预防感染和体温过低,以及对内脏的损伤。早产儿还应判断是否存在呼吸功能异常。术前应开放静脉充分给予液体复苏,动脉穿刺置管实时监测血压并作血气分析,尽力纠正电解质失衡。术中须特别注意保暖,尽可能减少热损失。由于可引起肠管扩张,故应避免吸入氧化亚氮。有效的肌松可确保腹壁松弛,有助于腹腔关闭。这类患儿的液体需要量远大于正常新生儿,为了维持血浆胶体渗透压,应保证输注液体中至少 25% 为胶体液。患儿在腹壁缺损关闭后,因横膈推向胸腔,呼吸功能受到影响,应监测气道峰压变化。此外,腹内压升高还可能使肠道、肝脏和肾脏灌注减少,足部放置 SpO_2 探头有助于监测下肢循环。麻醉医师可通过监测胃内压、中心静脉压、气道峰压和 $EtCO_2$,向外科医师给出建议,以决定是否一期关闭腹部缺损。分期关闭腹壁缺损通常需要使用硅胶袋(Soli 袋),这类患儿往往需要术后机械通气辅助,同时注意保持肌松。

五、先天性肺叶气肿

先天性肺叶气肿患儿出生后不久就可出现呼吸窘迫。肺叶切除术的麻醉诱导应尽可能保持平稳。患儿挣扎时强烈吸气可促使大量气体向患侧肺叶聚集。氧化亚氮很大程度上使蓄积的气体体积更大,因而禁止使用。正压通气可能使肺泡急剧膨胀而导致气胸,所以控制通气时须格外小心,建议单肺通气。

六、脊髓脊膜膨出

首先需要考虑患儿麻醉诱导时的体位。大多数情况下,可以用毛巾(或环形圈)支撑患儿背部病变以外的部分,在仰卧位进行气管内插管。如果缺损过大,则需要将婴儿置于左侧卧位进行诱导和气管内插管。术中,婴儿采用俯卧位,胸部及盆腔需要使用软垫支持以防受压。如果缺损很大,容易造成术中体温及液体的丧失,必须重点监测这些指标。伴骨髓增生异常的新生儿往往乳胶过敏的风险较大，这可能是由于黏膜重复暴露于导尿管或手套等乳胶制品的缘故。如果术中出现过敏反应症状和体征，应怀疑乳胶过敏，并及时干预。

术后，应仔细评估呼吸情况。由于皮肤闭合后张力过大可能引起呼吸困难，并且合并 Chiari 畸形时，患儿对缺氧和高碳酸血症的反应可能欠佳，因此复苏期监测 SpO_2 相当有价值。近年来，逐步提倡宫内手术以减少骨髓增生异常造成的损伤。

第四节　新生儿胸腔镜手术麻醉

随着微创外科学的发展，新生儿微创外科水平也逐年提高。新生儿是个特殊的群体，其生理学特点及疾病病理学改变、疾病诊断、手术方式、麻醉药物、通气方式等诸多因素影响着新生儿围术期的安全性及疾病治疗疗效。

一、新生儿胸腔镜手术麻醉相关问题

新生儿低体重、早产、肺发育不良、先天性心脏缺陷、营养不良及其他基础疾病的病理状态下，接受胸腔镜人工气胸外科手术干扰及围术期机械通气等不利因素对新生儿胸腔镜手术麻醉管理提出了诸多值得讨论的问题。

1.低氧血症

(1)原因：人工气胸期间在气胸压力很小的情况下也很容易出现低氧血症。这种现象往往在气胸开始的半个小时之内出现，有些患儿存在顽固性低氧血症的可能。首先，新生儿呼吸生理解剖特点导致低氧。新生儿肺泡数量及表面积仅为成人的 3%，代谢率却很高，故氧储备差，极易发生低氧血症和呼吸衰竭；除此之外新生儿肺部发育未成熟，肺表面活性物质缺乏，功能残气量少，导致氧储备降低。气管支气管相对狭窄，气道阻力较大，软骨柔软，弹性纤维及肌肉发育不完善，管壁易变形，即使气胸压力很小也可能压迫患侧肺，导致低氧血症。

其次，低氧血症的发生与术前双肺炎症、窒息史等有关。气管食管瘘新生儿往往存在术前双肺反复感染，导致呼吸困难，甚至呼吸衰竭；术前肺部发育不良的新生儿，往往并存肺动脉高压、肺不张，甚至肺实变的可能，影响氧及二氧化碳的弥散，导致低氧。

人工 CO_2 气胸压迫肺组织，导致患侧肺通气障碍，V/Q 失衡。充气压力增大时甚至影响对侧健肺通气，呼吸阻力增加导致进一步的 V/Q 比值失衡，肺内分流加重导致顽固的低氧血症。

此外，术中体位的改变，侧卧位机械通气加重氧供需平衡失衡。人工气胸后纵隔向健侧移位，出现血管扭曲，静脉回流受阻等一系列循环变化。在新技术的发展起步阶段，外科医生往往要求术侧肺无通气或很小的通气要求。加之胸内压力改变，可严重影响肺泡通气量。缺氧性肺血管收缩功能受限导致低氧血症，难以纠正。

(2)治疗措施：新生儿胸腔镜手术期间低氧血症的治疗，应从多方面入手。从麻醉因素、术前 NICU 治疗及术中手术操作等多方面改善才可能得到好的结局。术前积极抗感

染治疗,可以减轻双肺炎症反应,降低术中气道炎症高反应小气道痉挛、水肿等。术前气管内及口腔内吸痰护理可降低新生儿窒息导致的肺内感染。低体重是术中术后并发症高发的独立因素。术前静脉营养在早产、低体重儿至关重要,所以尽可能地改善新生儿一般状态,增加体重可以改善预后,提高生存率。入手术室后麻醉诱导前吸痰,气管插管后吸痰措施,可以大大提高围术期通气效果。手术操作中可能存在痰液或分泌物阻塞气管导管,在发现呼吸道阻力骤然升高或者通气严重不良时应听诊双肺,确认气管导管位置是否恰当,以维持有效的通气。

吸入纯氧的同时可适当增加呼吸机吸入时间 Ti,改变 I/E 比值,延长单位时间内吸气时间可提高氧供。另外适当应用 PEEP,增加功能残气量,可以有效提高动脉血氧分压。与此同时应当维持适当体循环压力,补充红细胞,提高有效循环血压及携氧能力。

有报道利用单肺通气技术、支气管阻塞器、纤维支气管镜等技术达到单肺通气,提高围术期氧供的目的。但新生儿支气管细,黏膜容易水肿,这种尝试也处于初期尝试阶段。也有学者使用高频通气技术有效解决了术中视野受限的问题,同时降低因通气不足导致的低氧血症及 CO_2 蓄积的问题,虽然病例数仅为 17 例,但在今后的临床工作中值得尝试。

2.高碳酸血症

(1)原因:英国学者报道,利用同位素质谱法测定人工气胸来源 CO_2 体内吸收造成高碳酸血症程度,以此探讨新生儿胸腔镜期间高碳酸血症及酸中毒问题。其结果证明胸腔镜期间新生儿呼出气 CO_2 中 40% 来源于放射性核素标识的人工 CO_2 充气气体,而在腹腔镜手术仅导致 19% 来源于充气 CO_2。文献表明 TEF 术中 CO_2 吸收程度与 CDH 术中相仿,均可导致吸收性高碳酸血症及顽固性酸血症。这一现象与新生儿胸腔狭小、血管丰富、脏层胸膜及肺泡呼吸膜薄,更易吸收 CO_2 有关。

有关新生儿能耐受的最高 $PaCO_2$ 分析发现,因生后几天内新生儿虽可耐受高碳酸血症达 65% 的水平,但长时间的高碳酸血症势必影响内环境稳态,导致脑微血管功能改变,最终可能影响脑细胞水肿,功能受损。还有文献报道术中动脉血 $PaCO_2$ 在 (78 ± 29) mm-Hg,同时其呼气末 $P_{ET}CO_2$ 比动脉血气低很多。这一现象说明围术期通气不足及 CO_2 吸收导致体内 CO_2 蓄积,但监测 $P_{ET}CO_2$ 张力并不能真实地反映体内酸中毒严重程度。从而在此类高风险手术中新生儿动脉血标本是监测体内酸碱平衡,保证安全的重要监测手段。

(2)治疗:提高分钟通气量是解决高碳酸血症的最有效办法。但术中提高潮气量(VT)可能影响手术术野的暴露,外科医生往往需要 VT 保持在 20mL 以下,从通气要求考虑最少应维持在 10mL 以上。同时增加呼吸频率以增加分钟通气量,可以部分解决通气不足的问题。在 TEF/EA 术中结扎瘘管之后适当增加呼气时间,调整 I/E 比值,增加 CO_2 的排出。基于新生儿肺部解剖生理学特点,要避免发生呼吸机所致肺损伤(VILI),应采取保护性通气策略,适当降低潮气量及通气压力,提供合适的 PEEP,以防止肺泡反复复张导致的肺损伤。

有文献提出使用其他替代气体如氦气、氩气、氮气或空气等。不可否认任何一种替代气体都不如 CO_2 一样快速吸收溶解从而降低气栓风险,另外成本问题也是需要考虑的因素之一。早先有学者在前瞻性研究中使用一氧化二氮,成功完成了胸腔镜手术。还有学者建议在建立气胸的初期应用 CO_2，后期停用 CO_2 或不用建立人工气胸完成手术等方法，减轻围术期高碳酸血症导致的一系列不良反应。

尽管积极处理高 CO_2 问题，但仍有不少文献报道从胸腔镜微创手术改为开胸手术的主要原因之一即为顽固性高碳酸血症，有的可高达 130mmHg。长时间的高碳酸导致新生儿脑血管极度扩张、充血，不除外脑出血的可能。

3.新生儿胸腔镜手术围术期最佳 PEEP 探讨　早产或者呼吸功能不全的新生儿给予持续气道内正压可有效增加氧供，同时降低因呼吸功能窘迫导致的病死率。新生儿围术期控制呼吸应用适当 PEEP 可提高功能残气量，增加有效肺换气，提高 PaO_2。但对新生儿来说，增加的呼气末压力可能影响静脉回流，导致心脏前负荷降低，直接影响心脏每搏量。同时高 PEEP 可影响 CO_2 排出，导致酸中毒，提高颅内压。胸腔镜麻醉呼吸参数调整，PEEP 应该根据患儿术前肺部发育及炎症状态，提供最佳氧供的同时，以不影响 CO_2 排出及循环为宜。机械通气时在保证目标氧合和通气前提下，尽可能应用较低的 PIP 和 PEEP，最大限度减少胸腔正压对静脉回流的影响；预防和及时处理腹内高压也非常重要。

4.低血压　新生儿心肌发育不成熟，对麻醉药敏感，易导致循环功能紊乱。同时新生儿血压、心率往往不能完全反映血容量状态。压力感受性反射不健全，在麻醉状态下，自主调节功能受抑制，持续低血压可能影响新生儿各系统功能。围术期低血压、心排血量的降低与围术期新生儿脑室内出血、坏死性小肠结肠炎及后期神经发育迟缓、病死率均有关。术中维持合适的血压可以纠正内环境紊乱，保证重要脏器供血，改善手术预后。纠正低血压主要措施可从麻醉药种类、剂量的调整，静脉补充足够液体(等张含糖液)，维持适当前负荷，降低充气压力、流速，应用血管活性药物等方面考虑。一项研究七氟醚全麻术中平均动脉压与脑氧饱和度($rSCO_2$%)关系的文献报道，在 1.0MAC 的七氟醚会降低血压的同时，$rSCO_2$% 会升高。在脑氧代谢率相等的基础上，高的平均动脉压会提高 $rSCO_2$% 值。对小于 6 个月的新生儿平均动脉压在 33mmHg 是比较安全的界限。

5.输液管理　长时间新生儿手术需要精确调整液体种类及量，预防围术期低血糖、术后低钠血症。新生儿围术期液体补充应考虑日龄、手术种类及是否早产等多因素。围术期长时间的低血糖会导致神经并发症。因为体内糖原储备低，早产儿围术期极易出现低血糖，应以 5~7mg/(kg·min)速度静脉补充葡萄糖，并进行实时血糖监测。围术期液体种类的选择及输注速度等均需在严格监测下进行，力争把新生儿一般状态调整到最佳。学者认为低浓度葡萄糖乳酸林格氏液(1%~2%)可降低术后低钠血症及低血糖的发生率。同时主张限制性输液策略，降低输注异体血导致的一系列风险。Hb 在 120~140g/L 为标准，同时保证红细胞压积在 65% 以下，以保证有效的血液循环及有效氧供。连续临床指标监测如心率、血压、红细胞压积、碱剩余、乳酸等可以帮助评估组织灌注充分与否。新生儿围术期静脉补液过程中应关注静脉管路的打折、通畅与否等问题。理论上，对于危重早产儿围术期循环及液体治疗方面，无创监测每搏量以评估心脏功能是新生儿围术期支持的重点。高血糖可导致单核细胞失能，C 反应蛋白增加，炎症加剧及免疫功能失衡，故补充葡萄糖的同时需关注发生高血糖的可能性。

6.术后神经系统并发症及手术麻醉因素对神经发育影响　手术麻醉中低氧、高碳酸血症、低血压、低体温、贫血及内环境紊乱等诸多因素均影响脑细胞正常氧供需平衡,同时可能破坏脑血管自主调节功能,出现脑血管痉挛或脑水肿,可能对神经发育产生长期影响。对新生猪皮层神经元在高碳酸水平下细胞代谢与正常酸负荷情况进行研究,结果呈现较低的三磷腺苷和磷酸肌酸水平,并表达出高水平的凋亡蛋白。因此主张尽可能减少导致脑细胞氧供需平衡紊乱的因素,早期进行干预。某些生物标志物水平在脑损伤后较早发生变化,通过检测其改变,有利于临床筛查脑损伤高危儿是否需要进行神经保护措施,免受不必要的治疗。

7.新生儿脑氧饱和度监测　近年为了提高新生儿高风险手术围术期的安全性,基于近红外光谱技术的脑局部血氧饱和度监测仪器可以有效地监测脑供血供氧情况。有报道 TEF/CDH 胸腔镜微创治疗过程中出现时间依赖性脑氧饱和度降低的现象。相关神经发育并发症的情况则需要随访评估。

综上,在考虑解决新生儿先天性疾病的同时,外科术式的合理选择、手术复杂程度、时间的长短都有可能影响到新生儿术后的恢复。有学者在分析新生儿腔镜微创手术时提到,与外科手术风险相比,围术期人工气腹或气胸导致的风险更值得探讨。日龄大小、体重、体温及人工气胸、充气压力流速过高、手术时长等因素均影响新生儿对手术的耐受性。小儿外科腔镜微创技术经过十余年的发展,手术技术因素已不再是影响预后的关键,而如何提高新生儿围术期安全性才是需要综合考量的。

二、麻醉方法及药物的选择

自七氟烷开始问世以来,其独特的药效及药代动力学特点非常适用于新生儿全身麻醉。七氟烷具有呼吸道刺激小,易于接受,麻醉维持及苏醒平稳、迅速等特点。尤其在食管闭锁合并气管食管瘘的新生儿,保留自主呼吸进行麻醉诱导气管插管是保障插管期氧供需平衡的重要一点。充分的口腔、气道表面浸润麻醉复合全凭七氟烷吸入麻醉诱导保留自主呼吸的方法,可提供有效的插管条件,减轻插管窥喉导致的呼吸道并发症。七氟烷对此类患儿的优势是其他静脉麻醉药及其他吸入麻醉药无法比拟的。

新生儿胸腔镜手术因病情及治疗所需,可能需要术毕带管进入 PICU 继续观察。所以,国内外医学中心采用静吸复合麻醉方法,比如应用氯胺酮、咪达唑仑、阿片类药物等。阿片类药物中舒芬太尼、芬太尼及吗啡药物代谢速度小儿是成人的 1/3,所以应充分考虑术后呼吸抑制、暂停的风险。相比之下瑞芬太尼血浆代谢特点更适合于新生儿。但新生儿静脉药物应用绝不是成人的缩小版或是简单地按体重减量的算式。新生儿出生后一个月内的体内酶系统处于发育成熟阶段,对各类药物代谢、吸收分布及消除途径均不同。麻醉性镇痛镇静药的临床应用需个体化给药,并尽可能减少滥用药物导致的不良反应。

近年有报道,采用超声引导下椎旁阻滞或肋间神经阻滞复合全身麻醉,可以减少全身麻醉药的用量,从而减轻麻醉药对循环功能的抑制,同时提供有效的术后镇痛,是双赢的麻醉选择。

参考文献

[1]陈国强,孙增勤,苏树英.微创外科手术与麻醉.第 2 版[M].郑州:河南科学技术出版社,2021.

[2]李文志,杨万超.胸外科手术麻醉经典病例解析[M].北京:人民卫生出版社,2021.

[3]李玉梅.实用麻醉学[M].北京:科学出版社,2020.

[4]姜虹,夏明.小儿气道麻醉管理[M].北京:人民卫生出版社,2020.

[5]孙增勤,沈七襄.麻醉失误与防范[M].郑州:河南科学技术出版社,2020.

[6]左明章.麻醉科诊疗常规[M].北京:中国医药科技出版社,2020.

[7]李立环.心血管麻醉思考与实践[M].北京:科学出版社,2020.

[8]郑利民.少见病的麻醉[M].北京:人民卫生出版社,2020.

[9]孙增勤.实用麻醉手册[M].郑州:河南科学技术出版社,2019.

[10]卞金俊.创伤麻醉精要[M].北京:北京大学医学出版社,2019.

[11]黄宇光,邓小明.麻醉学进展.中华医学电子音像出版社,2019.

[12]艾登斌,侯念果,刘慧松,等.实用麻醉技术手册[M].北京:人民卫生出版社,2019.

[13]曲元,黄宁光.妇产科麻醉手册.第 2 版[M].北京:北京大学医学出版社,2019.

[14]俞卫锋,缪长虹,董海龙,等.麻醉与围术期医学[M].上海:上海世界图书出版公司,2018.

[15]韩如泉,李淑琴.神经外科麻醉手册.第 2 版[M].北京:北京大学医学出版社,2018.